U0335449

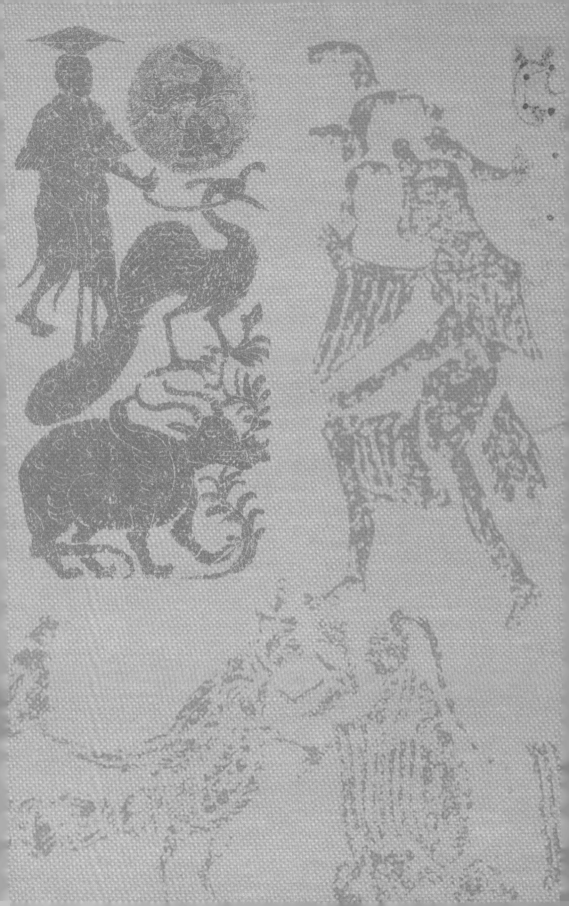

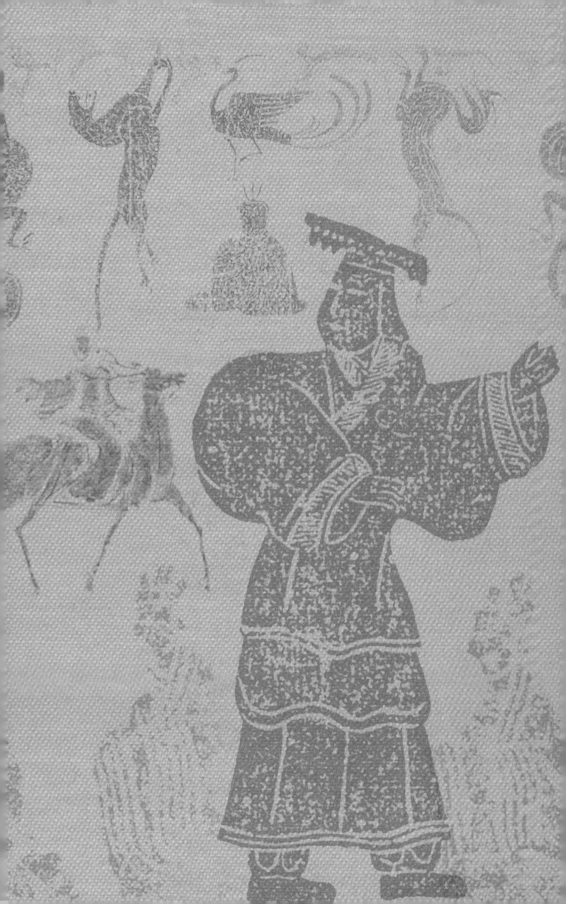

中国古医籍整理丛书

伤 暑 论

清·徐 鹤 撰

何新慧 徐立思 王蒂娜 校注

中国中医药出版社

·北 京·

图书在版编目（CIP）数据

伤暑论/（清）徐鹤撰；何新慧，徐立思，王蒂娜校注.—北京：
中国中医药出版社，2015.1（2021.3重印）

（中国古医籍整理丛书）

ISBN 978-7-5132-2214-3

Ⅰ.①伤…　Ⅱ.①徐…　②何…　③徐…　④王…　Ⅲ.①伤暑-中
医治疗学-中国-清代　Ⅳ.①R254.9

中国版本图书馆 CIP 数据核字（2014）第 282250 号

中 国 中 医 药 出 版 社 出 版

北京经济技术开发区科创十三街 31 号院二区 8 号楼

邮政编码　100176

传真　010 64405721

廊坊市祥丰印刷有限公司印刷

各地新华书店经销

*

开本 710×1000　1/16　印张 21.25　字数 174 千字

2015 年 1 月第 1 版　2021 年 3 月第 3 次印刷

书　号　ISBN 978-7-5132-2214-3

*

定价　59.00 元

网址　www.cptcm.com

国家中医药管理局
中医药古籍保护与利用能力建设项目
组织工作委员会

项目专家组

顾　问　马继兴　张灿玾　李经纬

组　长　余瀛鳌

成　员　李致忠　钱超尘　段逸山　严世芸　鲁兆麟
　　　　郑金生　林端宜　欧阳兵　高文柱　柳长华
　　　　王振国　王旭东　崔　蒙　严季澜　黄龙祥
　　　　陈勇毅　张志清

项目办公室（组织工作委员会办公室）

主　任　王振国　王思成

副主任　王振宇　刘群峰　陈榕虎　杨振宁　朱毓梅
　　　　刘更生　华中健

成　员　陈丽娜　邱　岳　王　庆　王　鹏　王春燕
　　　　郭瑞华　宋咏梅　周　扬　范　磊　张永泰
　　　　罗海鹰　王　爽　王　捷　贺晓路　熊智波

秘　书　张丰聪

前　言

　　中医药古籍是传承中华优秀文化的重要载体，也是中医学传承数千年的知识宝库，凝聚着中华民族特有的精神价值、思维方法、生命理论和医疗经验，不仅对于传承中医学术具有重要的历史价值，更是现代中医药科技创新和学术进步的源头和根基。保护和利用好中医药古籍，是弘扬中国优秀传统文化、传承中医学术的必由之路，事关中医药事业发展全局。

　　1949年以来，在政府的大力支持和推动下，开展了系统的中医药古籍整理研究。1958年，国务院科学规划委员会古籍整理出版规划小组在北京成立，负责指导全国的古籍整理出版工作。1982年，国务院古籍整理出版规划小组召开全国古籍整理出版规划会议，制定了《古籍整理出版规划（1982—1990）》，卫生部先后下达了两批200余种中医古籍整理任务，掀起了中医古籍整理研究的新高潮，对中医文化与学术的弘扬、传承和发展，发挥了极其重要的作用，产生了不可估量的深远影响。

　　2007年《国务院办公厅关于进一步加强古籍保护工作的意见》明确提出进一步加强古籍整理、出版和研究利用，以及

"保护为主、抢救第一、合理利用、加强管理"的方针。2009年《国务院关于扶持和促进中医药事业发展的若干意见》指出，要"开展中医药古籍普查登记，建立综合信息数据库和珍贵古籍名录，加强整理、出版、研究和利用"。《中医药创新发展规划纲要（2006—2020）》强调继承与创新并重，推动中医药传承与创新发展。

2003～2010年，国家财政多次立项支持中国中医科学院开展针对性中医药古籍抢救保护工作，在中国中医科学院图书馆设立全国唯一的行业古籍保护中心，影印抢救濒危珍本、孤本中医古籍1640余种；整理发布《中国中医古籍总目》；遴选351种孤本收入《中医古籍孤本大全》影印出版；开展了海外中医古籍目录调研和孤本回归工作，收集了11个国家和2个地区137个图书馆的240余种书目，基本摸清流失海外的中医古籍现状，确定国内失传的中医药古籍共有220种，复制出版海外所藏中医药古籍133种。2010年，国家财政部、国家中医药管理局设立"中医药古籍保护与利用能力建设项目"，资助整理400余种中医药古籍，并着眼于加强中医药古籍保护和研究机构建设，培养中医古籍整理研究的后备人才，全面提高中医药古籍保护与利用能力。

在此，国家中医药管理局成立了中医药古籍保护和利用专家组和项目办公室，专家组负责项目指导、咨询、质量把关，项目办公室负责实施过程的统筹协调。专家组成员对古籍整理研究具有丰富的经验，有的专家从事古籍整理研究长达70余年，深知中医药古籍整理研究的重要性、艰巨性与复杂性，履行职责认真务实。专家组从书目确定、版本选择、点校、注释等各方面，为项目实施提供了强有力的专业指导。老一辈专家的学术水平和智慧，是项目成功的重要保证。项目承担单位山东中医药大学、南京中医药大学、上海中医药大学、福建中医药大学、浙江省中医药研究院、陕西省中医药研究院、河南省中医药研究院、辽宁中医药大学、成都中医药大学及所在省市中医药管理部门精心组织，充分发挥区域间互补协作的优势，并得到承担项目出版工作的中国中医药出版社大力配合，全面推进中医药古籍保护与利用网络体系的构建和人才队伍建设，使一批有志于中医学术传承与古籍整理工作的人才凝聚在一起，研究队伍日益壮大，研究水平不断提高。

本着"抢救、保护、发掘、利用"的理念，该项目重点选择近60年未曾出版的重要古医籍，综合考虑所选古籍的保护价值、学术价值和实用价值。400余种中医药古籍涵盖了医经、基础理论、诊法、伤寒金匮、温病、本草、方书、内科、外科、女科、儿科、伤科、眼科、咽喉口齿、针灸推拿、养生、医案医话医论、医史、临证综合等门类，跨越唐、宋、金元、明以迄清末。全部古籍均按照项目办公室组织完成的行业标准《中医古籍整理规范》及《中医药古籍整理细则》进行整理校注，绝大多数中医药古籍是第一次校注出版，一批孤本、稿本、抄本更是首次整理面世。对一些重要学术问题的研究成果，则集中收录于各书的"校注说明"或"校注后记"中。

"既出书又出人"是本项目追求的目标。近年来，中医药古籍整理工作形势严峻，老一辈逐渐退出，新一代普遍存在整理研究古籍的经验不足、专业思想不坚定等问题，使中医古籍整理面临人才流失严重、青黄不接的局面。通过本项目实施，搭建平台，完善机制，培养队伍，提升能力，经过近5年的建设，锻炼了一批优秀人才，老中青三代齐聚一堂，有效地稳定了研究队伍，为中医药古籍整理工作的开展和中医文化与学术的传承提供必备的知识和人才储备。

本项目的实施与《中国古医籍整理丛书》的出版，对于加强中医药古籍文献研究队伍建设、建立古籍研究平台，提高古籍整理水平均具有积极的推动作用，对弘扬我国优秀传统文化，推进中医药继承创新，进一步发挥中医药服务民众的养生保健与防病治病作用将产生深远影响。

第九届、第十届全国人大常委会副委员长许嘉璐先生，国家卫生计生委副主任、国家中医药管理局局长、中华中医药学会会长王国强先生，我国著名医史文献专家、中国中医科学院马继兴先生在百忙之中为丛书作序，我们深表敬意和感谢。

由于参与校注整理工作的人员较多，水平不一，诸多方面尚未臻完善，希望专家、读者不吝赐教。

国家中医药管理局中医药古籍保护与利用能力建设项目办公室

二〇一四年十二月

许 序

"中医"之名立，迄今不逾百年，所以冠以"中"字者，以别于"洋"与"西"也。慎思之，明辨之，斯名之出，无奈耳，或亦时人不甘泯没而特标其犹在之举也。

前此，祖传医术（今世方称为"学"）绵延数千载，救民无数；华夏屡遭时疫，皆仰之以度困厄。中华民族之未如印第安遭染殖民者所携疾病而族灭者，中医之功也。

医兴则国兴，国强则医强。百年运衰，岂但国土肢解，五千年文明亦不得全，非遭泯灭，即蒙冤扭曲。西方医学以其捷便速效，始则为传教之利器，继则以"科学"之冕畅行于中华。中医虽为内外所夹击，斥之为蒙昧，为伪医，然四亿同胞衣食不保，得获西医之益者甚寡，中医犹为人民之所赖。虽然，中国医学日益陵替，乃不可免，势使之然也。呜呼！覆巢之下安有完卵？

嗣后，国家新生，中医旋即得以重振，与西医并举，探寻结合之路。今也，中华诸多文化，自民俗、礼仪、工艺、戏曲、历史、文学，以至伦理、信仰，皆渐复起，中国医学之兴乃属必然。

迄今中医犹为国家医疗系统之辅，城市尤甚。何哉？盖一则西医赖声、光、电技术而于20世纪发展极速，中医则难见其进。二则国人惊羡西医之"立竿见影"，遂以为其事事胜于中医。然西医已自觉将入绝境：其若干医法正负效应相若，甚或负远逾于正；研究医理者，渐知人乃一整体，心、身非如中世纪所认定为二对立物，且人体亦非宇宙之中心，仅为其一小单位，与宇宙万象万物息息相关。认识至此，其已向中国医学之理念"靠拢"矣，虽彼未必知中国医学何如也。唯其不知中国医理何如，纯由其实践而有所悟，益以证中国之认识人体不为伪，亦不为玄虚。然国人知此趋向者，几人？

国医欲再现宋明清高峰，成国中主流医学，则一须继承，一须创新。继承则必深研原典，激清汰浊，复吸纳西医及我藏、蒙、维、回、苗、彝诸民族医术之精华；创新之道，在于今之科技，既用其器，亦参照其道，反思己之医理，审问之，笃行之，深化之，普及之，于普及中认知人体及环境古今之异，以建成当代国医理论。欲达于斯境，或需百年欤？予恐西医既已醒悟，若加力吸收中医精粹，促中医西医深度结合，形成21世纪之新医学，届时"制高点"将在何方？国人于此转折之机，能不忧虑而奋力乎？

予所谓深研之原典，非指一二习见之书、千古权威之作；就医界整体言之，所传所承自应为医籍之全部。盖后世名医所著，乃其秉诸前人所述，总结终生行医用药经验所得，自当已成今世、后世之要籍。

盛世修典，信然。盖典籍得修，方可言传言承。虽前此50余载已启医籍整理、出版之役，惜旋即中辍。阅20载再兴整理、出版之潮，世所罕见之要籍千余部陆续问世，洋洋大观。

今复有"中医药古籍保护与利用能力建设"之工程，集九省市专家，历经五载，董理出版自唐迄清医籍，都400余种，凡中医之基础医理、伤寒、温病及各科诊治、医案医话、推拿本草，俱涵盖之。

噫！璐既知此，能不胜其悦乎？汇集刻印医籍，自古有之，然孰与今世之盛且精也！自今而后，中国医家及患者，得览斯典，当于前人益敬而畏之矣。中华民族之屡经灾难而益蕃，乃至未来之永续，端赖之也，自今以往岂可不后出转精乎？典籍既蜂出矣，余则有望于来者。

谨序。

第九届、十届全国人大常委会副委员长

许嘉璐

二〇一四年冬

王 序

中医学是中华民族在长期生产生活实践中，在与疾病作斗争中逐步形成并不断丰富发展的医学科学，是中国古代科学的瑰宝，为中华民族的繁衍昌盛作出了巨大贡献，对世界文明进步产生了积极影响。时至今日，中医学作为我国医学的特色和重要医药卫生资源，与西医学相互补充、相互促进、协调发展，共同担负着维护和促进人民健康的任务，已成为我国医药卫生事业的重要特征和显著优势。

中医药古籍在存世的中华古籍中占有相当重要的比重，不仅是中医学术传承数千年最为重要的知识载体，也是中医为中华民族繁衍昌盛发挥重要作用的历史见证。中医药典籍不仅承载着中医的学术经验，而且蕴含着中华民族优秀的思想文化，凝聚着中华民族的聪明智慧，是祖先留给我们的宝贵物质财富和精神财富。加强对中医药古籍的保护与利用，既是中医学发展的需要，也是传承中华文化的迫切要求，更是历史赋予我们的责任。

2010 年，国家中医药管理局启动了中医药古籍保护与利用能力建设项目。这既是传承中医药的重要工程，也是弘扬优秀民族文化的重要举措，不仅能够全面推进中医药的有效继承和创新发展，为维护人民健康做出贡献，也能够彰显中华民族的璀璨文化，为实现中华民族伟大复兴的中国梦作出贡献。

相信这项工作一定能造福当今，嘉惠后世，福泽绵长。

国家卫生和计划生育委员会副主任
国家中医药管理局局长
中华中医药学会会长

王国强

二〇一四年十二月

马 序

马
序

　　新中国成立以来，党和国家高度重视中医药事业发展，重视古籍的保护、整理和研究工作。自 1958 年始，国务院先后成立了三届古籍整理出版规划小组，分别由齐燕铭、李一氓、匡亚明担任组长，主持制订了《整理和出版古籍十年规划（1962—1972）》《古籍整理出版规划（1982—1990）》《中国古籍整理出版十年规划和"八五"计划（1991—2000）》等，而第三次规划中医药古籍整理即纳入其中。1982 年 9 月，卫生部下发《1982—1990 年中医古籍整理出版规划》，1983 年 1 月，中医古籍整理出版办公室正式成立，保证了中医古籍整理出版规划的实施。2002 年 2 月，《国家古籍整理出版"十五"（2001—2005）重点规划》经新闻出版署和全国古籍整理出版规划领导小组批准，颁布实施。其后，又陆续制定了国家古籍整理出版"十一五"和"十二五"重点规划。国家财政多次立项支持中国中医科学院开展针对性中医药古籍抢救保护工作，文化部在中国中医科学院图书馆专门设立全国唯一的行业古籍保护中心，国家先后投入中医药古籍保护专项经费超过 3000 万元，影印抢救濒危珍、善、孤本中医古籍 1640 余种，开展了海外中医古籍目录调研和孤本回归工作。2010 年，国家财政部、国家中医药管理局安排国家公共卫生专项资金，设立了"中医药古籍保护与利用能力建设项目"，这是继 1982～1986 年第一批、第二批重要中医药古籍整理之后的又一次大规模古籍整理工程，重点整理新中国成立后未曾出版的重要古籍，目标是形成并普及规范的通行本、传世本。

为保证项目的顺利实施，项目组特别成立了专家组，承担咨询和技术指导，以及古籍出版之前的审定工作。专家组中的许多成员虽逾古稀之年，但老骥伏枥，孜孜不倦，不仅对项目进行宏观指导和质量把关，更重要的是通过古籍整理，以老带新，言传身教，培养一批中医药古籍整理研究的后备人才，促进了中医药古籍保护和研究机构建设，全面提升了我国中医药古籍保护与利用能力。

作为项目组顾问之一，我深感中医药古籍保护、抢救与整理工作的重要性和紧迫性，也深知传承中医药古籍整理经验任重而道远。令人欣慰的是，在项目实施过程中，我看到了老中青三代的紧密衔接，看到了大家的坚持和努力，看到了年轻一代的成长。相信中医药古籍整理工作的将来会越来越好，中医药学的发展会越来越好。

欣喜之余，以是为序。

中国中医科学院研究员

马继兴

二〇一四年十二月

校注说明

《伤暑论》系清末民初医学家徐鹤撰。徐鹤，字子石，又字仁伯，江苏南汇（今上海浦东）人，约生活于清光绪、宣统年间。徐鹤生性沉静寡默，禀性和平，多才多艺，对于书画、经史、文章等多有心得，于医尤为用心。徐氏少患目疾，遂专心于岐黄家言，立身持志，满怀救世之情，以求事业有成，不迷信经论，敢于创解，著成《伤暑论》7卷，并由同邑沈宗佺及朱田评点。

本书共7卷，论病证辨治177法，129方，阐述了"以暑为温热之纲"这一主要思想，主张以伤暑统温、热、暑、火等病证，是论述外感温热病证辨证论治的专书。卷首《原病篇》，引《内经》及各家之言；卷一《辨论篇》与《药汇篇》，详论伤暑之含义及药物的功效主治；卷二《上焦中焦篇》，论述伤暑、冒暑、中暑、伏暑、暑瘵、暑湿、瘟疫等病证的辨治及察舌、验齿的辨证意义；卷三《中焦下焦篇》，论述伤暑及暑湿的辨治；卷四《中焦下焦篇》，论述中暑、妇人伤暑、暑湿的辨治及愈后调理；卷五《寒湿篇》，论述寒湿病证及秋燥胜气的辨治；卷六《正误篇》，对历代医家之论述阐明己见。全书对病证的主症、病机、治法、方药等论述甚详，尤其在治疗用药方面，继承古方，创立新方。

本书现仅发现存于上海中医药大学图书馆稿本，原书一函五册，故此次整理以此为底本。该书成书年代在《中国中医古籍总目》中为清光绪三十二年（1906），但书中有丁甘仁序，作于壬戌年（1922），且《儿志》中言："我父作书，序于丙午，而亮以丙午生，今十七年矣。"丙午年为光绪三十二年（1906），故《儿志》当作于1922年，因此，此次校注的底本当为民国十一年（1922）稿本。

1. 原书系繁体字，今易为简化字，并加现代标点。

2. 原书为竖排本，现易为横排本。原书中双行小字的体例现作单行小字排列。按语若为正文单行大字，则仍用大字；若为双行小字，为段落中插入按语，为保留原貌，用单行小字排列。原书中凡表示上文的"右"字一律改为"上"字，表示下文的"左"字一律改为"下"字。

3. 原书中引用他人论述，特别是引用古代文献，若与原著文字有异，凡不影响文义，一般不予改动，亦不出校；如文义有异，则不改原文，出校说明。

4. 原书中凡红线勾划句子，或行间插入文字，若有助正文语义通顺完整，则作为正文补入，反之则作旁注处理。

5. 原书卷首起始处有"吴鞠通、王孟英两先生原本，南汇徐鹤仁伯氏编述"字样，其余每卷起始处有"南汇徐鹤仁伯氏著辑，同邑沈宗佺子仙氏、朱田锡孙氏评点"字样，今统一删去。

6. 原书因竖排版，眉批置于当页上方，现改为横排版，故将眉批移至相关内容的段落下，并加"［批］"。原书眉批中若有"原评"二字，则眉批出自《温病条辨》原文；反之则为原书眉批。

7. 本次整理对生僻的字词，作注释和注音。原书中出现异体字、俗写字或古今字，或显系笔画差错，径改为简化字，不出校说明，如"神麴"改为"神曲"，"欬嗽"改为"咳嗽"等。有疑义者，则出校说明。对于通假字，第一次出现时加注，并出书证。

8. 原书目录中云序言有 6 篇，实有 7 篇，且无详细篇名，现据原著序言篇名一一列出。

9. 原书中部分页面左侧有内容索引语句，本次校注予以剔除。

10. 本书中大量引用历代相关文献内容，因此选择较好的通行本作为参校本，主要包括《黄帝内经素问》《灵枢经》《伤寒论》《金匮要略》《本草从新》《温病条辨》《温热经纬》等。

于 序

　　昔张仲景作《伤寒论》，今徐子石作《伤暑论》。《易》曰："一寒一暑。"二十四气有小寒、大寒，亦有小暑、大暑。暑之与寒，两相对待。有《伤寒论》，无《伤暑论》，医门阙典也，且以无专书，故谈暑者，辄人各为言。至于属阴属阳，犹不能断决，辨愈多而理愈杂，义亦愈晦。

　　夫号曰暑，焉有不属阳而属阴者乎？子石曰：暑可曰阴暑，寒亦可曰阳寒？邪以中暑为阴暑，中热为阳暑，是未知暑之即热矣。《说文》云："暑，热也。"《素问·五运行大论》及《骨空论》王注，亦两云暑热也。然则，中暑即中热也，中热为阳，孰有中暑为阴乎？其曰阴暑，非暑也，实乃寒疫也。盖寒不徒于冬，四时皆有，虽夏亦有寒也；暑亦不徒于夏，四时皆有，虽冬亦有暑也。冬温即冬月之伤暑，及其昏神陷热，即冬月之中暑，此其证已察乎？暑之即热，热之即暑，而其道乃大明。

　　于子得其书而读之曰：子石之书，其所发率抒心得，何胜殚述？又能一扫支离破碎拘泥之习。而其最为创论者，莫如此"冬亦有暑"一言，骤问若可疑，及徐察之，此通人之论也。或乃从而难之曰："寒可以例暑者，特小寒、大寒，对小暑、大暑耳。然而小暑、大暑之后有处暑，小寒、大寒之后无处寒。处者，止也。岂非暑有止时而寒无止时邪？故谓夏亦有寒可，谓冬亦有暑未可。"是说也，讵不谓辨亦中綮①者乎？虽犹不免泥古以为言也。夫泥古以为言，微特②冬有暑为可疑，即暑热之说，古人但训暑为

---

①　中綮：言论中肯扼要。
②　微特：不但。

热，未尝训热为暑，必将谓暑从日，故暑者日之热。热从火，然未可曰热者火之暑也，则谓暑即热可，谓热即暑不可矣。而岂知热既从火，何以可曰日之热？既可曰日之热，何以不可曰火之暑？盖从日从火者，暑热之本义也。日之热，火之暑者，暑热之引伸义也。既暑即热，焉有热不即暑乎？且寒从仌①，是仌者寒之本义。故《说文》训冻，冻即仌也。小寒、大寒之后，无处寒而有雨水，明明曰雨水，固明明谓仌解矣，则寒亦止矣。故雨水者，即处寒之别号也。然而雨水之后，寒气正多，至于夏月而犹有寒，此其去从仌之义远矣，盖亦引伸之义而已。特"寒"字引伸之义，亦如"热"字引伸之义，自古习用习闻，且几几乎知有引伸，而转忘其本义。而暑却独存本义，以至于今，遂昧其引伸义矣，其实一理也。抑暑从日，冬之暑何必不由日，则谓冬亦有暑，其于本义，且较近于言夏亦有寒。惟"暑"字所从之日，固指夏之日，非冬之日，则终归于引伸之义为得当。

夫理不穷其原，徒以习用习闻为说，是即所谓浅学，于是叹儒生训诂之所以通也。子石不治六书，而深知训诂之例，且若亦已知假借之法者。故其论瘟疫，与寒疫为偶，为其病偏于温热而谓之瘟，为其递相传染如徭役而谓之疫。夫瘟之言温也，疫之言役也，瘟、温并谐昷声，疫即谐役省声，瘟疫之即温役也，岂不然哉？此国朝诸先辈读古籍之键钥②。古义之所以日出不穷者，持此假借之一法。使子石有志于是，我知其发明必多，然即医之一术，其发明已不少矣。予所闻于医士论伤暑，固未有如此编之分明擘破者，其殆所谓不惑者，与仲景《伤寒论》并行而不悖，将并传而不朽也。寒暑两大法门，于斯为备，岂非盛业哉！书都八

---

① 仌（bīng 兵）：同"冰"。
② 键钥：比喻事物的关键。

篇，曰《原病篇》《辨论篇》《药汇篇》《上焦》《中焦》《下焦》三篇，《寒湿篇》《正误篇》。以第二、三两篇合卷，都七卷。介胡干生茂才①请序于予，予喜子石之善悟也，故乐为笔之。

宣统元年秋七月香草于鬯②

---

① 茂才：秀才。
② 于鬯：字醴尊，一字东厢，自号香草（约1862—1919），清光绪二十三年拔贡生，对经史和教学有深入研究，著《香草校书》60卷。

丁序一

医道繁颐，为治首贵乎定名，名正则治法以正，寒热温凉，衰之以属，而厥疾自瘳矣。风寒暑湿燥火六气之流行，人在气交，感而为病，其大致可分者，不外阴阳寒热，至其传变，则有始传热中，末传寒中，或有错杂之邪，病无定体。有如张仲景《伤寒论》一书，风寒初伤荣卫，用麻、桂辛温以解其表。传至阳明，从燥土所化，则有白虎、承气之治。渐传入里，从阳化者宜救阴，从阴化者宜温脏。六经之病，所用方药温凉寒热无乎不备，而书以"伤寒"名者，则言其受病之始，所以正其名也。

奈何后世之论暑症者，辄有阴暑、阳暑之分，当夫朱明①司令，铄石流金，炎热蕴蒸，心烦汗出，固知暑为阳邪，首宜清解。至若寒中洞泄，霍乱肢厥，宜服大顺散、冷香饮子诸方。此由秽浊浸淫，恣啖生冷，感受阴寒，直入内脏，非可谓之暑也。善哉！徐君子石著《伤暑论》七卷，其言曰："暑有阴暑之称，则寒亦有阳寒之说矣。"片言扼要，洵足解颐②，且复伸引其说，以温热属于暑，所以辨明暑为阳邪，而力辟阴暑之谬者，可谓既详且尽矣。历来言暑者，曰暑必夹湿。夫湿为阴邪，温中燥湿之治所不能废。君于论暑之外有《寒湿篇》，尤可谓见理明而设想周矣。夫著书立说，求有裨于实用而已，况在于医，尤应审名定义，义定而治法具赅，颠扑不破，质诸往哲而无疑，施于治法而必当，原其积思处虑，惨淡经营，要非浅见者所能窥也。

君于七月间来沪，因得款接，蔼然君子，令人敬慕。仆所创

① 朱明：夏季。
② 解颐：开颜欢笑。

医校，方将虚席延君，未获如愿。旋以《伤暑论》属序，展读数四，佩君之见解有过人者，谨序而归之。

壬戌之秋八月上澣①孟河甘仁丁泽周拜撰

---

① 上澣：唐、宋官员行旬休，即在官九日，休息一日。后指农历每月上旬的休息日或泛指上旬。

丁序二

天以阴阳五行化生万物，四时之中春生夏长，秋杀冬藏，虽变化莫测，循环不穷，总不外阴阳五行之妙用，有阴阳五行，而六气寓焉。六气之中，首重寒暑。寒暑者，阴阳之征兆，水火之气化，生杀之枢机，疾病之本始也。夫人为万物之灵，原其始终与万物无异，同在气交，任其生，任其长，任其杀，任其藏，听乎天地造化之权，而无可如何者也。虽然，人固不能夺天地造化之权，而不可不明乎天地造化之理，如上古圣人及继起贤者，皆深明乎天地造化之理、气运生杀之机，于是肇医药垂后世，著书立说，无非拯生民之疾苦，欲夺造化之权者也。然上古圣经有论无方，其大纲不外阴阳二字。汉张长沙《伤寒论》一书，方法始备，六经传变，发表攻里，从阳化者宜救阴，从阴化者宜温脏，麻、桂、四逆、白虎、承气，温凉寒热，无乎不备，而书独以"伤寒"名者，盖言其受病之始，所以正其名也。

奈何后世之论暑证者，辄有阴暑、阳暑之分，当夫朱明司令，铄石流金，炎热蕴蒸，心烦汗出，固知暑为阳邪，首宜清解。至若寒中洞泄，霍乱肢厥，宜服大顺散、冷香饮子诸方，此由秽浊浸淫，恣啖生冷，感受阴寒，直入内脏，安可谓之暑耶？卓哉！徐君子石，本其所学，阅历经验，著《伤暑论》七卷，力辟榛芜①，独开异境，抒研究所心得，发前人所未发，吸先哲之精华，吐古人之糟粕，明天地自然之真理，宣阴阳固有之灵机，辅翼圣经，昭垂后世，立言之功岂不伟哉！而其大旨首在正名，以为名

---

① 榛芜：草木丛杂。

正而后言顺。其言曰："暑有阴暑之称，则寒亦有阳寒之说矣。"片言扼要，洵足解颐，犹复反复辨论，采集名言，力辟阴暑之谬，可谓既详且尽矣。不仅此也，而《正误》一篇，绳愆①纠谬，能使古人心折，其见理之明，别有会心者欤。更有创论之说，特别之见，为素想所不到，而揆②诸病情治法，丝毫不爽者，莫如以伤暑为温热之总纲。而以温燥之证统属于伤暑，是尤为古今上下，独具只眼，想入非非，不可思议，非岂虚语也哉。识者谓与仲景《伤寒论》为阴阳两大法门，并行不悖，并传不朽。

君于七月间来沪，因得款接，蔼然君子，令人敬慕。仆所创医校，方将虚席延君，君以亲老固辞，未获如愿。旋以《伤暑论》属序，展读数四，佩君志节高尚，学识宏深，其见解有远胜于古人者，故谨序而归之。

壬戌之秋八月上瀚孟河甘仁丁泽周拜撰

---

① 绳愆（qiān 迁）：纠正过失。
② 揆（kuí 葵）：揣测。

杨　序

　　徐子沉静寡默，禀性和平，望之如落落，而即之则温温，无论知与不知，识与不识，一见而知为仁厚笃敬之君子也。丙午夏秋之交，余与邂逅一面，彼此道名氏，叙寒温，未及剧谭①，亦信其为良医而已。今年秋，复遇于余之外家②，雨不得归，宿焉。一灯对榻，抵掌言怀，长夜不眠，语犹未竟，论书论画，论经史，论文章，俱有源流，且多心得。然后知徐子所长，不独医也，医特其一端，而最所用心焉耳。

　　又述其大父③行略云：先祖县花公，讳继达，字瀛士，为道光时名进士，署知直隶无极县。粤匪犯境，防堵有方，城得不陷，以功将实知东明县。公因仕途荆棘，无意功名，遂以养亲致仕④，解组⑤告归，谢绝世事，惟以文章自娱。四方从游者，百外余人，积劳成疾以卒。其时我父与二叔，年尚幼稚，未蒙先泽，又遭兵燹⑥，几乎废读。厥后，二叔俱以名诸生，先后殂谢。我父惟一衿自守，皓首穷经，不偶数奇⑦，常怀郁郁。呜呼！我祖志业如斯，而为子为孙者，不能立声闻于时，以显扬祖业，而致湮没无传。我立身持志，固无求于世，无愧怍于心，而念及此事，每用自恨。

　　余语之曰：仁人孝子之用心不当如是邪？虽然，所谓声闻，

---

①　剧谭：详细谈论。
②　外家：母亲和妻子的娘家。
③　大父：祖父。
④　致仕：辞官退休。
⑤　解组：犹解绶、解印绶，指辞免官职。
⑥　兵燹（xiǎn 显）：因战乱而造成的焚烧破坏等灾害。
⑦　不偶数奇：不偶、数奇皆指命运不好，遇事不利。

所谓显扬者，有出功、德、言三不朽者乎？非必勋绩卓著，曜人耳目，然后谓之功也；非必声施烂然，人沐其泽，然后谓之德也；非必明道讲学、刊文集、传语录，然后谓之言也。尽吾力之所能，为有益于世之事，是即立功；竭吾心之诚，外之不负人，内之不欺己，是即立德；言吾之言，于古人不轻诋，不尽信，明真理，觉来者，片辞只语，无非立言。昔范文正少时，谓吾不为良相，必为良医。陆宣公①晚年，尤留心于医，曰此亦活人之一术也。盖儒者充其不忍人之心，将以救民于涂炭而登之衽席；医者充其不忍人之心，可以生死肉骨②而补造化之权。其道一也。子既明医，勉之而已，不朽之业，岂必在彼而不在此哉？

徐子之怀乃释。他日出其所著《伤暑论》，谓将公诸世，请余一言。余于医道茫然，每读医书，辄以不得其解而止。今观徐子书，分肌擘理③，纲举目张，不矜奇炫异，其意欲使读者人人领解而后快，其有益于医，有功于世，识者已先吾言之矣。而余尤知徐子用心之苦，用力之深，而救世之情切也。不朽之业，其在斯欤！所以立声闻于时，显扬其祖业者，深且大矣。是非有不忍人之心，怵然不安于中者，宁能自苦如此邪？吾愿医学家之读是书者，谅徐子之苦心，而皆以徐子之心为心，其庶几乎！

宣统元年岁在己酉季秋之月无我杨而墨谨撰

---

① 陆宣公：即陆贽（754—805），唐代政治家，文学家。唐贞元八年出任宰相，后因政治被贬官。因谥号宣，故称之。著有《陆宣公翰苑集》。

② 生死肉骨：使死人复生，使白骨长肉。形容恩情极深。

③ 分肌擘理：即"擘肌分理"，比喻分析事理极其精密。

自 序

《易》曰："一阴一阳之谓道。"盖自太极生两仪，两仪生四象，四象生八卦。与夫天地之气运，古今之盛衰，世风之改革，虽千变万化，总非一阴阳而已。有阴阳然后有六气，有六气然后有生杀，有生杀然后有疾病，有疾病然后有医药。此黄帝作《内经》，神农尝百草，一日而遇七十毒，所以调剂群生者，虽千变万化，亦总之一阴阳而已。阴阳者，固已大无不包，细无不具者也。厥后仲景著《伤寒论》，为方药之鼻祖，论中或言风温，或言湿喝，然考其立意，究竟以阴寒为主，后人以之统治六气，谬矣。自《伤寒论》出，殿之者数百家，大都以伤寒为辞，而于暑证甚略。即论及之，未免指鹿为马，求其至当不易，可以按图而索骥者，戛戛乎难哉。

余少撄①目疾，遂专心于岐黄家言，然性最拙，惟读书必务得其真情而后快。夫医虽小道，而方书甚繁，始读之熏莸②莫辨，久之精粗别焉。读至暑热一门，或以为阴，或以为阳，众论纷纷，尤易眩惑，茫茫然如入暗室之中，罔知南北。由是益置于怀，反复沉潜，若有所得，更复征诸《内经》，参以阅历，始恍然悟曰：至理即在目前。古人不体之天地自然之法象，而以非暑为暑，妄立谬名，阴阳悖乱，惑人不已甚邪？即名贤辈出，尚未悟澈其理，宜乎若余之拙者不得其门而入，如入暗室之中而罔知南北也。虽然，余固拙矣，幸不为古人所惑，若守其拙而不为之核实正名，则天下之同余拙者又将何如焉？爰不揣鄙陋，略为辨论，兼综群

---

① 撄（yīng 婴）：缠扰，此指患疾。
② 熏莸：即"薰莸"，香草和臭草，此喻正确和错误。

一

言，详加考证，吸其精华，吐其糟粕，勉成七卷，以质于世。非敢谓著书立说，惟于阴阳之道庶几不悖。世君子能谅余之拙而正其疵谬，亦幸甚。

　　　　时光绪三十二年丙午一阳月①日短至②徐鹤子石氏自序

---

①　一阳月：指农历十一月。
②　日短至：指冬至日。

儿　志

　　读我父《伤暑论》，以暑为温热之总纲，而以温热之证统属于伤暑，识者谓创论之说，特别之见，意想所不到，以为古今上下，独具只眼，想入非非，不可思议，诚哉是言也！然我父所论亦有所本也。盖温暑之证，有感受自然之温暑，有伤寒化热之温暑，故我父曰：伤寒化热之后与伤暑殊途同归，其为热邪一也。如《内经·刺热》篇曰"肝热病者"与"心热病者"云云，此为感受自然之温暑也。又如《热论》篇曰"凡病伤寒而成温者，先夏至日者为病温，后夏至日者为病暑"云云，此为伤寒化热之温暑也。且此节经文简而明白，约而该括，显见温即是暑，暑即是温，而伤暑即可为温热总纲之证据。先夏至非暑令，故病热者，只可曰温；后夏至是暑令，故病热者，直可曰暑。经文通变之语，浅显若是，而后世犹事穿凿，不亦惑乎？《经》复引其义曰：暑当与汗出，勿止。言暑病当有汗，医者宜清暑化热，勿止其汗，俾热清而汗自止，此即治暑之法。奈后人不察，又分有汗为暑，无汗为热，而不知暑即是热，乃谬以一气为二气耶！岂知暑病有有汗无汗，而温病亦有有汗无汗，安可以此强分暑热也哉？至于阴暑之说，读父论则不破自解。

　　我父作书，序于丙午，而亮以丙午生，今十七年矣。得读父书，人生乐事，且喜我父，精神矍铄，目光如旧，缩板书史，亦能了然。先祖尝言，曾祖县花公，耽于文字，呕尽心肝，以致积劳成疾，年仅四十六岁。今我父之勤劳，不亚于曾祖，证务之余，洵可乐也，手不释卷，或沉潜于文字，或劳心于书画，而精神完固，终日无倦容。况我父作事，不为则已，为则必期其效，未有有始无终者。尝曰：人毋慕于外而求诸人，惟当务于本而求诸己。慕外之权则操之于天，不可得而强也；慕本之权则操之于己，进止在我而已。斯言也，亮闻之熟矣。然则，昔韩昌黎云：大凡物不得其平则鸣。旨①哉言乎！自古英雄豪杰，受知明主，泽被于时，名闻后世，此天固使之以鸣其国家之盛，故其发于辞也，雅正雄健，有王者气，其声大而远，其气和而壮，是得其平而鸣者也。若夫英雄失路，劳人骚士，不得于其君亲，并不见知于世，其感慨悲歌之气郁于中而不得泄，故其发于辞也，嬉笑怒骂，变态万端，其声幽以怨，其气激以烈，是不得其平而鸣者也。虽人之怀抱不同，志趋如异，其为不平一也。是书之成，非斯言之实验欤！窃叹我父励己之工，心思之细，为不可及已。

　　　　　　　　壬戌之岁仲冬上澣男君亮百拜谨志

---

① 旨：美。

弟　识

　　我兄子石，字仁伯，寡言语，性恬淡，落落孤高，不慕荣利，惟曰素其位而行，安于命而已。少即静默，善丹青而尤长于山水，盖其性之所好也。凡事不肯浅尝，必究其所以然。虽生平得益于此，亦有因是而受其累者矣。丁亥秋七月朔，日又食之，我兄欲观其始末，仰视良久，遂得目疾，此岂非不肯浅尝而受其累者乎？乃弃丹青，究医理，沉潜默坐，终日不倦，其性固然也。厥后为人治病，一以谨慎为主，未尝率尔处方，其方印曰"不可不慎"，取"子之所慎"之意，以为禁戒，盖其谨慎可知焉。然性落落，不肯同乎流俗，所以不见知于世，于是感愤奋发而作是书，恃假此以鸣其不平之气欤？抑不能见知于一时，而必使见知于久后欤？其志岂不深且远哉！

　　鹏因之而有感焉，假令我兄不撄目疾，则耽于山水而必不习于医，即习于医而见知于世，则应酬病证之不遑，而何暇于著述哉？惟其天既厄之以目疾，又厄之以不遇，而穷其路，使其胸中郁勃之气无所宣泄，于是大声疾呼，辟开奇路，振翼以出之，是彼苍①若有意盘旋曲折，以激励其志气者。呜呼！然则，天之厄我兄，非困顿之也，特磨炼之，以成其志，实爱之深耳，即不遇亦无憾焉。至于是书所长，鹏未敢言，惟辨论清析，理明辞达之处，慧心人自能辨之。

光绪丙午一阳月既望弟鹏汉彬氏谨识

---

　　①　彼苍：天的代称。

凡 例

"暑"字，按字典只作"热"字解，别无意义。而《内经》平列六气，但言"热淫于内"，不言"暑淫于内"，可知暑即热，热即暑。故本论以暑为温热之纲，处处论暑即处处论温热也。凡四时温病热病，皆以伤暑统之，本论暑、热、温、火四字作一字读，省却无数笔墨，而其理反觉明显。

本论与《伤寒论》为阴阳两大法门。《伤寒论》论六经，由表入里，是由浅及深。本论论三焦，由上及下，亦由浅入深。学者当先明伤寒，次详本论。若真能识得伤寒、中寒，虽当盛夏，桂、麻、姜、附，投之起死；若真能识得伤暑、中暑，虽当隆冬，白虎、救阴，用亦回生。诚能合二书而细心玩味，其于六淫治法，庶无偏陂之患矣。

卷首《原病篇》，皆《内经》与先哲名言，间有窃附鄙意者，加"鹤按"二字以别之。卷一至卷六，凡先哲名言，必标姓氏或标书名。不标姓氏者，皆鄙意也，诸方亦然。或取古人之语，而参以拙意，亦必标出，或亦加"鹤按"二字以别之。

本论上中下三焦篇，以吴氏《温病条辨》为式，然后傍及诸家，间附鄙意，其寒湿另载第五卷，恐混于暑热也。若杂证如疟痢之类，虽由六淫所致，然先哲均已论辨，无庸复赘，故概置不录。

卷六《正误篇》，皆方书中之疵谬，不揣谫陋，略摘数十条，聊为辨正，以概其余。盖医道不外乎理，理之所在，即法之所在，未有背于理而可以立法者。故凡先贤一言片语，有不合乎理者，知之无不摘出。然是书中之疵谬，余不自知者，得世君子而正之，为幸多矣。

医书，生死书也，最忌迂而不切，晦而不明，以滋学者之惑。本论尽除此病，务期辞旨明达，一览了然。

歌括方歌，不过取其便于记诵耳，但限于药品，未免走韵失拈之病，读者谅之。

治六淫病，切勿拘于时令。不论四时，初病见表寒证，应用辛温发散者，即为伤寒，轻为冒寒。若见里寒证，应用辛热温里者，即为中寒。不论四时，初病见里热证，应用甘凉清化者，即为伤暑，轻为冒暑。若见热甚燥渴，窍闭神昏，应用咸寒壮水，芳香开窍者，即为中暑，其相兼之证亦然。此虽余之创解，然揆之病情理法，丝毫不爽。惟其古人拘于时令，以为冬令必病寒，夏令必病暑，遂以夏月伤寒、寒湿之证谬指为阴暑，而以冬月风温、热燥之证误认为伤寒矣。

风暑湿燥寒火为六气，而火与暑原属一气，然则，不过五气耳。五气应五行，布于四时。本论《六气辨》，先言每气本病，现证用药之法，以为纲领，而三焦篇条目皆从此出，其相兼之证，一一条分缕析，尽除蒙混之弊。惟暑与燥，固属二气，兹以伤燥统于伤暑，似乎蒙混。然暑热本是致燥之物，燥本由于暑热而来，是暑中有燥，燥中有暑。故篇内每每暑燥并提，欲分而不能分，欲析而不能析，所以不蒙自蒙，不混自混。岂知伤燥者，秋温之别名，即秋令之热病也。秋金燥令，燥字从火，无异于热字之从火。故秋令热病，不曰秋温，而曰伤燥，不过从令气之义耳。

目 录

卷首　原病篇

《素问·刺志论》曰：气盛身寒，得之伤寒；气虚身热，得之伤暑。

林观子①曰：虽云身寒，实指身发热言也，要以意得之。王孟英曰：虽发热而仍恶寒，不似伤暑之恶热，故曰身寒。

吴鞠通曰：此伤寒、暑之辨也。经语分明如此，奈何世人悉以治寒法治温暑哉！

孟英又曰：不但寒伤形、暑伤气截然分明，而寒为阴邪，虽有红炉暖阁、羔酒、狐裘，而患火病者，乃人之自取②，不可谓寒是阳邪也。鹤按：即不红炉暖阁、羔酒、狐裘，自取火证，而感冬令温燥之气，成热病者，但可曰冬温，而未闻曰阳寒也。即不袭凉饮冷，自取寒证，而感夏令清凉之气，成寒病者，但可曰夏月伤寒，而不可曰阴暑也。暑为阳邪，虽有袭凉饮冷、夹杂阴寒之证，亦人事之兼伤，非天气之本然也。亦如水火之不相射。《经》云：天寒地冻，天暑地热。又云：阴阳之升降，寒暑彰其兆。理极明显，奈后贤道在迩而求诸远，遂不觉其立言之失，而用药之非矣。

沈辛甫③曰：《经》云得之者，推原受病之始，分清证因也。伤寒、伤暑，为《内经》两大纲，是从对待④说；若春伤

---

① 林观子：即林澜（1627—1691），清代医家，著有《伤寒折衷》《灵素合钞》。

② 乃人之自取：《温热经纬·卷一·内经伏气温热篇》无此句。

③ 沈辛甫：即沈宗淦，字辛甫，清代医家，参注《温热经纬》。

④ 对待：指相对立的事物。

于风，夏生飧泄云云，则从四序①说。喻氏②于《内经》中又补伤燥，可见诸气感人，皆能为病。先圣后贤，论极昭析。何今人治感，不论何证，但以伤寒药治之，而不知有风、暑、燥、湿之病，陋矣！

《热论篇》曰：凡病伤寒而成温者，先夏至日者为病温，后夏至日者为病暑。暑当与汗出，勿止。鹤按：《经》言暑当与汗出，勿止。"勿"当作"弗"。止，已也。"与"字拟衍。言伤暑者，当汗自出不已也。鞠通注曰：勿者，禁止之词。勿止暑之汗，即治暑之法也。果尔，则暑病当听其汗出而不必治矣，何以暑门又有生脉散敛汗之法乎？不亦与此注自相矛盾耶？

王启元③曰：此以热之微甚为义也。阳热未盛，故曰温；阳热大盛，故曰暑。

杨上善④曰：冬伤于寒，轻者夏至以前，发为温病；重者夏至以后，发为暑病。

林观子曰：少阴真气既亏，邪必深入，郁久化热，自内而出。《伤寒序例》云：暑病者，热极重于温，是暑病者，其实热病也。

章虚谷⑤曰：此言凡病伤寒，则不独指冬时之寒也，盖寒邪化热，随时皆有也。鹤按：此注极通。若谓寒邪必在冬时，则春、夏、秋三时无寒证也，有是理乎？若寒邪化热之后，即为暑矣。

王孟英曰：《脉要精微论》曰："彼春之暖，为夏之暑。"

---

① 四序：指春、夏、秋、冬四季。

② 喻氏：指喻昌。

③ 王启元：指王冰。

④ 杨上善：隋唐医家，著有《黄帝内经太素》。

⑤ 章虚谷：即章楠，字虚谷，清代名医，著有《医门棒喝》《伤寒论本旨》。

夫暖即温也，热之渐也。然夏未至则不热，故病发犹曰温。其首先犯肺者，乃上焦吸受①温邪。若夏至后则渐热，故病发名曰暑。盖六月节曰小暑，六月中曰大暑，与冬至后之小寒、大寒相对待，是病暑即病热也。乃仲圣以夏月外感热病名曰"暍"者，鹤按：虽有"暍"字之名，尚属蒙混，余有按语见下。别于伏气之热病而言也。《说文》云："暍，伤暑也。"《汉书·武帝纪》云："夏大旱，民多暍死。"故暑也、热也、暍也，皆夏令一气之名也。鹤按：此深识"暍"字之义，然后"暍"字之名始正。后人不察，妄腾口说，甚至讲太极，推先天，非不辨也，其实与病情无涉，而于经理反混淆也。

沈辛甫曰：此言其常也。然春时亦有热病，夏日亦有温病。温，热之轻者也；热，温之重者也。故古人往往互称。

鹤按：此节经文，以伤寒郁久成热，即为温暑，即"冬伤于寒，春必病温"之互词。先夏至，非暑令，故曰温；后夏至，是暑令，故曰暑。注家以温轻而暑重，余谓以时令而言，则温为热之渐为轻，暑为热之极为重，则可。在人身则温病无异于暑病，暑病无异于温病，但可以伤暑热浅为轻，中暑热深为重，不可以温病轻而暑病重也，学者不可不知。

又按：仲圣《伤寒》《金匮》二书，虽有"暍"字之名，细思其义，尚有蒙混之弊。何也？如《伤寒论》论暍，首条云："太阳中热者，暍是也。其人汗出恶寒，身热而渴也。"《金匮》主以白虎加人参汤，余谓此条之论暍是也。然阳明暑热而冠以"太阳"二字，此古人之误。义见《辨论篇·五气宜汗忌汗论》。第二条云："太阳中暍者，发热恶寒，身重而疼痛，其脉弦细芤

---

① 上焦吸受：《温热经纬·卷一·内经伏气温热篇》作"外感"。

迟。小便已，洒洒然毛耸，手足逆冷，小有劳，身即热，口开，前板齿燥。若发汗则恶寒甚，加温针则发热甚，数下之则淋甚。"此条是气阴两虚，感受湿邪，非中暍之证，而首标中暍，于义未妥。义见《中焦篇·暑湿门》四十五条及卷六《正误篇》十四条。第三条云："太阳中暍者，身热疼重，而脉微弱，此以夏月伤冷水，水行皮中所致也。"《金匮》主以一物瓜蒂汤。此条以夏月伤冷，水湿之病，而标名曰"暍"，尤属蒙混，宜乎？后人以中暍为阴证也。余非敢妄议先圣，恐学者眩惑，故不得不表而出之。

《生气通天论》曰：因于暑，汗，烦则喘喝，静则多言。

吴鞠通曰：暑为火邪，与心同气，心受邪迫，汗出而烦。烦从火、从页，谓心气不安，而面若火铄也。喘喝者，火克金故喘。遏郁胸中清廓之气，故欲喝而伸之。其或邪不外张而内藏于心，则静。心主言，暑邪在心，虽静亦欲自言不休也。王孟英参。

《阴阳应象大论》曰：冬伤于寒，春必病温。

张仲景曰：冬时严寒，万类深藏，君子固密，则不伤于寒。王孟英曰：伤而即病者为伤寒，不即病，郁久化热，至春而发者为春温，至夏而发者为热病，又为暑病[1]。

叶香岩曰：春夏温热之病，热邪必自内达外。汪谢城[2]曰：此专指伏气之病。若误汗之，祸不可言。

章虚谷曰：冬寒伏于少阴，郁而化热，乘春阳上升而外发

---

[1] 不即病……又为暑病：《温热经纬·卷一·内经伏气温热篇》作"不即病者为温热"。

[2] 汪谢城：即汪曰桢（1813—1881），字刚木，号谢城，精史学，通医理，曾参评《温热经纬》。

者，为实证。

又曰：或云人身受邪，无不即病，未有久伏过时而发者。其说甚似有理，浅陋者莫不遵信为然，不知其悖经义，又从而和之。夫人身内脏腑，外荣荣卫之荣，从木不从吕。卫，于中十二经、十五络、三百六十五孙络、六百五十七穴，细微幽奥，曲折难明。今以一郡一邑之地，匪类伏匿，犹且不能觉察。况人身经穴之渊邃隐微，而邪气如烟之渐熏，水之渐积，故如《内经》论诸痛诸积，皆由初感外邪，伏而不觉，以致渐侵入内所成者也，安可必谓其随感即病，而无伏邪者乎？又如人之痘毒，其未发时，全然不觉，何以又能伏耶？由是言之，则此条所言冬伤寒，春病温，非谰语①矣。

沈辛甫曰：伏气为病，皆自内而之外，不止春温一病。盖四时之气，皆有伏久而发者，不可不知也。

《金匮真言论》曰：夫精者，身之本也。故藏于精者，春不病温。此便知治温病之法。

王启元曰：精气伏藏，则阳不妄升，故春无温病。

尤拙吾②曰：冬伤于寒者，春月温病之由，而冬不藏精者，又冬时受寒之源也。

吴鞠通曰：不藏精非专主房劳说，一切人事之能动摇其精者皆是。即冬时天气应寒，而阳不潜藏，如春日之发泄，甚至桃李反花之类亦是也。

章虚谷曰：经论温病，有内伏而发外者，有外感随时而成

① 谰语：妄语。
② 尤拙吾：即尤怡（1650—1749），字在泾，号拙吾，清代名医。著有《伤寒贯珠集》《金匮要略心典》《金匮翼》《医学读书记》《静香楼医案》等。

卷首 原病篇

五

者。其由内伏发外者，又有虚实二证，上条为实证，此条为虚证也。

王孟英曰：喻氏云：春夏之病，皆起于冬，而秋冬二时之病，皆起于夏，夏月藏精，则热邪不能侵，与冬月之藏精而寒邪不能入者无异也。故丹溪谓夏月必独宿淡味，保养金水二脏，尤为摄生之仪式焉。

《刺热篇》曰：肝热病者，小便先黄，腹痛多卧，身热。热争则狂言及惊，胁满痛，手足躁，不得安卧。庚辛甚，甲乙大汗，气逆则庚辛日死。刺足厥阴、少阳，其逆则头痛员员①，脉引冲头也。

吴鞠通曰：肝病小便先黄者，肝脉络阴器，又肝主疏泄，肝病则失其疏泄之职，故小便先黄也。腹痛多卧，木病克脾土也。热争，邪热甚，而与正气相争也。狂言及惊，手厥阴心包病也。两厥阴同气，热争，则手厥阴亦病也。胁满痛，肝脉行身之两旁，胁其要路也。手足躁，不得安卧，肝主风，风淫四末。又木病克土，脾主四肢，木病热，必吸少阴肾中真阴，阴伤，故躁扰不得安卧也。庚辛金日克木，故甚，甲乙肝木旺时，故汗出而愈。气逆，谓病重而不顺，其可愈之理，故逢其不胜之日而死也。厥阴、少阳并刺者，病在脏，兼泻其腑也。逆则头痛以下，肝主升，病极而上升之故。自庚辛日甚以下之理，余脏仿此。

心热病者，先不乐，数日乃热。热争则卒心痛，烦闷善呕，头痛面赤，无汗。壬癸甚，丙丁大汗，气逆则壬癸死。刺手少阴、太阳。

---

① 员员：眩晕貌。

吴鞠通曰：心病先不乐者，心包名膻中，居心下，代君用事，《经》谓膻中为臣使之官，喜乐出焉。心病，故不乐也。卒心痛，凡实痛皆邪正相争，热争，故卒然心痛也。烦闷，心主火，故烦；膻中气不舒，故闷。呕，肝病也。木火同气，热甚而肝病亦见也。且邪居膈上，多善呕也。头痛，火升也；面赤，火色也。无汗，汗为心液，热闭液干，汗不得通也。

章虚谷曰：人身生阳之气，根于肾脏，始发于肝木，木生火，火生土，土生金，金生水，水又生木，如是生生不息，则安和无患也。邪伏血气之中，必随生阳之气而动，动甚则病发。然其发也，随气所注而无定处，故《难经》言："温病之脉，行在诸经，不知何经之动也。"如仲景所论，或发于阴经，或发于阳经，正合《难经》之言也。今《内经》按生气之序，首列肝，次及心、脾、肺、肾，以明邪随生气而动，其于不定之中，自有一定之理，足以印证《难经》、仲景之言，而轩岐、越人、仲景之一脉相承，更可见矣。

脾热病者，先头重，颊痛，烦心，颜青，欲呕，身热。热争，则腰痛不可用俯仰，腹满泄，而颔痛。甲乙甚，戊己大汗，气逆则甲乙死。刺足太阴、阳明。

吴鞠通曰：脾病头先重者，脾属湿土，性重，经谓湿之中人也，首如裹，故脾病头先重也。颊，少阳部也。土之与木，此负则彼胜，土病而木病亦见也。烦心，脾脉注心也。颜青欲呕，亦木病也。腰痛不可用俯仰，脾病则胃不能独治，阳明主约束而利机关，故痛而至于不可俯仰也。腹满泄，脾经本病。颔痛，亦木病也。

肺热病者，先淅然厥，起毫毛，恶风寒，舌上黄，身热。热争则喘咳，痛走胸膺、背，不得太息，头痛不堪，汗出而寒。

丙丁甚，庚辛大汗，气逆则丙丁死。刺手太阴、阳明，出血如大豆，立已。

　　吴鞠通曰：肺病先恶风寒者，肺主气，又主皮毛，肺病则气贲郁，不得捍卫皮毛也。舌上黄者，肺气不化，则湿热聚而为黄苔也。章虚谷曰：若风寒初感，而非内热，其苔必白而润①。按："苔"字，方书悉作"胎"，胎乃包胎之胎，特以苔生舌上，故从肉旁，不知古人借用之字甚多。盖湿热熏而生苔，或黄或白，或青或黑，皆因病之深浅，或寒或热，或燥或湿，而然，如春夏间石上土板之阴面生苔者然。故本论"苔"字，悉从草，不从肉。喘，气郁极也。咳，火克金也。胸膺，背之腑也，皆天气主之。肺主天气，肺气郁极，故痛也。走者，不定之辞。不得太息，热闭肺脏也。头痛不堪，亦天气贲郁，热不得泄，直上冲脑也。郁热而腠开汗出，其热暂泄，卫气虚②则寒也。略参章氏。

　　肾热病者，先腰痛胻③酸，苦渴数饮，身热。热争则项痛而强，胻寒且酸，足下热，不欲言，其逆则项痛员员，澹澹然④。戊己甚，壬癸大汗，气逆则戊己死。刺足少阴、太阳。

　　吴鞠通曰：肾病腰先痛者，腰为肾之府，又肾脉贯脊，会于督之长强穴。胻，肾脉入跟中，以上腨内，太阳之脉，亦下贯腨内，腨即胻也。酸，热铄液也。苦渴数饮，肾主五液而恶燥，病热则液伤而燥，故苦渴而饮水求救也。项，太阳之脉，从颠入络脑，还出别下项。肾病至于热争，脏病甚而移之腑，

---

①　而润：《温热经纬·卷一·内经伏气温热篇》无。
②　卫气虚：《温热经纬·卷一·内经伏气温热篇》无。
③　胻（héng 横）：小腿。
④　澹澹然：心神忐忑不安的样子。

故项痛而强也。胻寒，热极为寒也。足下热，肾脉从小指之下，邪趋足心涌泉穴，病甚而热也。不欲言，有无可奈何之苦也。邪气上逆，则项更痛，员员澹澹，一身不能自主，难以形容之病也。略参章氏。

肝热病者，左颊先赤。心热病者，颜先赤。脾热病者，鼻先赤。肺热病者，右颊先赤。肾热病者，颐先赤。病虽未发，见赤色者刺之，名曰治未病。

章虚谷曰：此更详五脏热邪未发，而必先见于色之可辨也。左颊、颜、鼻、右颊、颐，是肝、心、脾、肺、肾脏之气，应于面之部位也。病虽未发，其色先见，可见邪本伏于气血之中，随气血流行而不觉，更可印证《难经》所云"温病之脉，行在诸经，不知何经之动也"。故其发也，必随生气而动，则先现色于面，良工望而知其邪动之处，乘其始动，即刺而泄之，使邪势杀而病自轻，即《难经》所云"随其经之所在而取之"者，是为上工治未病也。用药之法，亦可类推矣。

治诸热病，以饮之寒水，乃刺之，必寒衣之，居之寒处，身寒而止。

章虚谷曰：以其久伏之邪，热从内发，故治之必先饮寒水，从里逐热，然后刺之，从外而泄。再衣以寒，居处以寒，身寒热除而后止。

王孟英曰：今人不读《内经》，虽温、热、暑、疫诸病，一概治同伤寒，禁其凉饮，厚其衣被，闭其户牖，因而致殆者，我见实多。然饮冷亦须有节，过度则有停饮、肿满、呕利等患，更有愈后手指、足缝出水。速投米仁三两，茯苓三两，白术一两，车前子五两，桂心一钱，名驱湿保脱汤，连服十剂，可免脚趾脱落。此即谚所谓"脱脚伤寒"也，亦不可不知。若饮冷虽多，而汗出亦多，必无后患。

《论疾诊尺篇》曰：尺肤热甚，脉盛躁者，病温也。其脉盛而滑者，病且出也。

吴鞠通曰：《经》之辨温病，分明如是，何世人悉谓伤寒，而悉以伤寒足三阴经温法治之哉！张景岳作《类经》，割裂经文，蒙混成章，由未细心绅绎①也。尺肤热甚，火烁精也。脉盛躁，精被火煎沸也。脉盛而滑，邪机向外也。

此节以下，诊温病之法。

《平人气象论》曰：人一呼脉三动，一吸脉三动而躁。尺热曰病温，尺不热脉滑曰病风，脉涩曰痹。

吴鞠通曰：呼吸俱三动，是六七至脉矣，而气象又急躁。若尺部肌肉热，则为病温。盖温病必伤金水二脏之津液，尺之脉属肾，尺之穴属肺也，此处肌肉热，故知为病温。其不热而脉兼滑者，则为病风。风之伤人也，阳先受之，尺为阴，故不热也。如脉动躁而兼涩，是气有余而血不足，病则为痹矣。

《玉版论要》曰：病温，虚甚死。

吴鞠通曰：病温之人，精血虚甚，则无阴以胜温热，故死。

《热病篇》曰：热病三日而气口静，人迎躁者，取之诸阳，五十九刺，以泻其热而出其汗，实其阴以补其不足者。

吴鞠通曰：热病三日而气口静②，人迎躁，邪机尚浅③在上焦，故取之诸阳以泄其阳邪，阳气通则汗随之。实其阴以补其

---

① 绅（chōu抽）绎：理出头绪。
② 热病三日而气口静：《温热经纬·卷一·内经伏气温热篇》无。
③ 机尚浅：《温热经纬·卷一·内经伏气温热篇》无。

不足者，阳盛则阴衰，泻阳则阴得安其位，故曰实其阴。泻阳之有余，即所以补阴之不足，故曰补其不足也。王孟英曰：用药之道亦如此。

鞠通又曰：实其阴以补其不足，此一句实治温热之吃紧大纲。盖热病未有不耗阴者，其耗之未尽则生，尽则阳无留恋，必脱而死也。真能体味斯言，思过半矣。孟英又曰：耗之未尽者，尚有一线之生机可望。若耗尽而阴竭，如旱苗之根已枯矣，沛然下雨，亦曷济耶？

汪谢城曰：叶氏必以保津液为要，细考经文此条，可知其理。奈何恣用升提温燥，重伤其津耶？

身热甚，阴阳皆静者，勿刺也。其可刺者，急取之，不汗出则泄。所谓勿刺者，有死征也。

吴鞠通曰：身热甚而脉之阴阳皆静，脉证不应。阳证阴脉，故曰勿刺。

热病七日八日，动喘而弦者，急刺之，汗且自出，浅刺手大指间。

吴鞠通曰：热病七八日，动喘而弦，喘为肺气实，弦为风火鼓荡，故浅刺手大指间，以泄肺热。肺之热痹开则汗出。大指间，肺之少商穴也。

热病七日八日，脉微小，病者溲血，口中干，一日半而死，脉代者，一日死。

吴鞠通曰：邪气深入下焦血分，逼血从小便出，故溲血。肾精告竭，阴液不得上潮，故口中干。脉至微小，不惟阴精竭，阳气亦从而竭矣，死象自明。倘脉实者可治。

热病已得汗出，而脉尚躁，喘且复热，勿刺肤，喘甚者死。

吴鞠通曰：热病已得汗，脉尚躁而喘，故知其复热也。热不为汗衰，火热克金，故喘，金受火克，肺之化源欲绝，故死。然间有可治者。

热病不知所痛，耳聋，不能自收，口干，阳热甚，阴颇有寒者，热在骨髓，死，不可治。

吴鞠通曰：不知所痛，正衰不与邪争也。耳聋，阴伤精欲脱也。不能自收，正气惫也。口干、热甚，阳邪独盛也。阴颇有寒，热邪深入阴分，外虽似寒，而热在骨髓也。故曰死，不治。其有阴精未至涸竭者，间可徼幸①得生。王孟英参。

热病已得汗，而脉尚躁盛，此阴脉之极也，死；其得汗而脉静者，生。

吴鞠通曰：热病已得汗，而脉尚躁盛，此阴虚之极，故曰死。然虽不可刺，能以甘凉药沃之得法，亦有得生者。

热病者，脉尚躁盛，而不得汗者，此阳脉之极也，死；脉盛躁，得汗，静者生。

吴鞠通曰：脉躁盛，不得汗，此阳盛之极也。阳盛而至于极，阴无容留之地，故亦曰死。虽然，较前阴阳俱静有差。此证犹可大剂急急救阴，亦有活者。即已得汗而阳脉躁甚，邪强正弱，正尚能与邪争，若留得一分津液，便有一分生理，贵在留之得法耳。至阴阳俱静，邪气深入下焦阴分，正无捍邪之意，直听邪之所为，不死何待？

---

① 徼（jiǎo 绞）幸：通"侥幸"，希望获得意外成功。如《左传·哀公十六年》曰："以险徼幸者。"

热病不可刺者有九：

一曰汗不出，大颧发赤，杨素园①云：阴虚劳损，两颧必赤，可与此比类而观。**哕者死。**

王孟英曰：汗不出，大颧赤，似属阳盛。哕者，呃忒也。肺胃之气不降，杨素园云：此是实证，必颜赤，不仅两颧赤。则呃呃而上逆也。治以轻清肃化之剂，病似可瘳，何以经文即断为不可刺之死候？殆谓热邪方炽，而肾阴欲匮，阳已无根，病深声哕之证欤？杨素园云：大颧属肾，发赤是伏藏之阳上脱也，加以哕，则证与色合，顷刻而脱，故不治。则其哕必自下焦而升，病由冬不藏精所致。更察其脉，亦必与上焦阳盛之病有别也。

二曰泄而腹满，甚者死。

王孟英曰：腹满者，当泄之，既泄而满甚，是邪尚踞而阴下脱，犹之乎热不为汗衰也，故死。又陈远公云：喘满直视，谵语下利，一齐同见者，不治。若有一证未见者，或可望生。宜用人参、麦冬、白芍各一两，石膏五钱，竹茹三钱，名挽脱汤，欲脱未脱时呕服之，庶几可挽。

三曰目不明，热不已者，死。

吴鞠通曰：目不明，精散而气脱也。《经》曰：精散视歧。又曰：气脱者，目不明。热犹未已，仍烁其精而伤其气，不死得乎！

汪谢城曰：此目不明，乃所谓脱阴者目盲也。阴竭而热犹未已，安得不死？

---

① 杨素园：即杨照藜，号素园，清代医家，博览群书，尤精于医，著有《温病纬》等。

四曰老人婴儿，热而腹满者，死。

吴鞠通曰：老人婴儿，一则孤阳已衰，一则稚阳未足，既得温热之阳病，又加腹满之阴病，不必至于满甚，而已有死道焉。

王孟英曰：腹满者，宜泄之，老人婴儿，不任大泄，既不任泄，热无出路，老弱阴液不充之体，涸可立待，故曰死。

五曰汗不出，呕，下血者，死。

王孟英曰：汗不出，热内逼，上干清道以为呕，迫铄于荣而下血，阴液两夺，是为死征。

六曰舌本烂，热不已者，死。

吴鞠通曰：肾脉、胆脉、心脉，皆循喉咙，系舌本。阳邪深入，则一阴一阳之火，结于血分，肾水不得上济，故舌本烂。热退犹可生，热仍不止，故曰死也。

汪谢城曰：此舌烂，乃由肾中虚阳，故断为死候，与肺胃热炽、口舌糜腐者大异。

七曰咳而衄，汗不出，出不至足者，死。

吴鞠通曰：咳而衄，邪闭肺络，上行清道，汗出邪泄可生，不然，则化源绝矣。

王孟英曰：汗出不至足者，肺气不能下及，亦是化源欲绝之征也。

八曰髓热者，死。

九曰热而痉者，死。腰折瘛疭，齿噤齘①也。

吴鞠通曰：髓热者，邪入至深，至于肾部也。热而痉，邪

---

① 齘（xiè 泻）：牙齿相磨切。

入至深，至于肝部也。此节历叙热病之死征，以禁人之刺，为刺则必死也。然刺固不可，亦有可药而愈者。盖刺法能泄能通，开热邪之闭结最速。至于益阴以存津，<small>杨素园云：二语乃治温要领。</small>实刺法之所短，而汤药之所长也。

汪谢城曰：统观死候九条，大抵由于阴竭者为多，吴氏语破的。

太阳之脉，色荣颧骨，热病也。与厥阴脉争见者，死期不过三日。

吴鞠通曰：手太阳之脉，由目内眦，斜络于颧，而与足太阳交，是颧者，两太阳交处也。太阳属水，水受火沸，故色荣赤为热病也。与厥阴脉争见，厥阴，木也，水受火之反克，金不来生，木反生火，水无容足之地，故死速也。[批] 原评：名言叠出。

少阳之脉，色荣颊前，热病也。与少阴脉争见者，死期不过三日。

吴鞠通曰：手少阳之脉，出耳前，过客主人前，<small>足少阳穴。</small>交颊，至目锐眦而交足少阳，是颊前，两少阳交处也。少阳属相火，火色现于二经交会之处，故为热病也。与少阴脉争见，少阴属君火，二火相炽，水难为受，故亦不出三日而死也。[批] 原评：所谓一水不胜二火也。

鹤按：《内经》历叙死征，皆阴阳两竭，生机已绝之候，虽神圣亦付之，何可？为何？谚云：油干灯草尽。余谓此喻，最为确切。盖病势危殆，犹火欲灭未灭之时，医者但能增油而不能添灯草。何也？以火属阳，油属阴，而火与油之生机，实系乎灯草，而人身气与血之生机，实本乎坎中一画之真阳。若其人生机未绝，譬如油虽竭而灯草未尽，尚可增其油而火复明。

生机已绝，则灯草已尽，不可救药矣。

《评热病论》：帝曰：有病温者，汗出辄复热，而脉躁疾，不为汗衰，狂言不能食，病名为何？岐伯曰：名阴阳交，交者死也。

叶香岩曰：交者，阴液外泄，阳邪内陷也。

尤拙吾曰：交，非交通之谓，乃错乱之谓也。阴阳错乱而不可复理，攻其阴则阳捍之不得入，攻其阳则阴持之不得通，故曰交者死也。郭氏谓即是两感病，然两感是阴阳齐病，而非阴阳交病也。

章虚谷曰：阴阳之气，本来相交而相生者，今因邪势弥漫，外感阳分之邪，与内发阴分之邪，交合为一，而本元正气绝矣，故病名阴阳交。交者死，非阴阳正气之相交也。下文明其所以然之理。

人之所以汗出者，皆生于谷，谷生于精。今邪气交争于骨肉而得汗者，是邪却而精胜也。精胜则当能食而不复热。复热者，邪气也。汗出者，精气也。今汗出而辄复热，是邪胜也。不能食者，精无俾也。病而留者，其寿可立而倾也。且夫《热论》曰：汗出而脉尚躁盛者死。今脉不与汗相应，此不胜其病也，其死明矣。狂言者，是失志，失志者死。今见三死，不见一生，虽愈必死也。

吴鞠通曰：经谓必死之证，谁敢谓生？然药之得法，亦有可生之理，前所谓针药各异用也。

章虚谷曰：汗生于谷，谷生于精者，谓由本元精气，化水谷以生津液，发而为汗，邪随汗泄，则邪却而精胜也。精气胜则当能食，以化水谷，其邪已泄，则不复热矣。乃复热者，邪气未去也。其所出之汗，精气徒泄也，故汗出而辄复热，是精却而邪胜也。所以不能食，精无俾也。俾者，倚赖之谓，其病虽留连，其寿可立而倾也。古论云：汗出而脉躁盛者死，正谓其精却而邪不去也。若邪去而精气存，脉必静矣。今脉与汗不相应，则精气不胜邪气也，其死明矣。且狂言是失志，失志者死，一也；汗出复热，精却邪胜，二也；汗与脉不相应，三也。今见三死证，不见一生证，虽似愈，必死也。

王孟英曰：温证误作伤寒治，而妄发其汗，多有此候。

汪谢城曰：此条为温证不可妄表之训，梦隐即孟英。一语，可谓要言不烦。盖温病误表，纵不成死候，亦必不易愈矣。麻黄、桂枝，人犹胆馁，其最可恶者，节庵之柴葛解肌汤也。鹤按：柴葛解肌汤，治寒盛热微之剂也。方中柴、葛、羌、芷、桔梗等，皆升阳散寒之品，虽有黄芩、石膏稍清内热，究竟不足以制诸药之温散，而世以为稳当。遇六淫证，不辨是寒是暑，辄投柴葛。暑热遇之，如炉烟之得风箱者，病虽不死，亦危矣哉。

《阳明脉解》篇曰：足阳明之脉病，恶人与火，闻木音则惕然而惊，钟鼓不为动。闻木音而惊，何也？岐伯曰：阳明者，胃脉也。胃者，土也。故闻木音而惊者，土恶木也。帝曰：其恶火，何也？岐伯曰：阳明主肉，其脉血气盛，邪客之则热，热甚则恶火。帝曰：其恶人，何也？岐伯曰：阳明厥则喘而惋，惋则恶人。

章虚谷曰：土被邪困，更畏木克，故闻木音而惊也。钟鼓之音属金，土故不为动也。热甚，故恶火，仲景所云"不恶寒，反恶热也"。邪结而气厥逆，则喘而惋。惋者，懊恼，故恶人也。

帝曰：或喘而死，或喘而生者，何也？岐伯曰：厥逆连脏则死，连经则生。

章虚谷曰：邪结在腑，则气阻而喘，不能循经达于四肢，而又厥逆，盖四肢禀气于脾胃也。邪内入则连脏，故死；外出则连经，故生。

帝曰：病甚则弃衣而走，登高而歌，或至不食数日，逾垣上屋，所上之处，皆非其素所能也，病反能者，何也？岐伯曰：四肢者，诸阳之本也。阳盛则四肢实，实则能登高也。帝曰：其弃衣而走者，何也？岐伯曰：热盛于身，故弃衣欲走也。阳盛则妄言，骂詈不避亲疏，不欲食而妄走也。

章虚谷曰：四肢禀气于脾胃，胃为脏腑之海，而阳明行气于三阳，故四肢为诸阳之本也。邪盛于胃，气实于四肢，则能登高也。热盛于身，故弃衣欲走，邪乱神明，怒气冲动，故妄言骂詈。胃中邪实，不欲饮食，四肢多力，则妄走也，是大承气汤之证。其邪连经，脉必滑大，下之可生。其邪连脏，脉必沉细。仲景云：阳病见阴脉者死。则虽有下证，不可用下法矣。

王孟英曰：温证误投热药补剂，亦有此候。经证亦有可用白虎汤者，沉细之脉，亦有因热邪闭塞使然。形证实者，下之可生，未可概以阴脉见而断其必死。凡热邪壅遏，脉多细软迟涩，按证清解，自形滑数，不比内伤病服凉药而脉加数者为虚也。鹤按：孟英此语，字字中的，皆阅历心得之言，学者不可草草读过。

汪谢城曰：大承气证，仲圣谓脉弦者生，涩者死。洄溪则云：弦则尚有可生之机，未必尽生，涩则断无不死者也。余所见滑大者，固下之不必顾忌，亦有弦而兼涩，下之而愈者。若大汗淋漓者，可用白虎也。

《热论篇》：帝曰：热病已愈，时有所遗者，何也？岐伯曰：诸病遗者，热甚而强食之，故有所遗也。若此者，皆病已衰而

热有所藏，因其谷气相薄，两热相合，故有所遗也。帝曰：治遗奈何？岐伯曰：视其虚实，调其逆从，可使必已也。帝曰：病热当何禁之？岐伯曰：病热少愈，食肉则复，多食则遗，此其禁也。

叶香岩曰：因食复、劳复、女劳复而发汗，必致亡阳而死。

吴鞠通曰：大抵邪之着人也，每借有质以为依附，热时断不可食，热退必须少食，如兵家坚壁清野①之计，必俟热邪尽退，而后可食也。[批]原评：妙语，可以神会。

章虚谷曰：此言病初愈，余热留藏于经络血气中而未净，因食助气，则两热相合而复炽，故食肉病必复发，多食谷则邪遗留，必淹缠难愈。故当戒口，清淡稀粥渐为调养也。

鹤按：六淫为病，必使胃气通畅。凡十二经皆禀气于胃，胃气通畅则十二经之气血皆得通畅，病必易愈，不独热病为然也。所以胃气窒滞者，先疏瀹②其中州，流畅乎气机，使邪气无所依附，于是风寒得以从表而解，暑湿得以由里而清。况病初愈，脾气虚弱，胃气未复，饮食尤易兜伤，伤则胃气滞而诸经之气皆滞，病必复矣。圣人谆谆戒禁，为善后之要法，然则，病后饮食，可不慎欤？

---

① 坚壁清野：出自《三国志·魏书·荀彧传》，坚固壁垒，清除郊野。对付强敌入侵时，使敌人既攻不下据点，又抢不到物资。此指热病尚未痊愈时需注意减少饮食。

② 疏瀹（yuè 越）：疏通。

卷一　辨论篇

伤暑总论

天地者，万物之父母。乾坤阖辟，阴阳鼓荡，乃生六气。六气者，风寒暑湿燥火，所以生杀万物者也。［批］立论简易明畅。人为万物之灵，混然中处，得其气以生以养，而赋禀不能无偏阴偏阳之弊，又不能无七情嗜欲之伤，于是感其不正之气而疾病生焉。圣人悯之，作《内经》，发药性，无非治病养生之道，使民无夭札①之患，咸登仁寿之域。后贤继起，代不乏人。然六气之中，寒暑伤人为最，故仲圣著《伤寒论》，立三百九十七法，一百一十三方。后人推而广之，分别传经、直中之名，伤寒治法，详且备矣。惟于暑证，或以为阴，或以为阳，聚讼纷纷，无所折衷，千古疑团，至今未释。医门缺典，莫此为甚，其杀人比伤寒为尤速，是不可不急论也。

或问曰：古人立证，有伤暑、中暑、中热、中暍、伏暑、闭暑、冒暑之名，又立汤、饮、丸、散甚多，今举其大要，有白虎汤、黄连香薷饮、益元散、三物香薷饮、消暑丸、大顺散、清暑益气汤数方，或清热，白虎汤。或清散并用，黄连香薷饮。或理湿，益元散、消暑丸。或温散，三物香薷饮。或温中，大顺散。或补泻混用，清暑益气汤。使初学茫无津涯，何所是从？子沉潜乎此者，必能一一示我焉。

曰：伤暑一证，古人犹在疑似，而况今乎？惟王孟英先生

---

① 夭札：遭疫病而早死。

先得吾心，先得吾心之言见卷首《原病篇》及卷六《正误篇》。余撰此论时，未尝读先生之书。后取其《温热经纬》读之，心心相印，觉其意靡不吻合，真如月印于潭，得我心之所，同然者，何也？盖先生之书，首在正名，本论亦首在正名，均以为名正而后言顺，所以立见同而用意亦无不同也。即如东垣清暑益气汤，余谓其只有清暑之名而无清暑之实。岂知先生先我发之，何期不谋而合若此也。于是采取其言，不欲遗漏。噫！假令先生尚在，余虽为之执鞭，所忻慕焉。惜乎！真言散见于篇章，人又不肯潜心悟会，所以言者谆谆而听者藐藐。今举大端，敢为子告之。伤暑者，伤乎暑热，比之中暑稍轻者也，犹寒伤于表，比之中寒稍轻者也。中暑者，暑中心包，伤暑之最重者也，犹伤寒门之寒中于肾也。古人以中暑为阴证，谬之甚矣。中热者，即中暑也。古人以中热为阳暑，中暑为阴暑，是一谬再谬矣。暑可曰"阴暑"，而寒可曰"阳寒"耶？"阴暑"二字，自后断勿复称。"暍"字从日，《说文》训"伤暑"，《玉篇》训"中热"、"中暍"者，亦"中暑"、"中热"之别名也。古人以中暍为阴证，亦谬之甚矣。［批］辩驳精确，使妄立谬名者无可措辞，真能力辟撩芜，独开异境。伏暑者，暑伏于内而外为寒邪闭之也。闭暑者，即伏暑也。冒暑者，感冒暑气，伤暑之又轻者也，犹伤寒门之感冒寒气，比伤寒为轻者也。［批］病情方治，辨论井然。白虎汤，治伤暑之热在肺胃者也，只能清腑热而不能清脏热。若暑中心包，为入脏，白虎不能治也。黄连香薷饮，治伏暑挟湿者也，以黄连清内伏之暑湿，以香薷、厚朴散外闭之寒邪。厚朴外可以散寒邪，内可以化湿滞。益元散，理暑湿之在膀胱，若暑热重者，固无济于事也。三物香薷饮，治夏月表感风寒，里有湿滞，与暑证无涉者也。消暑丸，但理脾胃之湿，亦与暑证无涉者也。大顺散，治夏月寒湿伤中而无表证，更与暑病无涉者也，若误投于暑热，立见危殆。清暑益气汤，人参、芪、术，固是益气，但用于夏月，或嫌太滞，其余药味庞杂，只有清暑之名而无清暑之实。总而言之，内有热，当用清凉药者，即谓之暑；内无热，当用辛散、寒邪感表。轻解、风邪感表。温通、寒湿阻滞脾胃。淡渗湿蕴膀胱，小便赤涩。者，乃风、寒、湿三气所致，不得谓之暑也。知此数方，其余汤丸，概可思而得矣。欲知治法，先识病源；欲识病源，先论寒暑。［批］四句治病切要，眼前指点，如诵香山①诗，老妪都解。奈何古人聚讼纷纷，殊属可笑。数语包罗全史，千古成败，兴亡之理，皆当作如是观。

《易·系辞》曰："日月运行，一寒一暑。"故时令夏至后有小暑、大暑，冬至后有小寒、大寒。盖暑之与寒，犹天之与地，南之与北，离之与坎，午之与子，心之与肾，阴阳之对冲者也。夫天地之道，阳极生阴，阴极生阳，否极则泰，物极则反。故小暑、大暑，即立秋而生阴矣；小寒、大寒，即立春而生阳矣。［批］畅发"暑"字之义，处处紧对"寒"字，笔力直透纸背。再以四时而顺序之。春之气，温。温者，和暖之意也。温生热，热者炎炎，有畏惧之意也。热生暑，暑者，热之极而无以加者也。暑生凉，凉者，清和之意也。凉生冷，冷者凛凛，亦有畏惧之意也。冷生寒，寒者，冷之极而无以加者也。寒复生温，此天地循环，亘②万古而不易者也。［批］精义，如抽丝剥茧，层出不穷。水火、上下、升藏，字义无非阴阳对待之理。夫日为火之精，故"暑"字从日而升于上；冫即古文"冰"字。为水之精，故"寒"字从冫而藏于下。然则，温与凉可对看，热与冷

———————————————

① 香山：白居易晚年别号。
② 亘（gèn 艮）：时间或空间延续不断。

可对看，暑与寒可对看矣。夫寒属水，肾亦属水，故中寒者必中于肾；暑属火，心亦暑火，故中暑者必中于心。然心为君主之官，邪不能容，容之则心伤，心伤则神去，神去则死矣。惟心包为心主之宫城，邪之犯心者，不过心包受之耳，所以中暑者必中于心包。由是推之，风属木，肝亦属木，故中风者必应乎肝胆；湿属土，脾亦属土，故中湿者必伤乎脾胃；燥属金，肺亦属金，故伤燥者必犯乎肺金。所以《内经》有"诸风眩掉，皆属于肝"，"诸湿肿满，皆属于脾"，"秋伤于燥，经文本"秋伤于湿"，"燥"字乃嘉言所改，义见第五卷第三条。冬生咳嗽"之文，此即大《易》所谓"同声相应，同气相求，水流湿，火就燥，云从龙，风从虎"，"本乎天者亲上，本乎地者亲下"之道也。然而余尤有意焉。谓中寒者，必阳虚之体，命门火衰，或其人脏腑先伤寒冷，然后寒邪得以中之；中暑者，必阴虚之体，心阳素旺，或其人脏腑先有积热，然后暑邪得以中之。故阳虚之体，恒畏于冬而不畏于夏；阴虚之体，恒畏于夏而不畏于冬。阳虚之体，即夏月而病，寒湿为最；寒湿为病，即夏月伤寒湿滞之证，宜用温热。阴虚之体，即冬月而病，热燥为多。热燥为病，即冬温烁液之证，宜用寒凉。［批］非阅历深知其理者，不能道得古人之真诠矣。然则暑与寒，不过为炮礜音尚之药线耳。假令内无火药，即爇①之以火，不过火星之荧荧。惟其内有发火之物，所以震响而决裂耳。［批］义精辞达，发前人所未发，且譬喻确切，与三子之论风，其揆一也，扼要处最宜着眼。知此意也，则风、湿、燥三气之伤人，不言而自喻矣。盖家必自毁，而后人毁之；国必自伐，而后人伐之；物必先腐也，而后虫生之。

---

① 爇（ruò弱）：烧。

《经》云"邪之所凑,其气必虚"也。若夫论其治法,扼要全在脾肾,以肾为先天之本,脾为后天之本,根本不绝,虽危可生。故仲圣治寒中少阴,必用桂、附、干姜等甘热、辛热之物,以回脾肾之阳。余治暑中心包,必用鲜斛、羚羊等甘寒、咸寒之物,以救胃肾之阴。盖回得脾肾之阳而中寒者,可以不死;救得胃肾之阴而中暑者,亦可以不死也。[批] 本论伤暑,皆从《伤寒论》体味而出,深得仲景心法。处此东南温暖之乡,风气柔弱,体多阴虚,所以病暑多而病寒少,投以发表升散,引动暑热而不可制,以致死亡踵相接也。悲夫!用是不辞僭越,参考前法而执中之,弃瑕取瑜,定证立方,知我罪我,其在斯乎?

田①读此论,胸中如镜,心细如发,温热大旨,已经括尽,洵为千古不易之至论,与《伤寒论》并行不悖。假令仲景复生,当亦为之心折矣。女娲炼石补天,予独不以斯言为河汉②?

风寒暑湿燥火六气辨

[批]《六气辨》精细绝伦,至当不易,且简而明,约而该。不特初学可为准则,即成材者,亦宜玩味。

风

风者,阳邪也,春之气也,属木应肝,其性升浮。伤于人也,由皮毛腠理而入,只有感表而无伤里。义又见卷六《正误篇》三十二、三十三条。虽中风门有中腑、中脏之证,究竟夹他气痰火使然,不得与平时风邪并论也。只伤于风者,名曰伤风。

---

① 田:指本书评点者朱田。
② 河汉:原指银河,此喻博大精深的事物。

其现证也，恶风，头微痛，身微热，咳嗽鼻塞，齆[1]嚏自汗，脉浮，舌无苔，此其大较也。治以辛凉，如薄荷、前胡、桔梗、牛蒡之属。然每多相兼。兼于暑者，内暑外风，名曰暑风，又曰风热，又曰风温，又曰风火；兼于湿者，名曰风湿；兼于燥之复气者，燥之复气属热。内燥外风，名曰风燥；兼于寒者，名曰风寒。更有兼三气而为病者，有兼四气而为病者。细审其相兼某气，即以某气药兼治之可也。

寒

寒者，纯阴邪也，冬之气也，属水应肾，其性闭塞。伤于人也，有由皮毛腠理而入，伤于表者，为伤寒；亦有直中三阴，伤于里者，为中寒。伤于表者，其现证也，恶风，畏寒，头痛甚，凛凛而复，发热，身痛无汗，脉浮紧，舌苔薄白，口不渴，此其大较也。治以辛温，如麻黄、桂枝、细辛、葛根之属。亦有相兼，兼于风者，所谓风寒也；兼于暑者，内暑外寒，名曰伏暑，又曰寒包暑，余令曰伏热；兼于湿者，名曰寒湿。若中于里者，其现证也，头不痛，身不热，口不渴，凛凛畏寒，或冷汗出，腹痛泄泻，但欲寐，或四肢厥冷，脉沉细，或沉迟而紧，舌苔白，此其大较也。治以辛热，如附子、肉桂、干姜、吴萸之属。倘兼湿者，温其里而湿可除也，此皆言寒之胜气也。然中寒之证，转热实鲜。伤寒之证，在表为寒，传里则化为热，故又有芩连、白虎、承气诸剂，是治寒之复气也。寒之复气亦属热。义见第五卷《秋燥胜气论》。

暑

暑者，纯阳邪也，夏之气也，属火应心，其性炎烈。伤于

---

① 齆（qiú 求）：鼻塞流涕。

人也，由口鼻而入，只伤于里，无伤于表，义又见卷六《正误篇》三十四条。不过伤肺、胃为浅，伤心、肝、肾为深耳，故伤于心、肝、肾亦为中。伤于肺、胃者，其现证也，不恶寒，反恶热，头亦痛，汗出蒸蒸，或身灼热而反无汗，面赤，脉浮洪，舌苔黄，或白燥，口大渴，懊憹烦呕，此其大较也。治以微苦甘寒，如石膏、麦冬、石斛、花粉之属。亦有相兼。兼于风者，所谓暑风也；兼于湿者，名曰暑湿，又曰湿热，又曰湿温，又曰湿火；兼于寒者，所谓伏暑也。若中于心、肝、肾者，其现证也，身大热，或热极发厥，甚至通身厥冷，所谓"热深厥亦深"也，口渴甚，扬手露足，揭去衣被，热闭无汗，腹亦时痛，便闭，或挟热下利，小便赤数，卧寐不宁。胃火炽者，斑疹吐衄；热陷心包者，神昏谵妄，狂越僻谬，时多喜笑，舌绛刺裂；肝风动者，瘛与"瘈"通厥劲张，牙关紧闭；肾液竭者，齿舌纯黑，面槁唇裂，血从上溢，脉沉数，或热极液竭，脉反细数隐伏。[批] 暑热病脉当浮大而数，然亦有微弱不起者，以热邪抑遏，不得外达，待清其壅，则脉自起。勿谓阳衰，故脉微也，又不可误以为阳证见阴脉。此其大较也。治以咸寒，如犀角、羚羊、龟板、鳖甲之属。胃实者，佐以承气之属；窍闭者，佐以紫雪、牛黄、至宝之属。当此之时，即有兼证，均已化火，充斥三焦，惟有咸寒救阴壮水一法。投此不应，扁、仓难挽矣。

湿

湿者，阴邪也，长夏之气也，属土应脾，其性黐黏①。伤于人也，有由淋受冷雨，寒邪湿气。湿邪伤表必挟寒，由皮毛

---

① 黐（chī 吃）黏：谓被黐胶黏住。黐，木胶。

腠理而入，着于三阳经络者，为伤湿，属表。又有酒客酖饮①，嗜食肥甘，脾胃之气，滞而生湿。更复久雨阴晦，或远行涉水，坐卧湿地，或耕于水田，湿邪由足跗而上，内着于脾胃，与酒肉湿滞之气合，是为中湿，属里。又有脾胃本虚，不能健运通调转输，以致饮食停滞于中，酝酿成湿，亦为中湿，属里。伤于表者，其现证也，恶寒，头亦痛，发热无汗，身重疼痛，或肌肤暴肿，脉浮缓，口不渴，舌苔薄白，此其大较也。治以辛温，如羌活、独活、防风、茅术之属。若中于里者，其现证也，头或痛或不痛，发热有汗，身重，四肢疲软，胸痞腹闷，大便溏，小便涩，见食欲呕，或身发黄，或肿满，关节疼痛，胀沉缓，口渴不欲饮，舌苔白而厚腻，此其大较也。治以温燥、淡渗，如茅术、半夏、厚朴、白蔻、滑石、茯苓、薏仁、通草之属。湿土寄旺四隅，最多相兼。兼于风者，所谓风湿也；兼于寒者，所谓寒湿也；兼于暑者，所谓暑湿也。更有兼三气而为病者，有兼四气而为病者，且最多夹食者，以脾病胃滞故也。〔批〕湿病最多夹食，确切不磨。余故曰：中寒者，必阳虚之体，命门火衰，或其人脏腑先伤寒冷，然后寒邪得以中之；中暑者，必阴虚之体，心阳素旺，或其人脏腑先有积热，然后暑邪得以中之；中湿者，必脾胃本虚，失于健运，或其人酖嗜肥甘，饮食不慎，然后湿邪得以中之；伤燥者，亦阴虚之体，阴液素亏，或其人嗜烟饮热，耗其肺液，然后燥气得以伤之。至于风邪，本不能中于里。所谓中风者，或夹寒，或夹暑，或夹湿，或夹痰火，其证每有瘈与"痪"通。疭眩掉，痉厥劲张。现厥阴经证者，厥阴属风木，故名之曰中风也。〔批〕辨中风，别具见解，足

---

① 酖（dān 丹）饮：嗜酒。

醒学者眉目。处此东南温暖之乡，窊①下卑湿之地，所以暑湿之伤人，比风寒为多耳。

燥

燥者，阴邪也，秋之气也，属金应肺，其性凉肃。沈目南②先生为③之次寒。伤于人也，与寒邪之伤表无异，但稍轻耳，是为燥之胜气，义见第五卷《秋燥胜气论》。虽然"燥"字从火，若其人肺阴素亏者，感其气，化热极易。化热之后，先耗肺胃之液，继灼肝肾之阴，变为燥火，是为燥之复气。治法与伤暑、中暑无异矣。故余以伤燥复气，同于伤暑温热之治。

沈尧峰④云：在天为燥，在地为金，燥亦五气之一也。然燥万物者，莫熯⑤乎火，故火未有不燥，而燥未有不从火来。温热之⑥证，论火即所以论燥也。若非论燥，仲景条内两"渴"字从何处得来？且热病条云口燥渴，明将"燥"字点出。喻氏云：古人以燥热为暑，故用白虎汤主治，此悟彻之言也。明乎此，则温热之证，火气兼燥，夫复何疑？鹤按：此条是纯论燥之复气，下条是兼论胜复。

王孟英曰：以五气而论，则燥为凉邪，阴凝则燥，乃其本气。本气即胜气。但"秋"、"燥"二字皆从火者，以秋承夏后，

---

① 窊（wā 挖）：低洼。

② 沈目南：即沈明宗，字目南，清代名医，精研仲景学说，著《伤寒六经辨证治法》《伤寒六经纂注》《医征》等。

③ 为：通"谓"。如《墨子·公输》曰："所为无雉兔孤狸者也。"

④ 沈尧峰：疑误，应作"沈尧封"。下同。沈尧封，清代名医，尤善女科，著有《女科读》《沈氏女科辑要》《医经读》《伤寒论读》等。

⑤ 熯（hàn 汉）：使干燥。

⑥ 之：《温热经纬·卷三·叶香岩三时伏气外感篇》作"二"。

火之余焰未息也。若火既就之，《易》曰：火就燥。阴竭则燥，是其标气。标气即复气。治分温润、凉润二法。鹤按：内伤燥证，可用温润；外感燥热，必用凉润。[批]孟英论燥，已见精妙。仁伯辨别内伤、外感，其理尤细。然金曰从革，故本气病少，标气病多，此圣人制字之所以从火，而《内经》云：燥者润之也。海峰云：燥气胜复，片言而析，是何等笔力。

火

[批]阳虚无火，即阴脏；阴虚多火，即阳脏。阳虚化寒，阴虚化火之理，是本《内经》"阳虚者阴必凑之，阴虚者阳必凑之"之意。诸邪必因人体质而变化，故阴脏、阳脏之辨，尤为医家扼要。盖阳脏者，阴必虚，阴虚者多火；阴脏者，阳必虚，阳虚者多寒故也。

火者，纯阳邪也，风、寒、燥、此"燥"字指胜气而言。湿所化也。盖其人阳虚无火者，感受风、寒、燥、湿，与阴合而化为寒；阴虚多火者，感受风、寒、燥、湿，与阳合而化为火。火邪与暑无异，暑者火之气，火者暑之质，其实一也，言暑而火在其中矣。六气之中，寒邪为凛冽之气，阳旺之体伤之，传里亦必化火，风、湿、燥三气之化火，固无论已。所以火之为病，现证同于伤暑、中暑，其治法亦无一不同。《经》云：热此"热"字，即"暑"字。淫于内，治以咸寒，佐以甘苦，以酸收之，以苦发之。火淫于内，治以咸冷，佐以苦辛，司天①作苦甘。以酸收之，以苦发之。《内经》治法，同乎？异乎？六气者，风寒暑湿燥火也。而《内经》言"热淫于内"，不言"暑淫于内"，可

---

① 司天：运气术语。意为掌握天上的气候变化。司天定居于客气第三步气位，统主上半年气候变化的总趋向。古代医家运用来预测每年的岁气变化并推断所患疾病。

知经文言热者即言暑，言暑者即言热也明矣。

以上六气之辨，虽言其梗概，未能曲尽病情。而伤表、中里、阴阳、寒热、现证、用药之法，界限画清，丝毫不混，为入门之阶梯。学者先将每气本病，潜心体味，然后二气、三气、四气相兼之证，不必细言，了如指掌。更审其人有无内伤、痰食、气滞、血凝及一切宿病，察其缓急而兼治之。所谓"神而明之，存乎其人①"耳。[批]六气条分，兼证缕析，可与张飞畴②之《伤寒兼证析义》、郑奠一③之《瘟疫明辨》并驾驱驱耳。

温、热、暑三字解

《说文》："暑，热也。"《释名》④："暑，煮也，热如煮物也。"盖温生热，热生暑。温者，热之渐；热者，温之盛；暑者，热之极也。温、热即暑，暑即温、热，三字一贯，岂可分乎？而古人误认夏月伤寒、中寒、寒湿之证，谬指为阴暑，指鹿为马，惑人滋甚。[批]解人所未解，足破千古之惑。以鞠通之明，犹曰暑必兼湿，而另立暑温，可谓智者一失。故余以暑为温热之纲而统领之，与伤寒为阴阳两大法门，盖论暑而可以概温热矣。或问：夏月有伤寒、中寒，冬月有伤暑、中暑乎？经曰：冬温，冬月之伤暑也。及其热陷神昏，热陷神昏，即叶氏所谓"逆传心包"，盖热邪直射于心包，如矢之中的，故曰中暑。暑即

① 神而明之存乎其人：语见《易·系辞上》。意为要真正明白某一事物的奥妙，在于各人的领会。

② 张飞畴：即张倬，清代医家，名医张璐次子，著有《伤寒兼证析义》。

③ 郑奠一：清代医家，著有《瘟疫明辨》，实为戴天章之《广瘟疫论》。

④ 释名：古代训诂著作，东汉经学家、训诂学家刘熙所著。

热，中暑即中热也，温、热、暑、火四字，治法相同，见下。即冬月之中暑也。夫寒病四时常有，暑病亦四时常有。春冬之温热，当作暑观之，斯真得"暑"字之的解已。

暑与湿原属二气，惟最易相兼，相兼即为暑湿，又为湿热也。不可以一"暑"字，即为湿热相兼之证。古人以暑为阴邪者，甚觉不通。又以湿热相兼之证，目之为暑，亦属蒙混。本论以纯热病，斯为真暑，界限愈严，斯相兼之证愈显，按证立方，自然泾分渭别矣。

辨温即热之证据

或问：子言温即热，热即暑，三字一贯，温病、热病、暑病，无所分别。然"温"字从水，"热"字从火，"暑"字从日，子言无别，其义安在？［批］以下辨温、热、暑、火，字异治同，悉本《内经》，反复详明，证据凿之，读者尚惑于多歧之说耶？

曰：以字体而言，自有分别。以病体而言，则"温""热"二字，《内经》往往互称，温病即热病，即暑病。何以言之？盖"温"字作"热"字解，"暑"字亦作"热"字解，总属热病而已。故《经》曰"凡病伤寒而成温者，先夏至日者为病温，后夏至日者为病暑"云云。此节经文，简而明白，约而该括，显见温即是暑，暑即是温。温与暑，皆主时令而言。盖春为温令，故病热者，只可曰"温"。夏至后为暑令，故病热者，直可曰"暑"。经文通变之语，浅显若是，而后世犹事穿凿，不亦惑乎？《经》复引伸其义曰："暑当与汗出，勿止。"言病暑当有汗，医者宜清暑化热，勿止其汗，俾热清而汗自止，此即治暑之法。奈后人不察，又分有汗为暑，无汗为热，而不知暑即是热，乃谬以一气为二气耶！岂知暑病有有汗无汗，而温病亦有有汗无汗，安可以此强分暑热也哉？若以字体而言，温从寒极而生，寒属冬属水，寒极水凝成仌，故"寒"字从仌。温则仌化为水，故"温"字从水。温生热，热则炎炎，有炎上之义，故"热"字从火。热生暑，暑者热之极，凡天下之阳热，未有过于日者，故"暑"字从日。暑生凉，凉中已寓水之气，故"凉"字从水。凉生冷，冷则凛凛，秋金肃杀，有履霜坚冰之象，故"冷"字从仌。冷生寒，寒者，冷之极矣。此古人制字之精义，无非天地自然之真理，无事穿凿，而神妙不可思议者也。虽然，温者，和暖之意，温之与暖，字义无所分别，而"暖"字从日，或从火者，盖近于日或近于火则暖。然则"温"字亦当从日，而独从水者，不过温从寒极而生，顺时序之义耳。

又问："温"字既从水，且温者，温和之意，而热则煽炽之意。譬如水用火煮，始则温，继则热。温与热，字有轻重之分，故温病与热病，亦有轻重之别，未可混论。

曰："温"字从水，水属阴；"热"字从火，火属阳。二字有水火、阴阳之别，不可不辨。夫以时令而言，以煮水之热度而言，自然温轻而热重；以人身疾病而言，则温病无异于热病，热病无异于温病，但可以人身三部，以分热度之浅深，不可以"温"、"热"二字分浅深也。盖温与热，余谓《内经》往往互称。若云热度浅者为温，然则温病者，温和之病，不必注意，《内经》亦无必屡言"病温"耶。且曰："病温虚甚死。"又曰："有病温者，汗出辄复热，而脉躁疾，不为汗衰，狂言不能食，病名为何？岐伯曰：名阴阳交，交者死也。"既以温病为轻浅，奈何死耶？叶天士云："温邪上受，首先犯肺，逆传心包。"此叶氏真知确见，其所以然之论，非浅见寡闻者所能知也。夫温即热，热属火。首先犯肺者，火克金也。逆传心包者，心属火，热亦属火，同气相求，热陷于宫城也。既以温病为轻浅，断无内陷心包之理。既以温、热、暑有轻重之别，未知何种为清暑之药？何种为清热之药？何种为清温之药？试详言之。问者语塞，赧颜而退。

辨热即暑之证据

《至真要大论》曰：夫百病之生也，皆生于风寒暑湿燥火。

此六气，又曰六淫，本于《内经》，凡治六淫病，不能离此，而为虚空之思想。

《阴阳应象大论》曰：风胜则动，热盛则肿，燥胜则干，寒胜则浮，湿胜则濡泻。天有四时五行，以生长收藏，以生寒暑燥湿风。继而曰：东方生风，南方生热，中央生湿，西方生燥，北方生寒。

此节经文言五气，始言热而不言暑，即接言暑而不言热，继又言热而不言暑，此可为暑即热、热即暑之证据者一。

《天元纪大论》曰：天有五行，御五位，以生寒暑燥湿风。而下文则云：在天为风，在地为木；在天为热，在地为火；在天为湿，在地为土；在天为燥，在地为金；在天为寒，在地为水。

此节经文言五气，始言暑而不言热，继言热而不言暑，此可为暑即热、热即暑之证据者二。

《五运行大论》岐伯曰：大气举之也。燥以干之，暑以蒸之，风以动之，湿以润之，寒以坚之，火以温之。故风寒在下，燥热在上，湿气在中，火游行其间，寒暑六入，故令虚而生化也。故燥胜则地干，暑胜则地热，风胜则地动，湿胜则地泥，寒胜则地裂，火胜则地固矣。

此节经文言六气，始言暑而不言热，即接言热而不言暑，继又言暑而不言热，此可为暑即热、热即暑之证据者三。

又曰：寒暑燥湿风火，在人合之奈何？而下文则曰：东方生风，南方生热，中央生湿，西方生燥，北方生寒。

此节经文言六气，始言暑而不言热，继言热而不言暑，此可为暑即热、热即暑之证据者四。并不言火，又可为暑与火同气之证据。

《至真要大论》六气治法：风淫于内，热淫于内，湿淫于内，火淫于内，燥淫于内，寒淫于内云云。

此节言六气治法，言热而不言暑，此可为暑即热、热即暑之证据者五。

医学之总纲，无非阴阳二字。而阴阳之最为彰明昭著者，莫如水火与寒暑。故《易》曰："日月运行，一寒一暑。"《内经》云："阴阳之升降，寒暑彰其兆。"又曰："水火者，阴阳之征兆也。"如《阴阳应象大论》及《五运行大论》，皆以五气配五行，盖五行为木、火、土、金、水，正合风、暑、湿、燥、寒，以之合四时长夏，合四方中央，合五脏，合五味，合五窍，合五志，合五声，合五色，合五音，一切配合，皆以五行为主。夫暑即热也，寒即冷也，暑为纯阳，寒为纯阴。后世以暑为阴邪，真梦隐所谓"冷热未知"，殊属可笑。

又按：《内经》或言五气，或言六气，每每言暑则不言热，言热则不言暑，不胜枚举。然则后人分暑热为二，又以暑为阴邪者，都属谰语耳。

辨暑与火治法相同之证据

《至真要大论》曰：热淫于内，治以咸寒，佐以甘苦，以酸收之，以苦发之。又曰：火淫于内，治以咸冷，试思咸寒与咸冷，有以异乎？佐以苦辛，司天作苦甘。以酸收之，以苦发之。

此节治法，火淫与热淫，一字不易，热淫即暑淫。余谓暑者火之气，火者暑之质，言暑而火在其中，火证即暑证，读此即可为暑与火治法相同之证据者一。

又曰：热淫所胜，平以咸寒，佐以苦甘，以酸收之。火淫所胜，平以酸冷，即酸寒。佐以苦甘，以酸收之，以苦发之，以酸复之，热淫同。

此节治法，火淫与热淫，酸冷与咸寒，虽有稍异，而余则同法。继则曰：热淫同。《内经》治法昭然，此可为暑与火治法相同之证据者二。

又曰：少阴之复，治以咸寒，佐以苦辛，以甘写之，以酸收之，辛苦发之，以咸软之。少阳之复，治以咸冷，即咸寒。佐以苦辛，以咸软之，以酸收之，辛苦发之。少阴同法。

少阴之复，暑淫也；少阳之复，火淫也。而暑淫多以甘写之一句，然火淫不可以"以甘写之"耶？其余则一字不易。继则曰：少阴同法。《经》义透辟，未有若此之明且显者，此可为暑与火治法相同之证据者三。

古今医书，皆以温、热、暑、火分论，或捕风捉影，或指鹿为马，无一定不易之治法。盖其真理由，皆吞吞吐吐，不能说出，故使读者门径不识，无所适从，实未细绎乎经义也。兹悉本《内经》，正其名义，定其治法，似乎平易，实有真理存焉。本论《凡例》云：以暑为温热之纲，处处论暑，即处处论温热也。本论暑、热、温、火，四字作一字读，省却无数笔墨，而其理反觉明显，此岂无所本而谬言者哉？

阴阳水火论

补在中医杂志投稿①。

伤寒主六经温热主三焦论

补在中医杂志投稿①。

五气宜汗忌汗论

补同上②。

---

① 补在中医杂志校稿：作者投稿杂志，但未标明期刊名及日期，未摘抄原文。

② 补同上：作者投稿杂志，但未标明期刊名及日期，未摘抄原文。

卷一　药汇篇

是篇不过分门汇萃，俾寒热、补泻、表里、燥润之品，界限画清，使学者眉目清醒，不至混淆而已。至于药性注解，自有诸名家本草在，更当细绎焉。

宣肺祛风之品

风邪仅能伤表，而无伤里。故祛风之品，不过轻清解肌，但使风邪宣散而已。兼他气者，宜参究各门。

薄荷：宣肺解郁，清利头目、眼耳、咽喉，皮肤隐疹。

前胡：止咳嗽，兼清热下气，气下则火降痰消。

桔梗：兼散寒邪，清利头目咽喉，胸膈滞气。

牛蒡子：宣肺气，兼清热，理痰嗽，清咽喉，消斑疹。

蝉衣：发痘，退目翳。治皮肤瘾疹、伤风失音。

僵蚕：治伤风失音、头风齿痛、喉痹咽肿。

象贝母：疏肺气，宣解郁结，去风痰，止咳嗽。

秦艽：活血荣筋，兼能胜湿。治风寒湿痹。

栝楼皮：皮行肌表，兼清热润燥，消痰止渴。

淡豆豉：兼散寒邪，故治伤寒头痛等证。

大豆卷：疏通胸胃，消水除胀，乃降浊升清之品。

菊花：凡花皆散。治目泪头眩，散湿痹游风。

马勃：清肺止嗽，治喉痹咽痛、鼻衄失音。

旋覆花：下气行水，消痰结，唾如胶漆，噫气不除。

竹叶：兼清上焦烦热，消痰逆，止呕哕，治失音。

梨皮：润燥化热，止嗽消痰，以皮清皮，轻解风热。

蔓荆子：治湿痹拘挛、头痛脑鸣、目痛齿痛。

佛耳草：甘、平，治风邪郁其内热，除痰止嗽。

谷精草：善明目退翳。治头风喉痹、牙疼疥癣。

荷叶：助脾胃而升发阳气。治雷头风、一切血证。

草决明：即青葙子。除风热。治一切目疾、虫疥恶疮。

决明子：祛风热。治青盲内障、泪出羞明、一切目疾。

木贼草：治目疾、迎风流泪、翳膜遮睛。

桑叶：兼凉血，长发明目，已消渴，止盗汗。

桑枝：通关节，利水气。治风湿痹痛在手足者。

壁钱：即壁蟢窠。治急疳、牙蚀腐臭，又主喉痹。

金锁匙：俗呼金锁银。开清膈热。治风火喉证。

络石藤：治风热死肌。坚筋，利关节。

胖大海：治时行赤眼、风火牙疼、干咳无痰。

忍冬藤：疏风活络，利关节，治痈疽。

上宣肺祛风之品，共三十味。

歌括：宣肺祛风之品牛蒡子薄荷，蝉衣桔梗豆淡豆豉、大豆卷前胡。僵蚕栝楼皮象贝母秦艽竹叶，桑叶菊花梨皮旋覆花荷叶。

又歌：佛耳草马勃谷精草蔓荆子，草决明决明子络石藤。木贼草壁钱胖大海，桑枝金锁匙忍冬藤。

升阳散寒之品

寒邪能伤表，能中里，兹乃升阳气，散表伤寒邪之品也，其性皆温。湿邪伤表，于此选焉。

麻黄：太阳经，发汗解表。治伤寒头痛、恶寒、脉紧。

羌活：太阳经，寒湿相搏。利周身百节之痛。

防风：太阳经，兼散表湿。治头痛目眩、周身尽痛。

藁本：太阳经，兼散表湿。督脉病，脊强而厥。

葛根：阳明经，发汗药。治清气下陷泄泻、疟痢。

升麻：阳明经，发汗药。治下痢后重、久泄。

白芷：阳明经，兼散表湿。治牙痛、鼻渊、头痛、蛇伤。

柴胡：少阳经，和解，宣畅气血，散结调经，止寒热。

川芎：少阳经，兼行瘀血，宣调气，止诸痛。

桂枝：三阳经，通脉发汗，调和荣卫，而汗自止。

细辛：散少阴在经之寒邪，利九窍。治咳嗽、鼻齆①。

独活：散少阴在经之寒邪头痛，兼散表湿，疗痹。

荆芥：利咽喉，清头目，通利血脉，散瘀破结，疗疮。

紫苏叶：宣肺下气，定喘安胎，和血止痛，利膈宽中。

天麻：通血脉，疏痰气。治头旋眼黑。散湿痹。

香薷：乃夏月辛温散寒之品，世以为清暑，误矣。

生姜：能开痰下食，治咳逆呕哕、冷痛寒泻。

连须葱白：通脉活血，治伤寒头痛、面赤格阳。

西河柳：用以疏散，专发寒邪白疹，暑邪赤疹大忌。

苍耳子：兼散表湿，上通外达。治湿痹痛、遍身瘙痒。

辛夷：通九窍，利关节。治鼻渊鼻塞、头痛、目眩齿痛。

紫背浮萍：发汗利水。余皆辛温，独此辛寒。

鸡苏叶：宣气，理血辟恶，消谷。治目眩、喉腥、口臭。

豨莶草：兼散表湿。治四肢麻痹、筋骨冷痛。

开金锁：兼散表湿。治手足不遂、筋骨疼痛。

茵芋叶：兼散表湿。治寒湿拘挛痹痛。

侧子：发散四肢，充达皮毛。治手足寒湿诸痹。

---

① 齆（wèng 瓮）：鼻道阻塞。

千年健：可入药酒。治风寒气痛。舒筋壮骨。

海风藤：疏风散寒，通经活络。疗寒痹诸痛。

钻地风：透经络，利骨节。治四肢挛痹。

寻骨风：搜寒疏风，舒筋透络，通关节。疗风寒痛痹。

上升阳散寒之品，共三十一味。

歌括： 升阳散寒之品兼表湿，麻黄桂枝荆芥防风细辛独活。升麻柴胡葛根紫苏叶生姜，香薷川芎白芷葱白羌活。

又歌： 天麻藁本钻地风开金锁，浮萍草苍耳子辛夷西河柳茵芋。鸡苏侧子千年健，豨莶草寻骨风海风藤。

回阳温寒之品

兹乃温里中寒邪之品也，其性皆热。伤于寒湿者，亦于此门选焉。温而性补者，亦附于此。

肉桂：治湿盛泄泻。引无根之火，降而归元。堕胎。

桂心：宣气血，利关节。治腹满、心腹诸痛、癥瘕。

附子：心腹冷痛，暴泻脱阳。开关门，消肿满，堕胎。

乌头：功同附子，而力稍缓。寒湿宜附子，寒风宜乌头。

天雄：补下焦肾命阳虚，能发汗。治风寒湿痹。

草乌头：祛寒胜湿，颇胜川乌。性燥至毒，不可轻投。

白附子：亦是燥毒之品。治心痛血痹、诸痛冷气。

干姜：治寒痞反胃、下利腹痛。燥湿消食，定呕。

炮姜：去恶生新，使阳生阴长。治产后血虚发热。

吴茱萸：燥湿杀虫。治阴毒腹痛、呕逆吞酸、痞满。

川椒：燥湿消食。治心腹冷痛、痰饮水肿。通血脉，安蛔。

椒目：颛①行水道，不行谷道。除胀定喘。

秦椒：即花椒，燥湿杀虫。治腹中冷痛、久痢。

胡椒：快膈消痰。治肠滑冷痢、阴毒腹痛、胃寒吐水。

毕澄茄：即胡椒之大者，乃消水盅，主治略同。

肉苁蓉：㿗疝寒痹。补相火，滋五脏，益精血，润大便，强筋壮骨。

锁阳：补阳。治痿弱。滑大肠。功用与苁蓉相仿佛。

菟丝子：强阴益精，温而不燥，止泻进食，调元上品。

补骨脂：暖丹田，壮元阳。治肾冷精流、火虚泄泻。

核桃肉：温肺补肾。治痿强阴，润肠胃。疗虚寒喘嗽。

益智仁：温中进食，摄唾涎。治冷气腹痛、呕吐泄泻。

鹿茸：添精补髓，暖肾助阳。头眩眼黑，一切虚损劳伤。

鹿角胶：益肾生精血，强骨壮腰膝。疗酸痛，助元阳。

肉豆蔻：温脾胃，治心腹冷痛；涩大肠，止虚泻寒痢。

仙茅：助命火，益阳道。腰脚冷痹难行。惟精寒者宜之。

巴戟天：强阴益精，助火胜湿。治寒湿、脚气、水肿。

淫羊藿：补命门，益精气，坚筋骨，壮阳道。手足麻木。

艾叶：逐寒湿，暖子宫，调经脉，止腹痛。崩带冷痢。

胡芦巴：暖丹田，壮元阳。治寒湿脚气、疝㿗冷气。

大茴香：性燥，开胃。疗小肠冷气、癫疝②阴肿、脚气。

小茴香：理气开胃，亦治寒疝。食料宜之。

蛇床子：燥湿杀虫。治阴痿囊湿、腰酸体痹。洗阴痒。

狗脊：强筋骨。治失溺不节、脚弱腰痛、寒湿周痹。

---

① 颛（zhuān 砖）：通"专"。如《汉书·高后纪》曰："相国产颛兵秉政。"

② 癫（tuí 颓）疝：阴器病变，痛引少腹。

石硫磺：大热纯阳，号曰"将军"。补真火，能疏利大肠。

阳起石：补命门。治阴痿精乏、子宫虚冷、腰膝寒痹。

钟乳：强阴益阳，通百节，利九窍，补虚劳，下乳汁。

韭子：助命门，暖腰膝。治筋痿遗尿、泄精溺血、白带。

虎骨：健骨，搜寒定痛。治拘挛痛痹、惊悸颠痫。

海狗肾：补阳固精。治虚损阴痿、精寒鬼交、尸疰①。

上回阳温寒之品，共三十九味。

歌括： 回阳温寒之品桂肉桂、桂心附子炮姜、干姜姜，椒川椒、椒目、秦椒、胡椒萸吴茱萸菟丝子补骨脂核桃肉锁阳。肉苁蓉益智仁巴戟天鹿鹿角胶、鹿茸，狗脊肉豆蔻韭子大、小茴香。虎骨仙茅毕澄茄艾叶，二乌草乌头、乌头白附子海狗肾淫羊藿。钟乳天雄胡芦巴，蛇床子阳起石石硫磺。

降火清暑之品

暑邪无伤表，但有伤里、中里，故清暑之品，皆寒凉降泻。兼他邪者，当细参各门。

犀黄：化热痰妙品。凉惊，通窍，辟邪。治中暑。堕胎。

珠粉：感月而胎，水精所蕴，镇心安魂，坠痰定惊。

犀角：暑疫，发黄发斑，吐血下血，畜血发狂，惊痫。

玳瑁：《日华》② 云：性寒，止惊痫。至宝丹中用之。

羚羊角：治惊痫搐搦，热煽肝阳风动，致狂越僻谬。

鲜石斛：清阳明暑热，养胃存液之功，比干者尤胜。

知母：润肾滋阴，消痰定嗽，止渴除烦，安胎，利便。

---

① 尸疰：亦作"尸注"，病证名，痨瘵病，即肺结核，病程缓慢且相互传染。

② 日华：即《日华子诸家本草》，唐代日华子所著，已散佚。

石膏：阳狂壮热，小便赤浊，口渴舌焦，发斑要品。

花粉：降火，润燥滑痰，解渴消肿，行水，止小便数。

大青叶：清胃热。治阳毒发斑、黄疸热痢、丹毒喉痹。

芦根：泻胃热。治呕哕反胃、烦热消渴。止小便数。

人中黄：解五脏实热，清痰消食。治阳毒热狂、便闭。

蔗浆：清热润燥消痰，止渴。治呕秽、噎膈、反胃、便结。

银花：除热解毒，养血止渴，除痢宽膨，疗痈稀痘。

西瓜汁：为解暑妙品。除烦热，利小便，醒酒止渴。

金汁：治痘疮血热、黑陷不起。主治同人中黄，而较胜。

绿豆衣：清热毒，解渴润肌肤，和脾利小便，止泻痢。

西瓜翠衣：切片暴干，其性尤寒。清暑热而不滞。

连翘：散诸经血凝气聚，亦能除湿，为疮家要药。

青蒿：治劳瘦骨蒸、虚烦盗汗。明目。久疟久痢。

栝楼仁：荡涤胸中郁热垢腻，清咽，生津，止嗽，利肠。

百合：润肺，清热，止嗽，利二便，消浮肿。疗百合病。

白前：治肺气壅实、喉作水鸡声、胸膈逆满。下痰止嗽。

山栀：泻三焦。治心烦懊憹不眠、吐衄、崩淋、血痢。

天竹黄：清心利窍豁痰。功同竹沥，而性和缓。

竹茹：凉血。治烦热、呕哕、吐衄、惊痫、崩中、胎动。

石决明：清肝热。疗青盲内障，治骨蒸劳热。通五淋。

钩藤：清肝热，舒筋除眩。治头旋、斑疹惊啼、瘛疭。

鲜佩兰：利水道，除痰癖，杀蛊辟恶，为消渴良药。

地骨皮：凉血。治有汗之骨蒸、吐血尿血、消渴咳嗽。

竹沥：降火清痰。治痰迷大热、口噤、烦闷消渴。

青黛：散五脏郁火。惊痫发斑，疳热，血痢咯血。

梨汁：润肺。生用清六腑之热，熟用滋五脏之阴。

枇杷叶：清肺和胃，降火消痰。治热呕、咳逆、口渴。

童便：兼清瘀血，引肺火下行，从膀胱出。治阴虚劳热。

马兜铃：清肺、大肠经热。治痰嗽喘促、血痔瘘疮。

夏枯草：缓肝火，解内热，散结气。治目痛、瘰疬鼠瘘。

荠苨：即空沙参。利肺气。主咳嗽、消渴强中、疮毒疔肿。

陈廪米：养胃，调大小肠，去暑热，利小便，除烦渴。

藕汁：凉血散瘀，清上焦痰热，止渴除烦。治小便热淋。

灯心：降心火，清肺热，利小肠。治五淋水肿、喉痹夜啼。

冬葵子：润燥利窍，通关格，消水肿，利二便，滑胎产。

柿霜：生津化痰，清上焦心肺之热。治咽喉口舌疮痛。

橄榄：清肺开胃，除烦生津，利咽喉，解诸毒及鱼骨哽。

射干：散血消痰，消肿。治喉痹咽痛、疟母，消结核瘰疬。

莲子心：苦寒，清心去暑热，交通心肾。

荸荠汁：消食攻积，除胸热。治五种膈噎、消渴黄疸。

凝水石：泻热。治时气热盛、口渴水肿。即寒水石。

元精石：太阴之精，咸寒而降，救阴抑阳，扶危拯逆。

菱角：安中消暑，止渴解酒。

蚯蚓：下行利水。治温病、大热狂言、大腹黄疸、脚气。

金丝蛙：解热毒，利水肿。捣汁，水调服。治虾蟆瘟①病。

猪胆汁：泻肝胆之火，明目，灌谷道。治大便不通。

地浆：泻热，解一切毒。治中暑热霍乱及虫蝗入腹。

兰花露珠：得清芳香之气，为清暑至妙之品。

粳米：和五脏，入肺，除烦清热，养和胃，益气血，利便止渴。

---

① 虾蟆瘟：病证名。指头面肿赤为特征的疫病。

象牙屑：甘、寒，主风痫、惊悸、邪魅、热疾、骨蒸及诸疮。

板蓝根：清热解毒。治温疫邪热、丹斑赤肿。

绿萼梅：清香，开胃散郁，止渴生津，解暑涤烦。

蕉花上露：为清暑无上妙品，蕉根汁亦妙。

土人参：清肃肺经，凡有升无降之证，每见奇效。

上降火清暑之品，共六十一味。

歌括：降火清暑之品珠粉犀犀黄、犀角，羚羊角知母石膏天花粉。连翘地骨皮青蒿青黛，绿豆衣芦根石斛鲜。

又歌：山栀金汁佩兰叶银花，栝楼实人中黄梨汁枇杷叶。百合蔗浆鲜竹茹竹沥，钩藤石决明藕汁西瓜汁、翠衣。

又歌：白前天竹黄马兜铃，橄榄荸荠汁莲子心。童便射干兰花、蕉花花露水，猪胆汁灯心菱角大青叶。

又歌：二石凝水石、元精石玳瑁土人参，蚯蚓金丝蛙柿霜板蓝根。绿萼梅地浆象牙屑，冬葵子夏枯草空沙参粳米陈廪米。

凉泻血热之品

与降火清暑门、滋阴润燥门参看。附银州柴胡、文蛤。

鲜生地：平诸血逆，消瘀通经。热毒瘟疫，肠胃如焚。

牡丹皮：破积血，通经脉，止吐衄，除烦热，下胞胎。

紫草：凉血活血。痘疮，血热毒盛。利九窍，通二便。

血余炭：和血消瘀。治血痢血淋、诸血病、小儿惊热。

槐角：痔血肠风，阴疮湿痒。明目去泪，固齿，杀虫，堕胎。

槐花：功同槐角。治赤白痢、五痔肠风、吐崩便衄诸血。

白薇：妇人血厥热淋，忽忽不知人。主内热、痰随火涌。

侧柏叶：最清血分湿热，能治一切血证，肢节痛痹。

茅根：消瘀血，利小便，解酒毒。治吐衄诸血、淋沥崩中。

大蓟根：破血退热。治吐衄肠痈，止九窍出血。

小蓟根：功同大蓟，力稍逊之。治下焦结热血淋。

白头翁：热毒下痢，温疟寒热，齿痛骨痛，鼻衄血痔。

旱莲草：止血固齿。治热痢。纯阴之质，不益脾胃。

马兰：与泽兰同功。治鼻衄、痔疮。

紫葳花：破瘀血。主产乳余疾、癥瘕肠结、通身风痒。

鸡冠花子：治痔漏肠风，皆主赤白痢、崩中带下。

人中白：降火散瘀。治肺瘀鼻衄、劳热、牙疳口疮。

银州柴胡：治虚劳骨蒸、热从髓出、五疳羸热。

人指甲：甘、咸，止鼻衄，利小便，去翳障。

文蛤：一名花蛤。治咳逆胸痹，止烦渴，利小便，化痰软坚。《伤寒论》文蛤散即此。按：五倍子名文蛤，与此不同。

上凉泻血热之品，共二十味。

歌括：凉泻血热之品是清荣，鲜生地丹皮紫草茸。白薇血余炭大蓟小蓟，鸡冠花子槐槐花、槐角侧柏叶治肠风。马兰紫葳花白头翁茅根人指甲，银州柴胡文蛤旱莲草人中白。

清暑燥湿之品

凡苦寒之品多燥，只宜于湿热，而不宜于燥热。伤暑、中暑为燥热，故宜于降火清暑、滋阴润燥、凉泻血热三门求之。惟暑兼湿者，正喜苦寒，以清暑燥湿，当于此门求焉。

黄芩：治热痢腹痛、痈毒疮疡、黄疸、五淋、火嗽。泻胎火。

黄连：治热毒诸痢、热郁、腹痛嘈杂、吞酸吐酸。止烦呕。

黄柏：目赤黄疸，水肿便闭，热痢肠风，诸痿瘫痪，诸疮。

山豆根：治喉痈喉风、龈肿齿痛、人马急黄、诸疮毒。

川楝子：利小便，疗疝气。热厥腹痛。疗疮疥，杀三虫。

龙胆草：惊痫，热痢，黄疸，脚气，赤睛弩肉，痈毒疮疥。

苦参：消痈解毒。热痢肠风，梦泄，溺赤黄疸。杀虫解酒。

白鲜皮：行水道，通关节，利九窍。治诸黄疮痹、疥癣。

汉防己：泻血分湿热，利九窍。湿疟，脚气，水肿，痈疮。

芦荟：杀虫，凉肝明目，镇心除烦。治惊痫，敷蜃齿，湿癣。

茵陈：为湿热黄疸君药。治狂热瘴疟、头痛头旋、疝瘕。

葶苈子：泻肺行水，破结通便，消肿除痰，止嗽定喘。

桑白皮：下气行水，止嗽清痰。治热渴喘满、水肿。

地肤子：利小便，通淋。治癫疝。煎汤，洗疮疥良。

瞿麦：破血，利窍，通淋，去目翳，通经堕胎，疗痈消肿。

石莲子：除烦。治噤口痢、淋浊。湿热去，则胃开食进。

石燕：利窍，行湿热。治淋、带、浊。与补气门禽石燕不同。

木蝴蝶：俗名玉蝴蝶。治肝气痛、下部湿热。

萱草：又名宜男通。去湿热。治小便赤。快膈，令人欢乐。

上清暑燥湿之品，共十九味。

歌括：清暑燥湿之品首三黄芩、连、柏，龙胆草茵陈川楝子防己。山豆根苦参芦荟葶苈子，白鲜皮瞿麦地肤子桑白皮。萱草石莲子玉蝴蝶，石燕均宜暑湿方。

燥脾理湿之品

湿邪有伤表，有中里。如淋受冷雨，寒邪湿气着于皮毛腠理、三阳经络者，为伤湿，宜用温散，使寒邪湿气仍从皮毛而出，其药品当于升阳散寒门选取。兹乃治湿邪内中脾胃，皆燥脾淡渗之品。倘兼寒者，谓之寒湿，其药品当于回阳温寒门选取；倘兼暑者，谓之暑湿，其药品当于清暑燥湿门选取；倘兼风者，谓之风湿，其药品当于宣肺祛风门选取。

茅术：升阳，止吐泻，逐痰水，消肿满，辟恶气，疗痿解郁。

白术：只能健脾燥湿，调理轻病，不及於术之补气血。

制半夏：下逆气，止烦呕。治咳眩痰厥。散痞消肿。

制南星：散血除痰，破结下气，堕胎。性更烈于半夏。

厚朴：泻实散满，消痰化食，散风寒。治呕逆泻痢。

白蔻：宣滞气，化食宽膨。治感寒腹痛、吐逆反胃。

大腹皮：通胸膈。治水肿脚气、痞胀痰膈、瘴疟霍乱。

赤、白茯苓：通膀胱。治膈中痰水、水肿淋沥、泄泻遗精。

茯苓皮：专能行水。治水肿肤胀。以皮行皮之义。

猪苓：与茯苓同，而泄较甚。治肿胀、淋浊、泻痢。

飞滑石：通，利窍。治黄疸水肿、脚气淋闭、水泻热痢。

薏苡仁：健脾胃。治水肿脚气、泻痢热淋、肺痈咳吐。

泽泻：利小便。治泻痢肿胀、水痞脚气、淋沥阴汗。

片、梗通草：治五淋水肿、耳聋、鼻塞、失音。下乳催生。

木通：宣九窍，通关节，利二便。治淋沥、喉痹、咽痛。

萆薢：湿痹腰痛，膀胱宿水，阴痿失溺，茎痛遗浊。

车前子：开水窍以固精窍。治五淋泻痢、目赤瘴翳。

车前草：利水去湿，凉血清热，通淋明目。

淡竹叶：利小便，有走无守。孕妇禁服。

甘草梢：达茎中止痛。治淋浊。此无燥性。

萹蓄：治黄疸热淋、蛔咬腹痛、女子阴蚀、疥疮诸疾。

海金沙：清小肠、膀胱血分之湿。治肿满、五淋茎痛。

石韦：清肺金，通膀胱，利水道。治崩淋发背①。

五加皮：疗筋骨之拘挛、阴痿囊湿阴痒、脚弱筋缓。

海桐皮：兼祛风，通行经络。治风躄顽痹、腰膝疼痛。

榆白皮：通二便，利诸窍。治五淋，滑胎产，疗不眠。

伏龙肝：消肿止血，催生下胎。治咳逆反胃、痈疮毒。

生姜皮：无燥性，但和脾行水。治浮肿胀满。

白扁豆：调脾和胃，降浊升清。止渴泻呕吐，赤白带。

赤小豆皮：通，行水散血，渗湿消肿。治泻痢脚气。

净针砂：消水肿黄疸。散瘿瘤，乌须发。

晚蚕砂：治风湿、支节不随、皮肤顽痹、腰脚冷痛。

蹙虮干②：性通利，治小便闭，能催生。俗名将军干。

蝼蛄干：贴瘰疬，化骨哽。用腰以下，通二便，逐水气。

上燥脾理湿之品，共三十四味。

歌括：燥脾理湿之品术茅术、白术半夏南星，厚朴白蔻大腹皮滑石泽泻苓赤白茯苓、苓皮、猪苓。二豆白扁豆皮、赤小豆皮薏苡仁草薢甘草梢，二通通草、木通淡竹叶湿可清。

又歌：五加皮石韦海金沙，榆白皮姜皮萹蓄车车前子、车前草。蝼蛄干针砂灶心土即伏龙肝，海桐皮蹙虮干晚蚕砂。

滋阴润燥之品

燥之胜气，义见《秋燥胜气论》。兹乃治燥热伤津液之品，

---

① 发背：病名。指背部生痈疽之较重者。
② 蹙虮（cánjí 残疾）干：即蟋蟀干。

所谓"壮水之主，以制阳光"是也。凡伤暑、中暑，热伤津液者，于此取焉。又风、寒、湿、燥此"燥"字，指胜气而言也。四气之邪，郁久化热，变为燥火，亦于此门及降火清暑、凉泻血热二门选取焉。

西洋参：补肺降火，生津液，除烦倦。虚火者相宜。

北沙参：补肺阴，清肺火。治热咳。金受火刑者宜之。

京元参：除烦止渴，降火滋阴，解毒，利咽喉，通二便。

金钗斛：养胃液。除胃肾虚热，暑热自汗。安神定惊。

霍石斛：解暑醒脾，止渴生津，与金钗斛功相彷彿。

天门冬：清金降火，滋阴润燥，消痰定喘，止嗽解渴。

麦门冬：除烦止呕，生津化痰。暑伤元气，脉绝短气。

败龟板：补心资智，益肾滋阴。阴血不足，劳热骨蒸。

生鳖甲：肝肾阴亏，劳瘦骨蒸，往来寒热，惊痫斑痘。

干生地：凉血生血。血虚发热，吐衄崩中，惊悸倦怠。

阿胶：止血去瘀，定喘利肠，调经安胎。吐崩，一切血证。

燕窝：补而能清，开胃，化痰止嗽，为调理虚损之圣药。

血燕根：功同燕窝，重能达下，咸能润下。噎膈甚效。

鸡子黄：安五脏，益气血，镇心定惊，清咽开音，止痢。

人乳：润五脏，补血液，止消渴，泽皮肤，理噎膈，滑大便。

牛乳：润肠胃，解热毒，补虚劳。治血液枯燥、反胃噎嗝。

羊乳：补肺肾，润阳明。治反胃消渴、口疮舌肿、蜘蛛伤。

鲨鱼翅：补五脏，尤有益于肺。清金滋阴，补而不滞。

女贞子：益肾明目。纯阴至静之品，阴虚有火宜之。

枳椇子：甘、平，止渴除烦，润五脏，解诸毒。俗名鸡距。

冬虫夏草：甘、平，保肺益肾，止血化痰，已虚嗽。

蜂蜜：解毒缓痛，调荣卫，和百药，止嗽，治痢，通大便闭。

猪肤：甘，润燥除虚热。治少阴津伤咽痛。

巨胜子：润五脏，填精髓，坚筋骨，明耳目，利大小肠。

珠儿参：味厚体重，清肺降火，肺热者宜之。

润肺化痰之品

与上门均属润燥，惟上以补阴养液为长，此以散结解郁为能，是所异耳。

川贝母：散郁结。治咳嗽上气、肺痿肺痈、吐血咯血。

紫菀：治咳逆上气、吐脓血、肺经虚热、喉痹。通利小肠。

款冬花：治咳逆上气、烦渴喉痹、肺痿肺痈、吐脓血。

巴旦杏仁：润肺，止咳下气。消心腹逆闷。

上滋阴润燥之品，共二十五味。又润肺化痰之品，共四味。

歌括：滋阴润燥之品四参西洋参、北沙参、元参、珠儿参珍，二金钗斛、霍石斛斛阿胶天门冬麦门冬。干生地燕窝龟板鳖甲，鸡子黄冬虫夏草血燕根。人乳牛乳羊乳鲨鱼翅蜂蜜，猪肤胡麻即巨胜子枳椇子女贞子。润肺化痰之品川贝母，紫菀款冬花甜杏仁即巴旦杏仁。

清热泻火之品

六气，风寒暑湿燥火是也。暑为火之气，火为暑之质，实一物也，言暑而火在其中矣。

与降火清暑之品同。

宣涌引吐之品

新食、宿食在膈上，风痰、寒痰、湿痰在膈上，或中毒物，皆宜吐之。惟热痰果系壅盛，可吐则吐之，否则以消为贵。何也？恐引火上升，吐逆不已，适所以助病变幻也。盖吐中有发散之意，风、寒、湿、食、诸痰，则可耳。

瓜蒂：吐痰涎。阻滞胸中。上膈宿食。治上脘痞硬懊憹。

常山：引吐行水。祛疟痰积饮，截诸疟。酒炒透则不吐。

人参芦：涌吐虚证痰饮。

藜芦：吐风痰蛊毒。杀虫，理疥癣，善通项，令人嚏。

蜀漆：即常山茎叶，功用与常山略同。

相思子：一名仁豆，苦、平，俗名仙人豆。吐风痰，虫蛊毒。

甘草头：能和入吐药，吐蛊毒痰饮。

乌附尖：吐寒湿痰。治癫痫。取其锐气，直至病所。

上宣涌引吐之品，共八味。

歌括：宣涌引吐之品治痰多，实宜瓜蒂虚参芦。蜀漆常山相思子，甘草头乌附尖并藜芦。

寒凉攻下之品

攻下，荡肠胃，破秽结，通大便也。兹分三门：热邪壅积，本门大黄、芒硝等是也；寒邪壅积，巴豆、黑丑等是也；但肠胃枯涩，液耗不大便，麻仁、郁杏仁等。参用降火清暑、滋阴润燥二门，及各门润肠通便之品可也。

大黄：号曰"将军"，荡涤肠胃积聚宿食，心腹痞满，闭结。

芒硝：荡涤肠胃实热，结癖瘀腐，推陈致新，消积堕胎。

元明粉：荡肠胃中宿垢实热，润燥破结，消肿明目。

紫大戟：泻脏腑水湿。治腹满急痛、积聚癥瘕、痰涎。

煨甘遂：泻隧道水湿，以攻决为用，下积聚肿满。

商陆：与大戟、甘遂同功。泻蛊毒，瘕疝，痈肿，水肿腹满。

番泻叶：通大便甚效。消阳明积滞，胸腹不舒。

温热攻下之品

巴豆霜：破痰癖血瘕，生冷食积硬物，能斩关夺门。

黑白丑：逐水消痰，杀虫坠胎。治喘满、疟癖、气块。

陈芫花：去水饮痰癖。疗五水，胀满喘急，痛引胸胁。

千金子：行水破血。胀满癥瘕。下恶滞物。涂疥癣疮。

硝石：属火上升。治伤冷吐利、心腹疼痛。破积散坚。

润肠破结之品

大麻仁：缓脾润燥，滑肠，治便难，利关节，催生通乳。

郁李仁：泻气破血润燥。治悸、目张不瞑、关格不通。

光杏仁：降气行痰，润燥，消积，利膈，定喘，兼散风寒。

海松子：润肺开胃。治肺燥咳嗽、大便虚秘。

皂角子：辛、润，治大肠燥结、瘰疬恶疮。

冬瓜子：治腹内结聚诸痈，而涤脓血浊痰。

上寒凉攻下之品，共七味。又温热攻下之品，共五味。又润肠破结之品，共六味。

歌括：寒凉攻下之品粉元明粉硝芒硝黄大黄，泻叶甘遂大戟商陆。温热攻下之品芫花黑白丑，硝石千金子巴豆霜。润肠破结之品杏仁麻仁郁李仁，海松子皂角子冬瓜子仁胃不伤。

通宫消导之品

平常食积，只宜消导中宫，本门所收是也。然性热性温者，多能消食，如温寒门干姜、川椒之属，理湿门厚朴、白蔻之属；又行气破血者，多能消食，如行气门木香、砂仁之属，破血门三棱、蓬术之属。用者意会可也。

六神曲：化水谷。治痰逆癥结、腹痛泻痢、胀满翻胃。

焦麦芽：快脾宽肠，除胀散结。化米面果食积，消乳。

莱菔子：生用能吐风痰，炒熟化痰定喘，消面食积。

山楂：破气，消肉积，散瘀化痰。止儿枕痛[①]，疗小肠疝气。

槟榔：攻坚去胀，行痰杀虫。治癥结瘰疬、疟痢脚气。

青皮：破滞消坚，消痰散痞。泻肝气郁积，胸胁痛，乳肿。

焦枳实：消痞胀。治胸痹结胸、食积五膈、痰癖癥结。

焦枳壳：主治略同枳实，但枳实力猛，枳壳力缓。

陈香栾：下气，快膈化痰，解酒毒，散浊气、愤懑之气。

鸡内金：消水谷，通小肠膀胱。治反胃、泻痢遗溺。

煨草果：破气除痰，消食化积。治瘴疬寒疟。

草豆蔻：治寒客胃痛、霍乱泻痢、噎膈、痞满吐酸。

高良姜：治胃脘冷痛、霍乱泻痢、寒湿疟、噎膈冷癖。

红豆蔻：即良姜子。温肺散寒，醒脾燥湿，解酒。

荜茇：除胃冷，祛痰。吐酸泻痢，牙痛，寒痛，痃癖阴疝。

焦谷芽：开胃消食，具生化之性，为健脾温中药。

煨姜：生者、干者，燥散。惟此略不燥散。和中止呕。

范志曲：开胸快膈，调胃健脾，发散消积。

宣闭通窍之品

通窍之品甚多，兹取其尤者耳。

---

① 儿枕痛：病证名，出自《古今医鉴》卷十二，指产后小腹疼痛。

麝香：开经络，透肌骨。治诸痛痰厥。辟邪毒，堕胎坏果。

冰片：香窜善走，透骨，逐鬼邪。治惊痫痰迷、目赤肤翳。

苏合香：走窜开郁，辟一切不正之气，杀精鬼。

石菖蒲：发声音，逐痰消积，开胃宽中。疗噤口毒痢。

安息香：安神去祟，辟邪逐恶。鬼胎能下，蛊毒可消。

上通宫消导之品，共十八味。又宣闭通窍之品，共五味。

歌括：通宫消导之品曲六神曲、范志曲，又有沉香曲、建神曲、彩云曲等，名目甚多，而其治疗不过宽胸化滞、疏通郁结而已鸡黄即鸡内金，麦芽莱菔子山楂枳壳枳实良姜。二蔻草豆蔻、红豆蔻青皮槟榔草果，香栾荜茇谷芽煨姜。宣闭通窍之品冰片麝香，苏合香石菖蒲安息香。

消痰软坚之品

痰之源不一。风痰、寒痰、热痰、湿痰、燥痰、食积痰、迷心痰、气痰、惊痰、虚痰，当于各门求之。惟顽痰、老痰，于兹选焉。

青礞石：体重沉坠，治顽痰癖结，滚痰丸以之为君。

海石：色白体轻，止嗽通淋。化上焦老痰，消瘿瘤结核。

瓦楞子：消老痰，破血癖。烧过醋淬，醋丸服，治癥癖。

海藻：泻热软坚。消瘰疬结核，痰饮脚气，宿食五膈。

海带：下水消瘿，功同海藻。

昆布：功同海藻，而少滑性雄，治瘿瘤、水肿、阴癀①、膈噎。

海苔：咸寒软坚，消瘿瘤结气。

---

① 阴癀（tuí颓）：阴部溃烂。

楮实：消水肿，软坚。疗骨哽。一名榖实，"榖"从木，与"榖"异。

荆沥：开经络，行气血。治痰迷惊痫眩晕，为化痰妙药。

真猴枣：精气所结，化痰妙品。

姜汁：润、开痰。治噎膈反胃，救暴卒，疗狐臭，搽冻耳。

硼砂：除上焦胸膈之痰。治喉痹、口齿诸病。软坚化积。

仙半夏：能化痰如神，虚人忌服。

霞天胶：主痰涎壅塞、宿饮癖块，同化痰药用。

上消痰软坚之品，共十四味。

歌括：消痰软坚之品猴枣海石，海藻海带昆布海苔软坚药。楮实霞天胶仙半夏姜汁，荆沥硼砂瓦楞子礞石。

消积杀虫之品

杀虫之物甚多，当参阅各门及本草自知。兹乃专杀虫积之品也。

使君子：治五疳、便浊、泻痢、疮癣，为小儿虫积要药。

芜荑：治癥痛鳖瘕、疳积冷痢、胃中虫痛、牙虫作痛。

雷丸：功专消积，杀应声虫。

榧子：小儿黄瘦，有虫积者食之。

獭肝：止嗽杀虫。治传尸①、鬼疰②有神功。

百部：温肺杀虫。治寒嗽、暴嗽、久嗽，一切树木蛀虫。

阿魏：解蕈菌自死牛马肉毒，治心腹冷痛、疟痢、痞积。

---

① 传尸：病证名，以骨蒸潮热为主症，类似于肺结核病。因易相继传染致死，故名。

② 鬼疰（zhù 住）：病证名，与传尸、尸注相同，类似于肺结核病。因自觉病挟鬼邪，故名。

鹤虱：即天名精子。杀五脏虫。治蛔咬腹痛。

百草霜：止血消积。治诸血病、白秃诸疮。

雄黄：杀百毒，辟鬼魅。治痰涎积聚。燥湿，疗蛇伤疮癣。

上消积杀虫之品，共十味。

歌括：消积杀虫之品虫尽亡，芜荑鹤虱_百部雄黄。榧子雷丸使君子，阿魏獭肝百草霜。

宣滞行气之品

气行则食化，当与通宫消导门参看。气行则血活瘀消而痛止，又当与破瘀活血门参看。

木香：升降诸气。治一切气痛、霍乱泻痢。醒脾，化郁结。

沉香：下气坠痰涎。治心腹痛、痹痛、气痢气淋、胃冷呃。

丁香：泄肺暖胃温肾。治胃冷壅胀、呕哕呃逆、腹痛。

降香：辟恶气怪异，疗伤折金疮。止血定痛，消肿生肌。

白檀香：利胸膈，疗噎膈，止腹疼，升胃气，调脾进食。

紫檀香：入血分，和荣气，消肿毒，敷金疮，止血定痛。

藿香：快气和中，开胃止呕，去恶气。治霍乱、心腹绞痛。

香附：利三焦，解六郁，调月经。治诸种气痛、胎产百病。

乌药：疏胸腹邪逆之气。治宿食泻痢霍乱、血凝气滞。

广陈皮：调中快膈，导滞消痰，定呕止嗽，燥湿。粥利水。

砂仁：快气调中，通行结滞，祛痰逐冷，消痞止痛，化食。

佛手柑：理气止呕，健脾进食，除痰止嗽。疗肝气痛。

薤白：滑利泄滞。治胸痹刺痛、肺气喘急、泻痢下重。

苏子：开郁降气，消痰利膈，温中宽肠，润肺胃，止喘咳。

苏梗：顺气安胎，功力稍缓，虚者宜之。

白芥子：通经络，发汗，利气豁痰，消肿止痛。治寒嗽。

鲜橘叶：行肝气，消肿散毒。治乳痈、胁痈、肺痈。

炒橘核：治疝痛、腰肾冷痛。

柿蒂：苦温降气，止呃逆。

刀豆子：温中，下气归元，利肠胃，止呃逆。

玫瑰花：调气平肝，和血散郁。

木瓜：敛肺伐肝，和滞气，利筋骨。治霍乱转筋、脚气。

九香虫：治膈脘滞气、脾肾亏损。壮元阳。

奇南香：下气辟恶。治风痰闭塞。通窍。

桂子：平肝暖胃，胃脘寒痛甚宜。

建兰花：调和气血，宽中解郁，醒酒。

荔枝核：兼散湿。治胃脘痛、妇人血气痛、癫疝卵肿。

芦菔汁：宽中，能消食滞，利便。痰浊闭郁，非此不清。

八月札：治肝气胸脘痛。

甘松香：理诸气，开脾郁，下恶气。治卒然心腹痛满。

山柰：辟恶气。治心腹冷痛、瘴疠、寒湿霍乱。

天仙藤：疏气活血。治疝气腹痛、妊娠水肿。

苏罗子：宽胸利膈，行气疏肝通滞。

九空子：宣中化滞，利膈宽肠，通经活络。

上宣滞行气之品，共三十四味。

歌括：宣滞行气之品木香沉香，丁香降香奇南香香附陈皮。乌药二檀白檀香、紫檀香佛手八月札，三苏苏子、苏梗、苏罗子二橘橘叶、橘核藿香砂仁。

又歌：山柰九香虫薤白木瓜，甘松香荔枝核柿蒂玫瑰花。刀豆天仙藤芦菔汁，白芥子桂子九空子建兰花。

破瘀活血之品

血活而气亦行，瘀破而经络通，当与上下门参看。血热而瘀者，更当参凉泻血热门。又童便、藕汁为清瘀妙品，见清暑门。大实而瘀者，大黄必用。血寒而凝者，又当参回阳温寒门。

　　琥珀：兼安神定魂，燥脾行水，通五淋，消瘀破癥，生肌。

　　当归尾：破瘀活血，润肠利便。

　　延胡索：行血中气滞，气中血滞。治内外诸痛、血晕。

　　丹参：破瘀生新，安生胎，堕死胎，功兼四物，女科要药。

　　怀牛膝：散恶血，破癥结。治淋痛尿血、经闭痛肿。

　　赤芍药：泻肝火，治腹痛胁痛、经闭血痹、痈肿目赤。

　　红花：消肿止痛，治经闭便难、胎死腹中、产后血晕。

　　桃仁：通血闭，治热入血室、血燥血痢、畜血如狂、阴痒。

　　泽兰：通关节，消癥瘕，破血通经。治血肿、新产诸病。

　　五灵脂：治血痹血积、诸血病、心腹气血诸痛、蛇咬。

　　生蒲黄：通经脉，利小便。治血气痛、打伤诸肿、舌胀。

　　苏木：治产后血晕、胀满欲死、血痛经闭、气壅痈肿。

　　陈红曲：燥胃消食。治赤白下痢、产后恶露不尽。

　　郁金：凉心热，散肝郁。治血气诸痛、产后败血。止逆。

　　茺蔚：消水行血调经。治血晕、血痛、血淋、消疔肿乳痈。

　　茺蔚子：调经明目。治血热头痛、胎产崩带。

　　茜草：消瘀通经。治蓄血发黄、崩晕扑损、痔瘘疮疖。

　　制乳香：调气伸筋，托里护心。治心腹诸痛及痈肿。

　　制没药：消肿定痛。治诸疮、产后血气痛。破癥堕胎。

　　姜黄：下气消积，通经。性更烈于郁金。片子者，治痹痛。

　　荆三棱：破血中之气，消食化坚，堕胎。似香附而峻。

　　蓬莪术：行气化食，痛经。治心腹诸痛、痃癖五积。

　　刘寄奴：破血通经，除癥下胀，止金疮血。

　　山漆：散血定痛。治吐衄血、血痢血崩、痈肿、金疮杖疮。

干漆炭：杀虫，破年深凝结之积滞，损伤瘀血。

刺蒺藜：疏肝泻肺，堕胎通乳，消癥瘕。

王不留行：通经除痹痛，催生下乳。治痈疮疔疮。

花蕊石：化瘀血为水，止金疮出血，下死胎胞衣。

自然铜：主折伤，续筋骨，散瘀止痛。

血竭：专入血分，散瘀生新，除血痛，善收疮口，生肌。

水蛭：破恶血积聚，赤白丹肿，染须极效，即马蟥。

虻虫：攻血遍行经络，堕胎只在须臾。

地鳖虫：去血积，主折伤，补接，消木舌，下乳浆。

夜明砂：活血消积。治目盲障翳、干血气痛。下死胎。

韭汁：散瘀血。治吐衄损伤、噎膈反胃、胃脘痛。解诸毒。

两头尖：治伤寒劳复发热、男子阴易腹痛。

鲍鱼：治踠折瘀血、血痹在四肢不散、女子崩血不止。

落得打：治跌打损伤及金疮出血。酒炒行血。

通经宣络之品

与上二门参看。盖行气活血之甚者，乃能善窜善走而经络通，本门穿山甲、威灵仙是也。余则附焉耳。

穿山甲：治风湿冷痹。下乳消肿，溃痈止痛。治蚁瘘。

威灵仙：治冷痛顽痹、癥瘕积聚、痰湿气及诸骨哽。

桑寄生：舒筋和脉，利关节，除痹痛，止崩漏，安胎。

新绛：行络中之瘀血，而不伤新血。

丝瓜络：消浮肿，发痘疮，滑肠，下乳，化痰，凉血安胎。

橘络：疏肺化痰，通络宣风，止咳嗽。

鸟不宿：通络定痛，有透骨之妙。治筋骨疼痛。

上破瘀活血之品，共三十八味。又通经宣络之品，共七味。

歌括：破瘀活血之品尾归尾丹参，赤芍药延胡索红曲郁金。茺蔚全茺蔚、茺蔚子蒲黄五灵脂苏木泽兰，红花琥珀茜草桃仁。

又歌：乳香没药姜黄地鳖虫，荆三棱蓬莪术自然铜。牛膝刺蒺藜花蕊石山漆、干漆漆，王不留行水蛭血竭虻虫。

又歌：鲍鱼雄鼠矢即两头尖明砂落得打，韭汁刘寄奴身被扑。通经宣络之品穿山甲威灵仙新绛，鸟不宿桑寄生丝瓜络橘络。

收敛固脱之品

脱之证不一。在皮毛则汗脱；在上焦有血脱，有虚而喘脱；在下焦有血脱，有精脱，有痢脱，有泻脱。诸药皆能固之敛之，当与补气、补血之药兼进。惟在用之者神而明之耳。

龙骨：固精止汗，定喘，涩肠益肾，安魂镇惊，收敛浮阳。

牡蛎：涩遗精崩带，固肠敛汗，软坚化痰，滋水清虚热。

五味子：敛肺滋肾，涩精，明目，收瞳子散大，止虚汗。

白芍药：固腠理，敛汗，退热安胎。治泻痢后重、胁痛。

麻黄根：固腠理，止汗。或为粉扑身，或入汤煎。

浮小麦：凉心，止虚汗盗汗，劳热骨蒸。

藕节：解热消瘀。疗产后血闷，止吐衄淋痢，一切血证。

白及：入肺，止吐血。肺损者，能复生之。逐瘀生新，疗痈。

白果：涩，敛肺，定痰哮喘嗽，止带浊，生食，降浊痰，杀虫。

五倍子：敛肺，生津，止血，敛汗。泄痢脱肛，子肠坠下。

百药煎：功同倍子，其体轻虚。治上焦咳嗽痰饮。

乌梅：涩肠敛肺，生津止渴。血痢血崩，吐逆反胃。安蛔。

地榆炭：除血热。治吐衄崩中、肠风血痢。梢反行血。

棕榈灰：收涩止血。治吐衄崩带、肠风下痢。

乌贼骨：止吐衄。肠风崩漏。涩久虚泻痢。腹痛环脐。

山萸肉：补肝肾，涩精气，强阴助阳，暖腰膝，疗耳聋。

金樱子：固精秘气。治滑精、泄痢便数。

覆盆子：固精，明目，起阳痿，缩小便，美颜色，乌须发。

沙苑蒺藜：固精明目。治虚劳腰痛、带下痔漏。

桑螵蛸：固肾。治虚损阴痿、遗精白浊、血崩腰痛。

御米壳：敛肺、涩肠、固肾。治久嗽泻痢、遗精脱肛。

没石子：涩精固气。止遗淋，除泄痢，收阴汗，乌须发。

诃子：涩肠敛肺，泻气，除胀满，开音利咽。治崩痢脱肛。

樗根白皮：清湿热，涩肠。治泻痢崩带、肠风梦泄。

秦皮：兼清湿热。治目疾、风湿热诸痹。性涩。止崩带下痢。

石榴皮：涩肠。止泄痢下血，崩带脱肛。能杀虫，乌须。

赤石脂：止血固下。疗肠澼泄痢、崩带遗精。收创口。

禹余粮：重涩固下。治咳逆下痢、血崩。能催生。

莲肉：涩精厚肠。治脾泄久痢、白浊梦遗、崩带、诸血病。

莲须：略同莲肉，清心通肾。止遗泄，吐崩诸血。乌须发。

芡实：补脾固肾，涩精。疗带浊泄泻、小便不禁。解酒毒。

山药：补脾肺，固肾涩精，止泻痢。治虚损劳伤。化痰涎。

糯米：补脾肺虚寒，坚大便，缩小便，收自汗，发痘疮。

上收敛固脱之品，共三十三味。

歌括：收敛固脱之品龙骨牡蛎白芍药，五味子麻黄根御米壳浮小麦。棕榈灰乌梅沙苑蒺藜金樱子，诃子樗根白皮藕节山药。

又歌：乌贼骨五倍子白果山萸肉，白及秦皮石榴皮没石子地榆炭。百药煎覆盆子莲莲肉、莲须芡实，桑螵蛸糯米赤石脂禹余粮。

安神镇魂之品

心藏神，肝藏魂。神魂不安，或因气血之虚，或为痰热所扰，或由惊恐所致，当随证虚实，佐以补泻之药。

黄金：镇心肝，安魂魄。治惊悸、厥阴木旺、风热鸱张①。

白金：功用与黄金相仿。

朱砂：泻心经邪热，镇心定惊，辟邪，清肝明目，定癫狂。

龙齿：镇心安魂。治惊痫癫疾。或生或煅。

慈石：重可去怯。治恐怯怔忡、惊痫。通耳明目。能吸铁。

代赭石：重，镇虚逆。治吐衄、噎膈噫气、胎动产难。

紫石英：心神不安，肝血不足，女子血海虚寒不孕。

茯神：宁心益智，安魂养神。疗心虚惊悸、多恚②善忘。

远志肉：交通心肾，强志益智，聪耳明目，定惊豁痰。

枣仁：专补肝胆，醒脾，助阴除烦，敛汗宁心。胆虚不眠。

柏子仁：滋肝肾，益智宁神，养心脾，止汗，疗惊，润肠。

合欢皮：调和心脾，明目，令人欢乐，续筋骨，长肌肉。

铁犁尖：重，坠痰镇心，平肝定惊，疗狂。

上安神镇魂之品，共十三味。

歌括：安神镇魂之品金与银，远志肉朱砂枣仁茯神。代赭石紫石英龙齿铁犁尖，慈石合欢皮柏子仁。

---

① 鸱（chī 吃）张：像鸱鸟张翼一样，比喻嚣张。鸱，一种凶猛的鸟类。

② 恚（huì 汇）：恨，怒。

扶元补气之品

附大枣、饴糖、甘草。气属阳，无形可见，生于命门，根于丹田，主于脾肺。血属阴，有质可求，生于心，藏于肝肾而统于脾。阳不足者，补之以气；阴不足者，补之以味。气旺而血自生，血足而气愈壮，使阴阳交纽而不相离，斯永年无病而寿臻耄耋①。

吉林参：大补肺中元气，养心益智，聪耳明目，安魂。

高丽参：功同吉林，能回阳虚骤脱之气。

党参：和脾胃，除烦渴。中气微虚，用以调补，甚为平妥。

太子参：虽甚细，如参条，其力不下大参。

参条：用以调理常病，其性横行手臂，治指臂无力。

参须：与参条同而力尤薄，危险之证断难倚仗。

黄芪：温分肉，实腠理，补肺气，壮脾胃，生血生肌，起痘。

於术：燥湿，进饮食，祛劳倦，和中止呕，止泄泻，化痰水。

蒸玉竹：诸虚不足，用代参、地，不寒不燥，大有殊功。

紫河车：温补。治虚劳损极、恍惚失志、癫痫、膀胱虚。

大枣：滋脾土，润心肺，调荣卫，和百药，益气，悦颜，生津。

饴糖：益气和中，缓脾润肺。

甘草：协和诸药，使之不争，解百药毒，固有"国老"之称。

禽石燕：壮阳益气，暖腰膝，添精髓，润肤，健力能食。

---

① 耄耋（màodié 茂叠）：犹高龄、高寿。

蛤蚧：补肺润肾，益精助阳，定喘止嗽，疗渴，功同参、羊。

羊肉：补虚劳，益气力，壮阳道，开胃健力。

东洋参：无力之家，以代人参用亦有效。

南枣：温能补气，甘能益津。

上扶元补气之品，共十八味。

歌括：扶元补气之品五参吉林参、太子参、高丽参、东洋参、党参宜各有所宜，於术参条参须玉竹黄芪。河车蛤蚧禽石燕，羊肉甘草二南枣、大枣枣饴糖。

养精补血之品

熟地：壮水，封填骨髓，补益真阴，聪耳明目，黑发乌须。

制首乌：收敛精气，强筋益髓。治胎产崩带，疗久痢恶疟。

归身：温中养荣，活血舒筋。妇人诸不足，一切血证。

枸杞子：滋肝补肾，强筋骨，除烦，明目。治嗌①干消渴。

龙眼肉：安神益智。疗健忘、怔忡、不寐。能引血归脾。

续断：治腰痛、胎漏、崩带、血痢。补而不滞，行而不泄。

炒杜仲：补肝肾，强筋骨。治腰膝酸痛、胎漏胎堕。

黄精：安五脏，益脾胃，润心肺，填精髓，助筋骨，除风湿，泽肌肤。

干桑葚：利五脏关节，聪耳明目，生津止渴，解酒。

黄鱼鳔：暖精。种子熬胶甚黏。

海参：补肾益精，壮阳疗痿。

猪脊髓：补虚劳之脊痛，益骨髓以除蒸。

---

① 嗌（yì义）：咽喉。

牛骨髓：补中，填骨髓，久服增年。

白鸭：补阴除蒸，止嗽利水。治热痢，化虚痰。

乌骨鸡：能益肝肾，退热补虚，虚劳消渴，下痢噤口。

淡菜：补阴。治劳伤虚惫、精血衰少、吐血久痢、腰痛。

羊腰子：益精补肾，助下焦阴中之阳。

鸡血藤胶：壮筋骨，已酸痛。经水不调，子宫虚冷。

上养精补血之品，共十八味。

歌括： 养精补血之品地黄九蒸，制首乌枸杞子杜仲归身。续断黄精干桑葚，龙眼肉鱼鳔鸡血藤胶。二牛骨髓、猪脊髓髓白鸭羊肾子，淡菜乌骨鸡并海参。

以上门分二十四，然宜于此者，必忌于彼。王孟英云："一病有一病之宜忌，用得其宜，硝、黄可称补剂；苟犯其忌，参、术不异砒、砌。故不可舍病之虚实寒热而不论，徒执药性之纯驳，以分良毒也。补偏救弊，随时而中，贵于医者之识病耳。先议病后议药，中病即是良药。"余谓孟英斯语，字字精切，深得用药之要，故节录于此，能细玩之，胜读本草一部。

卷二　上焦中焦篇

伤暑　春温　风温　热病　伤燥　冬温

　　夏至后，得纯热燥液之证为伤暑；立春得之为春温；立夏得之为热病；深秋得之为伤燥；立冬得之为冬温；热病外挟风邪而咳嗽者，为风温。［批］伤暑、春温、热病、伤燥、冬温五证，名虽异而治法则同。惟风温为暑兼风邪，是二气为病，故治法则异。本论提纲挈领，条分缕析，无诸家蒙混之弊，诚学者之津梁，读者慎勿草草。

　　一、伤暑者，温热病之总纲也。

　　暑为热之极。暑即温、热，温、热即暑，三字一贯者也。故病虽有伤暑、春温、热病、伤燥、冬温诸证，皆主时令而定名，而治法无殊。故《经》云：先夏至为病温，后夏至为病暑。其义可见。惟风温外挟风邪，必兼咳嗽；属手太阴。湿温内兼湿滞，每多痞闷属足太阴。耳。［批］手、足二字宜着眼。风为阳邪，其性轻清，轻清上浮；湿为阴邪，其性重浊，重浊下凝。此风应手太阴，湿应足太阴之义也。然风与寒何时不有？虽当盛暑，亦有外挟风邪而咳嗽者，又有伤寒、中寒证者，但比之春、冬二时为较少耳。湿则寄旺于四时，亦何时不有？惟长夏、初秋为最耳。然则风、寒、湿三气何时不有，暑独无何时不有乎？故春温、冬温之治法，无异乎伤暑、中暑。因非暑令，故不名之曰暑，而名之曰温也。若瘟疫、温毒、温疟，治法虽有小异，亦不外解毒清热，救阴辟秽而已。我故曰：伤暑者，温热病之总纲也。

二、凡风温证，始于上焦，在手太阴；暑热证，始于中焦，在足阳明。

风从皮毛而入，肺主皮毛，热自内发，而肺胃为暑热必犯之地，故风温始在上焦，太阴为主。若纯乎暑热，即在中焦，阳明为主矣。[批] 寒邪从表而入，所以始自太阳传递。暑热由里而发，所以必究脏腑三部，是为三焦。此一定不易之至理，读者毋为淆言所惑。三焦谓人身三部，如上部为上焦，中部为中焦，下部为下焦，非指三焦细网而言，读者不可误会。自记。

《条辨》云：伤寒由毛窍而入，自外而之内①，始足太阳。足太阳膀胱属水，寒即水之气，同类相从，故病始于此。古来但言膀胱主表，殆未尽其义。肺者，皮毛之合也，独不主表乎！按：人身一脏一腑，主表之理，人皆习焉不察。以三才大道言之，天为万物之大表，天属金，人之肺亦属金。肺主皮毛，《经》曰"皮应天"，天一生水，地支始于子，而亥为天门，乃贞元之会。人之膀胱为寒水之腑，故俱同天气，而俱主表也。治法必以仲景六经传次为祖法。伤暑发自肺胃，自上而之下，风应乎肺，始手太阴。太阴金也，暑者火之气，风者从表入，风火未有不犯肺金者，故病始于此，必从河间三焦定论。再寒为阴邪，虽《伤寒论》中首言风，此风从西北方来，乃觱发②之寒风也，最善收引。阴盛必伤阳，故首郁遏太阳经中之阳气，而为头痛、身热等证。太阳，阳腑也，风寒，阴邪也，阴盛伤人之阳也。[批] 原评："风"字从来无人辨析至此。暑为阳邪，本论中亦言风，此风从东南方来，乃解冻之温风也，最善发泄。阳盛必伤阴，故首郁遏太阴经中之阴气，而为咳嗽、自汗、口渴、头痛、身热、尺热

———

① 自外而之内：《温病条辨·卷一·上焦篇》作"自上而下"。

② 觱（bì必）发：风寒冷。

等证。太阴，阴脏也，风温，阳邪也，阳盛伤人之阴也。阴阳两大法门之辨，可了然于心目间矣。

夫大明①生于东，月生于西，举凡万物，莫不由此少阳、少阴之气以为生成，故万物皆可名之曰"东西"。人乃万物之统领也，得东西之气最全，乃与天地东西之气相应。其病也，亦不能不与天地东西之气相应。东西者，阴阳之道路也。由东而往，为木、为风、为温、为火、为热、为暑。湿土居中，寄旺四隅。火也者，南也。由西而往，为金、为燥、为凉、为水、为冷、为寒。水也者，北也。水火者，阴阳之征兆也；南北者，阴阳之极致也。天地运行此阴阳，以化生万物，故曰：天之无恩而大恩生。天地运行之阴阳和平，人生之阴阳亦和平，安有所谓病也哉？天地与人之阴阳，一有所偏，即为病也。偏之浅者病浅，偏之深者病深。偏于火者，病温、病热、病暑；偏于水者，病凉、病冷、病寒。此水火两大法门之辨，医者不可不知。烛其为水之病也，而温之、热之；烛其为火之病也，而凉之、寒之。各救其偏，以抵于平和而已。非如鉴之空，一尘不染，如衡之平，毫无倚着。不能合乎妙道，岂可各立门户，专主于寒热温凉一家之论而已哉！［批］原评：医学总论。偏于补泻者，厥罪惟均。瑭因辨寒病之原于水，暑病之原于火也，而并及之。略参拙意。

按：暑热温邪之先犯上中焦肺胃者，乃吸受时令之暑热。是为新邪，病必由上而下，先伤肺胃气分。不解，渐侵及于中下，或入荣入血。若伏气暑热，自下而发，诚如王氏所言。

王孟英曰：风寒必自皮毛而入，即外感风温，初起亦必由

———————

① 大明：指太阳。

卫分而渐及肺经气分，由气分不解，然后温邪陷入于荣分、血分。若伏气暑热，自里出表，乃先从血分而后达于气分。许芷卿①云：论伏气之治精识，直过前人。然金针虽度②，其如粗工之聋聩③何。故起病之初，往往舌润而无苔垢。但察其脉，软而或弦，或微数，口未渴而心烦恶热，即宜投以清解荣阴之药。迨邪从气分而化，苔始渐布，然后再清其气分可也。伏邪重者，初起即舌绛咽干，甚有肢冷脉伏之假象，亟宜大清阴分伏邪，继必厚腻黄浊之苔渐生，此伏邪与新邪先后不同处。更有邪伏深沉，不能一齐外出者，虽治之得法，而苔退舌淡之后，逾一二日，舌复干绛，苔复黄燥，正如抽蕉剥茧，层出不穷，不比外感风温，由卫及气，自荣而血也。杨素园云：阅历有得之言，故语语精实，学人所当领悉也。秋月伏暑证，鹤按：伏暑证有二，见下第三十条。此伏暑非谓寒包暑，是指夏令伏邪，至秋而发者。轻浅者邪伏膜原，深沉者亦多如此。苟阅历不多，未必知其曲折乃尔也，故敢以告留心医学者。余医案中，凡先治血分，后治气分者，皆伏气病也。虽未点明，读者当自得之。

三、**肺胃之为病，头痛蒸热，不恶寒，反恶热，或无汗心烦，或汗出而微恶寒，脉不缓不紧而动数。或初病右脉洪大而数，左脉反小于右，尺肤热，面赤，或渴，或喘，舌苔或黄或白而干，午后热甚者，夏至得之为伤暑，立春得之为春温，立夏得之为热病，深秋得之为伤燥，立冬得之为冬温。病浅者为**

---

① 许芷卿：即许兰身，字芷卿，清代医家，参校《温热经纬》。
② 金针虽度：语本金代元好问《论诗》："鸳鸯绣了从教看，莫把金针度与人。"原指采娘七夕祭织女，得金针而刺绣越发长进。比喻将高明的技艺、秘诀授予他人。
③ 聋聩（guì贵）：耳聋眼瞎。比喻愚昧无知。

冒暑，病深者为中暑。外夹风邪，兼咳嗽等证者，为风温。外夹寒邪，兼恶寒等证者，为伏暑。内夹湿邪，兼痞闷等证者，为湿温。兼秽浊属气者，为瘟疫。夹毒肿溃者，为温毒。似暑热而发作有时者，为温疟。[批] 伤暑、春温、热病、伤燥、冬温、冒暑、中暑、风温、伏暑、湿温、瘟疫、温毒、温疟。

　　此首标伤暑，为温热病之统领也。《条辨》云：温者热之渐，热者温之极也。温盛为热，木生火也。热极湿动，火生土也。上热下湿，人居其中而暑成矣。若纯热不兼湿者，仍归温热例，不得混入暑也。鹤按：鞠通此论，比之洁古以中暑为阴证者，颇有卓见。而以纯热不兼湿者，不得混入暑，未为尽善。故余以暑为热之极，可为诸温证之纲而统领之，与伤寒为阴阳两大法门，有并行不悖之妙，相背而正以相合也。若暑兼湿者，即为湿温，缘暑湿二气为病，故得湿温之名。犹外兼风邪者，即为风温也。惟其纯热不兼，故独得伤暑之名。学者先将五气地界画清，然后二气、三气相兼之证了然矣。[批] 本论与《伤寒论》名虽背而理则同，故易地则皆然。"阴暑"二字不通之至，有以"暑"字兼湿热而言者，亦属蒙混。果尔，则暑湿一门可以不立矣。故王孟英曰：今人以暑为阴邪，又谓暑中有湿，皆呓语也。伤寒，伤于水气之寒，故先恶寒而后发热，寒郁人身卫阳之气而为热也，故仲景《伤寒论》中，有已发热或未发之文。若伤暑伤于火气之暑，暑自内发，故蒸蒸发热，热甚故不恶寒，而反恶热矣。或汗出而微恶寒者，以汗出阳虚故也。按：伤寒之发热恶寒，是翕翕发热，无汗而啬啬恶寒也；伤暑之发热恶寒，是蒸蒸发热，汗出而微恶寒也。所以迥然不同。伤寒头痛，风寒之邪，循太阳经上至头与项，而项强头痛也。伤暑头痛，肺主天气，天气郁，则头亦痛，又暑热炎上也。汗出者，对伤寒汗不出而言也。太阳中风自汗，风疏卫也；肺胃伤暑自汗，热蒸皮毛开也。肺亦主卫，或无汗者，汗为心液，热极液伤，反无汗也。且头痛身热，自汗恶寒，又与太阳中风无异。此处最足以相混，于何辨之？于"脉动数，不缓不紧，证有或渴或喘，尺热，午后热甚"辨之。脉不缓则非太阳中风矣，不紧则非太阳伤寒矣。动数者，暑热煽炽之象，经谓之燥。初病右脉洪大而数，左脉反小于右者，以初病暑热尚在肺胃，病深则入荣分，而左脉亦见沉数洪大焉。尺属肾水，尺肤热，火反克水也。面赤口渴，对伤寒太阳证面不赤、口不渴而言也。火烁津液，故口渴；火克金，故喘。火甚未有不烦者，面赤者，亦烦也。"烦"字从火从页，《说文》云：页，头也。谓火现于头面也。舌苔或黄或白而干，以暑热内蒸灼液，不比伤寒初病，舌无苔，即有苔亦不干也。午后热甚，火旺之时，阴受火烁之象也。伤暑，伤于暑热也。春温，春病温也。热病，夏病热也。伤燥，秋病热也。冬温，冬病温也。热之轻浅者为冒暑，见下第二十三条。犹伤寒之轻浅者为冒寒也。热陷心包及肝肾者为中暑，见下第二十四条。犹寒邪直入三阴为中寒也。风温，温热病之外兼风邪者也。见下第十三条。伏暑，暑热病之外兼寒邪者也。见下第二十八条。湿温，暑兼湿也。见下第三十二条。瘟疫厉气流行，多兼秽浊，转相传染，若役使然也。温毒，诸温夹毒，秽浊太甚，每多肿溃也。温疟，阴风先伤，阳气独发，发作有时，疟之偏于温者也。与温毒、温疟均见第四十条。参拙意。

按：古人有表证发热、里证发热之辨。表证发热者，寒伤于表，人身真阳之火，《经》所谓"少火"。不能畅达，郁而为热，所谓翕翕发热是也。其热在皮肤，扪之烙手，重按反轻。必用辛温升真阳。表散寒邪，则少火畅达而热自解。所以麻、桂、羌、防均散表寒，非散表热，此升阳散火汤之"火"字为大谬也。里证发热者，暑伤于里，或伏邪内发，或伤寒传里变热，邪火与真火两阳相合，化为亢盛之火，《经》所谓"壮火"。所谓蒸蒸发热是也。其热在肌肉筋骨，重按愈热。凡清热滋阴，润燥攻下。

四、伤寒法在救阳，伤暑法在救阴。发伤寒之汗，温之、升之；发伤暑之汗，凉之、降之。易而为治，生杀反掌。［批］本论与《伤寒论》犹水火也。水火极不同性，宗此则害彼，宗彼则害此。故分之，各见其偏；合之，始知其妙。

此寒暑两大法门之治，故特揭之。学者诚能潜心体味，透澈此理，则两大法门之治尽在其中矣。法在救阳者，寒邪伤三阳之阳，则用桂、麻、柴、葛辛温散寒，以救其阳。寒邪伤三阴之阳，则用桂、附、姜、萸辛热益火，以救其阳。虽有承气、白虎、芩连诸剂，皆寒邪传里化热之治，初病断不用也。法在救阴者，暑邪伤上中焦肺胃之阴，则用膏、冬、粉、斛甘寒清热，以救其阴；暑邪伤下焦肝肾之阴，则用犀、羚、龟、鳖咸寒壮水，以救其阴。桂、麻、柴、葛等，温之、升之也；犀、羚、龟、鳖等，凉之、降之也。夫寒邪传里，亦能化热，其伤于炎灼之暑者，不待言矣！况其人脏腑，有阴虚、阳虚、积热、积寒之弊，已见总论，兹不复赘。

再《条辨》云：温病忌汗，汗之不惟不解，反生他患。盖病在手经，徒伤足太阳无益；病自口鼻吸受而生，徒发其表亦无益也。且汗为心液，心阴受伤，不能济阳，则心阳独亢，必有神明内乱、谵语①癫狂、内闭外脱之变。温病最善伤阴，用药又复伤阴，岂非为贼立帜乎？此古来用伤寒法治温病之大

---

① 谵（niān 拈）语：梦中说胡话。

错也。

鹤按：此论，其识见固已超越诸家，惟但知其当然，尚未明言其所以然。盖寒邪有伤表，有伤里者。伤里为中。暑邪无伤表，但有伤里，其热邪由里而达于表，故虽表里俱热，究竟热在内也，故曰但有伤里，而无伤表。不过伤肺胃为浅，伤心肝肾为深耳。伤心肝肾亦为中。夫升散者，散其表受之寒邪也。若内受暑热而升散之，譬如满室皆火，不救之以水，而复鼓之以风，不能熄其焰，抑且扬其烽，安得不成灰烬者乎？［批］譬喻妙绝，笔亦聪明透达。坎水可以制离火，巽木反以生离火，《易》理昭昭，人何自昧焉？所以寒邪伤表，必用辛温升散为法，凡辛温气轻之品，皆能上升走表；暑热伤里，必用寒凉降泻为法，凡甘寒咸寒之品，皆能下降走里。误升误降，病轻者危，病重者死。且汗者，非硬逼使之出也，必脏腑阴阳之气和，然后能得汗而病愈。故伤寒虽喜得汗而解，而伤暑亦喜得汗而解。［批］精思妙义，层见叠出，论汗之理，洵无余蕴。余每治暑热轻者，投清凉即解。汗如热极燥甚无汗者，投以清暑救阴丹，服之觉脏腑清凉，必能熟寐，既而汗出而神爽矣。屡试屡验，岂非阴阳之气和，然后得汗之明征欤？我故曰"发伤暑之汗，凉之、降之"也。［批］寿世金针，学者牢记。凉降自然汗出而解。即使无汗，亦宜凉润，得凉润而阴自复，身自凉，病自退。断断不可用辛温发汗。由是推之，热在血分者，凉血活血，自然得汗；湿食阻滞者，温通开泄，自然得汗；秽热壅闭者，承气下逐，自然得汗；气液两伤者，生津益气，自然得汗。种种不一，皆阴阳交和，表里通达，自然而然，非可强致者也。医者不知此理，倘以辛温升散，逼暑热之汗，引火上升，于是神昏谵妄，狂越斑疹，变端蜂起矣。以清暑之药治风寒，轻则寒中呕利，重则厥逆亡阳；以散寒之药治暑燥，轻则衄渴谵妄，重则枯竭亡阴。其理一也，寒暑二气，霄壤之别，可不辨哉？

五、肺胃伤暑，脉浮洪，或不浮不沉而数，舌黄，渴甚，大汗，头痛面赤，恶热，时或烦躁，不兼他气，不夹食积者，清暑白虎汤主之。［批］伤暑本纯热病，不兼他气，在兹再申之。曰不兼他气，是反复叮咛之意，恐以风温、伏暑、湿温等证，误以为伤暑，而妄投白虎也。

只言伤暑，概春温、热病、伤燥、冬温而言也，后只言伤暑者仿此。脉浮洪，热在肺经气分也；不浮不沉而数，热在阳明气分也；舌黄，热已深；渴甚，津已伤也；大汗，热逼津液也；头痛面赤，火炎上也；恶热，暑邪充斥也；烦躁者，神昏之渐也。寒属阴，阴主静，伤于寒者，必无烦躁；暑属阳，阳主动，伤于暑者，必多烦躁。再进而为神昏，所谓火能令人昏也。若伤寒必待传里变热而始昏，故起病时，寒暑二气，判然不同也。不兼他气，不兼风寒湿也；夹食积者，佐以消导。首主白虎者，盖白虎乃秋金之气，所以退烦暑，专解内蒸之热，治伤暑温热病之正例也。加"清暑"二字，别原方也。

清暑热**白虎汤方**

治伤暑温热证，热在肺胃气分者。

麦冬三钱　青蒿三钱　霍石斛三钱　山栀仁三钱　知母三钱，盐水炒　生石膏一两，石膏必得用生，大忌用煅，煅则有害。［批］石膏宜生，牢记勿忘。　花粉三钱　银花五钱　连翘三钱　绿豆衣四钱　芦根一两，去须节　枇杷叶三片，刷净毛，蜜炙

水四杯，煮取一杯服。病重者，日再服。第证有迟速轻重不等，药有多寡缓急之分，务在临时斟酌。诸方所定分两，大略而已，不可执泥。

按："暑"字本可直贯四时，犹"寒"字之可贯四时也。但医者既识其义，何如世俗焉知此理。故暑令热病可名伤暑，诸方可名清暑，若余令则名温病、热病，诸方则名清热，所以从俗，宜也。假令冬得热病，病家问："是何证？"答曰："是冬温，当用清热白虎汤。"彼必以为然。倘答曰：是伤暑，当用清暑白虎汤。其人必然骇异，反生疑虑，虽反复明辨，彼终不信。此人情之常，无足怪者。［批］通人之言。

方歌：清暑白虎汤麦冬蒿，石斛山栀知母膏，花粉银花连翘共，绿豆芦根并枇杷。再加人参固正阳，是名人参清暑汤。

方论：《经》云：热淫于内，治以咸寒，佐以甘苦。夫咸寒走肾，甘寒走胃，苦寒走心，辛寒走肺，酸寒走肝，同气相求，自然之理也。暑热之邪，必先耗胃津，继灼肾液。人之气血，依胃为养。热邪内灼，胃液干枯，气血复有何资？所以治法必先保胃液为首务，保胃即所以保肺也。此条脉证，是热在肺胃气分，而未入肝肾血分，故舍咸寒，只用甘苦。凡苦寒多滞，惟连翘、山栀、青蒿，轻而不滞。其余甘多苦少，皆为清暑存液之品。其原方之甘草、粳米，乃呆滞之物，故去之。银花、绿豆即松峰①金豆解毒煎之主药也，实为清暑解毒之妙品。凡清暑方中用之，何往不利？宜重任之。再甘草虽有"国老"之称，然气味甜俗，多用之，令人中满呕吐，少用之，无济于事，故本论中取用甚鲜。

王孟英曰：喻氏云：人生天真之气，即胃中之津液是也。

---

① 松峰：即刘奎，字文甫，号松峰，清嘉庆年间名医，著有《松峰说疫》。

故治温热诸病，首宜瞻顾及此。董废翁①云：胃中津液不竭，其人必不即死。《湿热条辨》云：其始也，邪入阳明，早已伤残其胃液；其继也，邪盛三焦，更欲取资于胃液。然则胃中之津液，所关顾不钜哉？此不独为温热病说法也，风寒化热之后，亦须顾此，况温热乎？奈世人既不知温热为何病，更不知胃液为何物，温散燥烈之药，漫无顾忌，诚不知其何心也。不辨暑证之挟湿与否，而辄投温燥以劫津者，宜鉴斯言。[批] 此治温热诸病之真诠也，学者宜切记之。

加味法： 本方专为伤暑温热证，热在肺胃气分而设，倘兼气虚、他气、痰饮、食积者，即于本方加味。备录于下，略示门径。

伤暑证，更现脉浮大而芤，汗大出，微喘，甚至鼻孔扇者，元阳不固也。本方加人参三钱，以固正气，**名人参清暑白虎汤**。

伤暑证，汗大泄，更现脉散大，喘喝欲脱者，此肺气本虚，暑热逼之，气液两亡也。本方加人参三钱，五味子一钱，以敛气液，**名生脉清暑白虎汤**。人参、麦冬、五味子，生脉散也，故名。

伤暑证，更现咳嗽痰涎，鼻塞音哑鼽嚏，是伤暑而外兼风邪也，名曰暑风，又曰风热、风温、风火。本方加牛蒡子三钱，薄荷二钱，桔梗八分以祛风，**名祛风清暑白虎汤**。

伤暑证，虽发热口渴，复觉凛凛畏寒，头痛甚，无汗身痛，是伤暑而外感寒邪也，名曰伏暑，曰寒包暑，余令曰伏热，曰寒包热。本方加香薷二钱，以散表寒，余令加麻黄一钱，桂枝八分。见阳明经表寒证者，加葛根二钱，均名**散寒清暑白虎汤**。

---

① 董废翁：清代医家，著有《西塘感证》。

伤暑证，更现寒热往来，口苦耳聋，胁痛，是伤暑而兼少阳经证也。本方加柴胡八分，以和解少阳，名**柴胡清暑白虎汤**。

伤暑证，更现身重胸痞，四肢疲软，是伤暑复兼湿气也，名曰暑湿，又曰湿热、湿温、湿火。本方加茅术钱半炒，制半夏钱半，制厚朴钱半，以化滞燥湿，名**燥湿清暑白虎汤**。暑湿为病最多，以下数方，湿温居其大半。

伤暑证，更现懊憹烦呕，胸中嘈杂痞闷，是上中焦湿火炽甚。本方加黄芩钱半酒炒，姜汁炒黄连三分，以清湿火，名**芩连清暑白虎汤**。

伤暑证，更现小便闭塞胀痛，是下焦湿火炽甚，伤及肾水，无阴则阳无以化。本方加黄柏钱半酒炒，以直清下焦，名**知柏清暑白虎汤**。黄柏、知母，东垣滋肾丸也，又名通关丸。治下焦湿火、小便闭塞颇效，义详原方。原方少佐肉桂，兹不用。

伤暑证，更现燥咳痰涩，肺气不利，是为燥痰。本方加杏仁三钱，川贝母二钱，以利气润肺，名**杏贝清暑白虎汤**。

伤暑证，更现咳嗽痰滑，胃脘痞闷，是为湿痰。本方加姜制半夏钱半，陈皮钱半，茯苓三钱，以理湿滞，名**二陈清暑白虎汤**。

伤暑证，更现小便赤涩，大便溏泻，是湿热蕴于膀胱，水归大肠。本方加赤苓三钱，泽泻三钱，滑石四钱，以淡渗利水，名**化湿清暑白虎汤**。

伤暑证，更现喘息、咳唾、胸背痛，是兼胸痹。本方加栝蒌仁三钱、薤白二钱，以滑利胸中，名**蒌薤清暑白虎汤**。栝蒌薤白白酒汤，仲景方也，治胸痹颇效，义详原方。

伤暑证，更现胃脘痞痛，噫腐吞酸，是兼伤食也。本方加神曲三钱，山楂三钱，麦芽三钱，以通宫化食，名**通宫清暑白**

虎汤。

伤暑证，更现咳嗽喘逆，面赤气粗，昼夜不宁，脉右寸尤见数实，是伤暑夹湿。水湿侵入肺络，肺气壅实，小便必闭。本方加甜葶苈钱半，滑石四钱，以泻肺行水，名**泻肺清暑白虎汤**。

按：此方当与上生脉清暑白虎汤对看。盖同一肺病，而彼以肺虚，此以肺实。故彼之喘，必短而怯，脉见散大；此之喘，必粗而壮，脉见数实。证属霄壤，所以补泻各殊。遇此等证，最宜详审，易而为治，去生远矣。

或问："古人有言，用药之道，少用独用，则力大而急，多用众用，则功分而缓。所以古人立方，每一二味，或三四味，多至七八味，子方何品味之多也？"曰："不然。夫少用独用者，取其气味纯一不杂也；多用众用而药归一路，其气味亦必纯一不杂。何患缓而无功乎？倘药多而庞杂，自必矛盾而无效，虽然四气杂感，复兼伤食宿病者，则寒热之气，表里错杂，用药亦因之而错杂，不可一例视也。且近时医者，处方必以十几味为率，相习成风，不可复正，即有用古方，必妄增药品，以致气味杂乱，反失原方之旨。不若先为增减，每方精选十余味，编为歌诀，察其病之浅深，或兼某气，或夹食积，审得真的，即用全方投之，甚觉便捷。况诸方余皆用过，屡试屡验，故敢不辞僭越而定其名，思其方名，即可知是方治某病之义。至于其人有无宿病，孰缓孰急，当在治病临证时权衡之，不能预为臆度也，是所望于智者。"〔批〕引而不发，跃如也；中道而立，能者从之。

六、肺胃伤暑，但舌白燥底红，无汗者，清暑白虎汤主之。

肺胃伤暑，谓如上条证"脉浮洪，舌黄，渴甚，大汗，头痛面赤，恶热，时或烦躁"也。后凡言肺胃伤暑者，仿此。舌白燥不黄底红，是热甚伤津，郁遏胃气不宣，有不及转黄之象；无汗，亦是热极反闭之意。即投白虎，犹恐不能胜任。昧者遇此，狐疑不进，反投升散，则胃气愈遏而热邪愈炽矣。岂知白虎、救阴诸剂，若认真暑热而投之，实有无汗能发、有汗能止之妙。[批] 数语皆由阅历所致。且暑热转变极速，故白燥舌，每多不转黄而即转黑者。余治舌白燥，热陷神昏谵妄，投清暑救阴等剂，神清病退而舌反黑者，何以故耶？热进则郁遏心包，有内闭外脱之象；热退则还归肺胃，舌虽黑，热邪反得透露而解散矣。盖舌白燥与神昏谵妄并见，实系诸火猖獗，充斥三焦。原其变黑之势，即在目前，斯时不救，待舌自黑而始救之，所谓亡羊而补牢，不亦晚乎？因详录方案一篇，以为斯条引证。

附：风温中入厥阴方案

钱某，年近四旬，于丙申四月间发病。医者用辛散清凉、温通理湿、错杂之品，此乃世医通套。已投数剂不应，来邀余治。见其发热无汗，口渴干咳，神志有时不清，按脉沉数，舌苔白腻，底红少液。证属风温，因热炽血蒸，变成痧毒，刺血紫色。即用清暑白虎汤加减。

麦冬三钱　霍石斛三钱　黑山栀三钱　知母三钱，盐水炒　石膏五钱　花粉三钱　银花四钱　朱翘仁三钱　绿豆衣四钱　芦根尺许，去须节　钩藤四钱，次入　薄荷八分，次入　丹皮三钱　绛雪即红灵丹，一分，调冲

明日再诊，壮热不解，更加神昏谵妄。按脉沉数有力，左部尤甚，舌苔底红，白燥无津。洵为病重药轻，热邪内陷心包，所谓中热是也。盖其人脏腑必素有积热，复感风邪，触动乃发。热邪充斥三焦，猖獗煽炽，先耗胃津，继灼肾液，实有内闭外

脱之势，不止瘈疭发厥而已矣。非甘寒救胃、咸寒滋肾、凉血宣窍之品，不能起此危殆。亟用清暑救阴加紫雪法。

羚羊角钱半，先煎　鲜石斛三钱　天冬三钱　花粉三钱　丹皮三钱　生鳖甲三钱　元武板三钱　鲜生地四钱　人中黄二钱　紫雪丹三分，调冲　芦根二两　生石膏一两，包　赤芍钱半，取其泻肝火　朱连翘三钱　山栀三钱，炒　石决四钱，打碎　竹卷心一握

明日三诊，询知服药后，至夜半而魂魄守舍，神志亦清，谵妄烦躁俱定。按脉较静，视舌津液稍回，而舌苔转黑。病家以为病进，余曰不然。若证象不减而舌转黑，是为病进。今神清脉静而舌转黑，正是热邪由脏达腑之机，深喜其病退。但热势炎炎，犹蕴阳明，仍用昨方，减紫雪丹、赤芍，加元参三钱，绿豆衣一两，与芦根、石膏、竹叶等，煎汤代水，煎服二剂，以充胃肾之液。

四诊，脉形调顺，按之带数，舌苔黑色稍退，咳嗽燥痰，是肺胃之热，一时未能清肃。然体逸身凉，嘱其调摄谨慎，热邪必无复炽之变。即用原方，减羚羊角、人中黄、石膏、连翘、石决、竹叶，加白花百合四钱，北沙参三钱，以清肺热。

五诊，饮食渐能增进，舌苔津液渐充，舌中黑色犹有一线，咳嗽未已，方用养胃液，清肃肺金。

霍石斛三钱　麦冬三钱　花粉三钱　根生地三钱　北沙参三钱　丹皮三钱　元参三钱　薏苡仁四钱，本属燥湿药，兹取其色白入肺而清热　白花百合四钱　桑叶二钱　谷芽四钱　枇杷叶四片，刷净毛，蜜炙　活水芦根尺许，去须节

六诊，诸证均平，惟咳嗽未已，即余所谓温邪渐清，而风犹留恋。风邪由皮毛而感肺者，仍由肺而祛之使出，即仿清肺宣风散用。

霍石斛三钱　萎皮三钱　薏仁四钱　大力子即牛蒡子，三钱　桑叶二钱　蝉衣一钱　北沙参三钱　百合四钱　川贝母钱半，去心　薄荷八分，次入　桔梗八分　枇杷叶三片，刷净毛，蜜炙

是方即所谓"肺为华盖，居于至高，法天之象，必以轻清之品，佐以舟楫之剂，载药上行，本乎天者亲上"之义。

七诊，咳嗽尚未全愈，仍用鼓舞胃气，兼宣肺络之品，依原方减石斛、蝉衣，加马勃八分绢包，熟谷芽四钱，荷叶边一圈。

五月中旬又诊，饮食如旧，惟觉四肢乏力，自汗盗汗。此系荣阴虚，卫气弱。方用：

制首乌三钱　白芍钱半，桔梗炒　丹皮三钱　玉竹三钱，蒸　茯神三钱　炒归身三钱　枣仁三钱，炒　牡蛎三钱　地骨皮三钱　麻黄根钱半　浮小麦一撮　桑叶三钱

再诊，精力稍振，汗亦自止，仍拟培补荣卫。

潞党参三钱　冬术二钱，土炒　首乌三钱，制　枸杞三钱　枣仁三钱，炒　炙绵芪三钱　玉竹三钱，蒸　归身三钱，酒炒　白芍钱半，酒炒　谷芽四钱，炒　大枣五枚　莲肉七粒，去心

又：倪姓，女，秋间患暑热挟秽证。壮热口渴，便闭腹胀，躁扰不寐，按脉沉数有力，舌苔厚腻黄燥。病者思凉饮，医谓其经后，禁不与。余谓临经禁寒凉，恐经血因之而瘀凝作痛也。今经已止而少腹并不滞痛，其无瘀阻可知，且有病病当，若再不投凉化，变端即在目前。遂用清暑甘露饮加生军，兼以梨汁、西瓜汁频饮之，大便得通，而热退病减，舌苔反转灰黑。病家惊惶，余正喜其邪机向外，是为佳兆，更以甘露饮加减调理而愈。凡温热病，得凉化而邪退，舌转黑者，不一而足，聊举一

二，以为病增而舌黑者比例①。

七、肺胃伤暑，大汗不止，脉浮大而芤，微喘，甚至鼻孔扇者，人参清暑白虎汤主之。脉若散大，喘喝欲脱者，生脉清暑白虎汤主之，倍人参。

浮大而芤，几于散矣，阴虚而阳不固也。补阴药有鞭长莫及之虞，惟白虎退邪阳，暑热。人参固正阳，元气。使阳能生阴，乃救化源欲绝之妙法也。大汗，微喘，鼻扇，皆化源欲绝之征兆也。汗多脉散大而喘喝欲脱，内虚不相留恋可知。盖汗大泄，不止亡阳，且令肾水竭绝，津液内枯，是谓亡阴。故急加五味，倍人参，以收耗散之气，且滋水之上源，守阴而兼留阳，阳留则汗自止矣。不尔，阴阳两亡，神丹莫挽。参《条辨》。

按：鼻孔扇张有三：一痰壅于肺，气出入有声，喘咳胸满不渴。宜瓜蒌、贝母、桑皮、苏子之类，泻肺利气，肺气通自愈。一外寒郁其内热于肺，气出入多热。宜散其外寒，清其内热，如越婢汤、麻杏甘膏汤之类。一肾气虚而上逆，气出入皆微，即本条所谓化源欲绝也，多成死候。此证每得之汗后，或下后，元神虚竭所致。急宜补肾敛阴固阳，或救百中一二。

经云：脉虚身热，得之伤暑。谓肺胃气素虚，汗出者然也。盖肺主气、主卫，汗为心液，心主脉，肺朝百脉，汗出则气从汗泄，故心液耗而卫气伤，所以脉虚也。缘脉蒸气散，所以脉不能鼓指。若肺气素强，伤暑而壮热无汗者，脉必洪盛数实。倘泥经语，不亦惑乎？〔批〕能如是读书，方不囿于句下，足见别有会心。前人每每强分暑热，以壮热无汗脉盛者为热病，以身热自汗脉虚者为暑病。今读此解，始知其谬。

---

① 比例：可作比照的事例。

再肺气素强，伤暑而壮热无汗，脉洪盛数实者，即遇喘促，乃火邪炎灼，肺气不能清肃下行而然，是为实喘。宜大泻诸火，人参、五味切勿妄投。盖人参补气，五味敛汗，并非治暑。若暑热方盛，元气未虚而误用之，收住其邪，杀人速于用刃矣。

[批]切记切记。

人参清暑白虎汤、生脉清暑白虎汤均见上第五条加味法

八、白虎本为清暑热之在肺胃而设。若其人脉浮弦而细者，不可与也；脉沉而迟者，不可与也；口不渴者，不可与也；舌白燥或黄，口渴不欲饮，胃脘或痞，或胀，或痛者，不可与也；血虚发热，类白虎证者，不可与也。常须识此，勿令误也。

此白虎之禁也。浮弦而细，无热可知，即有热，虚热也；沉而迟，里寒也，或证现发热面赤，恐属格阳，最宜详审；口不渴，内无热也；舌白燥或黄等证，或属湿温，或属伤食；类白虎证，考之方书自悉。《条辨》云：白虎慓悍，邪重非其力不举，用之得当，原有立竿见影之妙，若用之不当，祸不旋踵。懦者多不敢用，未免坐误事机；孟浪①者，不问其脉证之若何，一概用之，甚至石膏用至斤余之多，应手而效者固多，应手而毙者亦复不少。皆未真知确见其所以然之故，故手下无准的也。王孟英曰：凡视温热，必察胸脘。如拒按者，必先开泄。若苔白不渴，多挟痰湿。轻者，橘、蔻、杏②、薤，重者，枳、朴、菖、夏③，均可用之。虽舌绛神昏，但胸下拒按，即不可率投凉润，必参以辛开之品，始有效也。[批]切要之言，学者当牢记在心。

---

① 孟浪：粗率，卤莽。

② 杏：《温热经纬·卷三·叶香岩外感温热篇》作"菖"。

③ 枳朴菖夏：《温热经纬·卷三·叶香岩外感温热篇》作"枳实、连、夏"。

再第六条云：舌白燥底红，无汗者，清暑白虎汤主之。此条舌白燥或黄，禁用白虎。此处最宜细辨。前条之白燥，兼口渴，必胸胃无滞，洵为暑热伤津。此条之白燥，兼口渴不欲饮，胃脘或痞，或胀，或痛，洵为湿温、伤食所致。［批］辨别精当。盖湿热与食，凝滞中宫，遏其胃气，则津液不上升而燥渴，内有湿浊，故虽渴不欲饮也。诚能理其湿热，通其中宫，使胃气宣布，则津液上升，舌润而渴已矣。况藜藿①之体，伤食一证，十居八九，临证之际，更当详查焉。伤食之为害最多，故附《伤食辨》于第五卷《寒湿篇》第十七条，学者宜参。［批］数语治湿温吃紧处，最宜着眼。"藜藿之体，伤食一症，十居八九"，真阅历之言，医者常宜顾虑也。

九、肺胃伤暑，得至二三日，舌微黄，寸脉盛，心烦懊憹，起卧不安，欲呕不得呕者，宜清暑等汤。权其热之轻重与之。

按：此条脉证，《条辨》谓无中焦证，而主以栀子豉汤涌开，遵《内经》"在上者，因而越之"之法。余谓不然。夫寸脉盛，心烦懊憹，起卧不安，一皆暑热内扰所致；欲呕不得呕，亦属暑热扰胃，非关痰食，正是暑热已犯中焦之征。且暑热最易耗液，况得之二三日乎？若仅以栀、豉涌越，焉能了事？故因其证而异其方。［批］辨得是。

又按：栀子豉汤，仲景虽主吐虚烦，然生用则能引吐，炒黑则不复作吐矣。惟二物轻飘苦寒，不过能清膈上之虚烦耳。按《伤寒论》，汗下后，胸中烦热，谓之虚烦。

十、肺胃伤暑，得之二三日，心烦不安，痰涎壅盛，胸中痞塞欲呕者，先以瓜蒂散涌之，虚者加参芦。涌后痰热仍在者，

---

① 藜藿：指贫贱的人。

继以宣肺降气饮清化之。

凡引吐者，必新食留于膈上，或痰涎壅塞胸中，尚未胶结，舌苔薄而滑者，始可涌越之，否则何可妄用。若宿食痰涎在中焦，舌苔厚而有根，浊滞已经胶结，亦不得妄用，必须辛开通降，消攻化导，使下行为顺。倘引而上逆，不但胶结不得出，病必增剧。盖此条与上条，有有痰、无痰之别。此以痰涎壅盛，故用瓜蒂散急吐之，恐溢入包宫而成瘈厥也。然吐者能出有形之物，不能撤无形之热，若吐之而痰热仍在，则痰自热生，非用清化之法而用谁耶？然则宣肺降气饮，为治肺胃痰热之准则也。[批] 平易近情。

瓜蒂散方仲景原方，酸苦法

甜瓜蒂一钱　赤小豆二钱，研　山栀子二钱，仲景用香豉

水二钟，煎一钟，再入赤小豆，煎八分。先服一半，如不吐，再服之，必得吐，方止。

方论：吐中有发散之意，以吐则阳气伸畅。《伤寒论》用瓜蒂散有二条，一在《太阳篇》，曰："病如桂枝证，谓头项强痛，发热，汗出恶风，脉浮缓也。头不痛，项不强，寸脉微浮，胸中痞硬，气上冲咽喉，不得息者，此为胸有寒也，谓寒痰也。当吐之，宜瓜蒂散。"一在《厥阴篇》，曰："病人手足厥冷，脉乍紧者，邪结在胸中，谓寒痰实邪壅塞胸中，则阳气为邪所遏，不能外达四肢，是以手足厥冷。心下满而烦，饥不能食者，病在胸中，当须吐之，宜瓜蒂散。"观仲景用瓜蒂散，均为寒痰而设。盖吐中有发散之意，吐去其痰，则阳气升畅，而寒自散，有一举两得之妙。故新食填塞胸中，亦有阳气被遏、手足厥冷之证，亦可用吐法以升阳气。至于热痰，痰自火生，火本炎上，痰因之

而上逆，再用吐法升其阳气，势必火愈炎而痰愈逆矣。所以热痰以下降为主者，职是故也。

宣肺降气饮方辛凉轻豁甘寒清热法

麦冬肉三钱　天竹黄三钱　栝蒌仁三钱　杏仁粉三钱　海浮石四钱　熟苏子三钱　紫菀二钱　石膏五钱，包　川贝母三钱，去心　姜汁一二匙，冲　竹沥半杯，冲　枇杷叶四片，刷净毛，蜜炙　生梨肉数片

水四杯，煮取一杯，入姜汁、竹沥服。

方歌：宣肺降气饮麦天竹，蒌杏海浮苏子熟，紫菀石膏川贝姜，竹沥枇杷并梨肉。

十一、肺胃伤暑，热伤肺阴，燥咳无痰，肌肤枯槁，脉虚而数，咽干口渴，舌光而滑，大便干涩者，润燥保金汤主之。

此因伤暑而致燥之证也。经曰：诸涩枯涸，干劲皱揭，皆属于燥。又曰：燥者濡之。夫金为生水之源，暑热之气，流金烁石，其在上中也，必耗肺胃之阴，使金气不能清肃下行，则寒水生化之源绝，是上病而延及于下矣。脉虚而数，虚火内燔也。肺主皮毛，又与大肠相为表里，胃主肌肉，肺胃之液被劫，不能内滋外荣。故燥在外，则肌肤枯槁；燥在内，则咽干口渴，舌光而滑；在上，则燥咳无痰；在下，则肠枯便涩。故用微苦甘寒滋润之品，以保肺胃欲涸之阴。盖微苦能降，甘能生津，寒能胜热，润能去燥，使阴液充而肾水生，则虚火平而燥热除矣。

润燥保金汤方微苦辛凉甘润法

麦冬三钱　甜杏仁三钱，去皮尖，打　阿胶三钱，化冲　白百合三钱　川贝二钱，去心　北沙参二钱　枇杷叶三片，去毛，蜜炙　花

粉三钱　　大麻仁三钱，炒，研　　玉竹三钱　　桑叶三钱　　梨皮数片　　血燕根三钱

水四杯，煮取一杯服，渣再煎服。

方歌：润燥保金汤麦杏仁，阿胶百合贝沙参，枇杷花粉麻仁竹，桑叶梨皮血燕根。

十二、感冒风邪，肺经内应，恶风，头微痛，身微热，鼻塞声重，咳嗽齁嚏，或微汗出，脉微浮濡滑，舌苔微白，病在太阴，名曰伤风，宣肺祛风散主之。

此先标纯伤于风之证，而兼证始显，然后可以立法。不兼寒不得谓之风寒，不兼热不得谓之风热，不兼湿不得谓之风湿，不兼燥不得谓之风燥也。风虽属木应春，然伤风之证，四时常有，犹伤寒、伤暑、伤湿四时常有，学者须看得活泼①。［批］风寒兼感重者，即为伤寒，当用辛温表散，宜宗仲景，用麻黄汤之类。若必欲如雷氏《时病论》拘泥时令，未免胶柱鼓瑟②矣。肺位最高，皮毛为肺之合，风邪必伤于皮毛，内应乎肺经，故其现证，皆属皮毛与肺经之病。故用一派轻松味薄气清之品，宣畅其肺以透其皮毛，肺气得宣，风邪未有不解者矣。

寒邪为阴，伤寒邪在太阳，必恶寒甚。其身热者，阳郁真阳为寒邪所郁不伸之故，究竟寒未化热。邪传入里，渐渐化热，则不恶寒而恶热，始可用凉解之法。若有一分恶寒，仍当温散。盖以寒邪阴凝，故须麻、桂辛温猛剂。若风邪为阳，只宜辛凉轻散，倘用辛温发汗而伤津液，反化燥热矣。伤风且然，风温之

---

① 活泼：灵活。
② 胶柱鼓瑟：语出《史记·廉颇蔺相如列传》，比喻固执拘泥，不知变通。

忌辛温，更可知矣。而古人每用麻、桂、羌、独等，谓治伤风，殊无分别。总之，伤于风而不兼寒者，麻、桂等辛温之品，断不可参用。若伤于寒而不兼风者，辛温队中参用薄、前等，反无妨也。

宣肺祛风散方辛平微凉轻解法

治四时伤风，不兼他气者。

薄荷一钱，次入　杏仁霜二钱　前胡一钱五分　象贝母二钱，去心　陈橘红一钱五分　旋覆花三钱，绢包　牛蒡子三钱　瓜蒌壳二钱　紫苏梗一钱五分　桔梗一钱

水三杯，煮取一杯服。

方歌：宣肺祛风散薄杏仁，前胡象贝橘红陈，旋覆蒡蒌苏梗桔，风邪轻解应微辛。

十三、太阴伤风，咳嗽嚏喷痰涎，或恶风，或音哑，兼肺胃暑热证者，名曰暑风，又曰风温。风甚热微，舌苔微黄，太阴表证为多，祛散为主，清肺宣风散主之；热甚风微，舌苔必黄，阳明里证为多，清热为主，清暑祛风饮主之；苔黄甚者，热更深，祛风清暑白虎汤主之。

暑夹风邪，二气为病，故名暑风，病在暑令，则曰暑风。又名风温、病在春秋冬三时，则曰风温。风热、风火。其证壮热头痛，口渴汗出，面赤恶热者，暑也；咳嗽嚏喷痰涎，或恶风，或音哑者，风也。脉浮数，或洪，舌苔黄也。后凡言太阴风温者，指此条脉证而言也。风温之证，春冬为多。春月风木司令，温气发泄，冬月风多气燥也，深秋次之，深秋风燥令行，气多温暖，夏令初秋，间亦有之。夏令初秋，暑湿蒸淫，风气不胜，病多湿热。然病证不可以时令拘，如夏令暑湿用事，而患寒湿

者，亦复不少，故风温间亦有之。咳嗽痰涎，恶风音哑，风邪由皮毛而袭于肺，肺气郁故也。治法当用辛凉解表清肺，须避寒凝之品，恐遏其邪，反不易解也。然当细察其微甚，如风邪甚，热邪微者，舌苔微黄，宜清肺宣风散，祛风为主，参以清肺；热邪甚，风邪微者，舌苔必黄，宜清暑为主，佐以祛风。苔黄甚者，热更甚，宜清暑为急，略用荙、薄等祛风可耳。何以故耶？暑热能传变内陷，治宜急；风邪不能传变内陷，治可缓也。[批] 至当不易。

王孟英曰：风温之先犯手太阴者，乃外感吸受之温风也。若伏邪内发，误汗致逆者，亦曰风温，如下第十八条。乃内煽肝阳之温风。此风即肝火，与外感之风，相悬霄壤。然外感风温在肺，只宜清解。若误以辛热之药汗之，亦有自汗多眠、鼻鼾难语之变。略参拙意。

叶香岩曰：风温治法，卫之后，方言气，荣之后，方言血。在卫汗之可也，章虚谷曰：凡风温初感，发热而微恶风寒者，是邪在卫分，当汗之。华岫云云：辛凉开肺，便是汗剂，故宜辛凉轻解，如荙、薄、蝉衣、枇杷叶、鲜苇茎等是也。到气才可清气，章虚谷曰：不恶寒而恶热，小便色黄，已入气分矣。清气热不可寒滞，反使邪不外达而内闭，则病重矣。王孟英曰：所谓清气者，但宜展气化以轻清，如膏、栀、蒌、苇等味是也。入荣犹可透热转气，章虚谷曰：若脉沉数，舌绛，热入荣分，虽然，犹可透达转出气分而解。如犀角、元参、羚羊等物是也，入血就恐耗血动血，章虚谷曰：若舌深绛，烦扰不寐，或夜有谵语，已入血分矣。直须凉血散血，如生地、丹皮、阿胶、赤芍等物是也。否则前后不循缓急之法，虑其动手便错，反致慌张矣。鹤按：风与温当拆开看。要之风在外而温在内，风邪先犯卫分，深则留恋于肺经气分，不能入荣入血。若温邪吸自口鼻，即伤气分，就可清气，无犯卫分之理，故辛解如蒡、薄等，亦不必用，而入荣入血之证，十常七八。然则叶氏此节，有"在卫汗之"之法，定指风温无疑。鹤按：风与热当拆开看。风邪常留恋于气分，不能入荣入血，热邪则能入荣入血也。[批] 辨别风、温二字，试问方书中，有如此分晰否？

清肺宣风散方辛凉苦甘轻清法

治风温证，用以解肌祛风，轻泄肺经郁热，及病后暑热渐清，风犹留恋肺络，痰嗽未愈，声音未清等证。

牛蒡子三钱　薄荷一钱，后入　连翘壳三钱　桔梗八分　杏仁霜三钱　前胡一钱五分　淡豆豉三钱　川贝母三钱，去心　白菊花三钱　冬桑叶二钱　银花四钱　鲜竹叶一握　嫩芦根一两，去须节

水三杯，煎，香气大出，即取服，勿过煮。肺药取轻清，过煮则味厚而入中焦矣。病重者，日再服。

加减法： 胸膈闷者，加枳壳一钱五分，郁金一钱五分以利膈开郁；渴甚者，加花粉三钱；项肿咽痛者，加马勃一钱五分，元参三钱；衄者，减薄荷、豆豉，加茅根一握，侧柏炭三钱，栀子炭三钱；二三日，风犹在肺，热渐入里，加细生地四钱，麦冬三钱保津液。再不解，细审其热之浅深，当以别方解之。

方歌： 清肺宣风散牛薄荷，连翘桔梗杏前胡，豆豉川贝池甘菊，桑叶银花竹叶芦。

方论： 此遵《内经》"风淫于内，治以辛凉，佐以苦甘"法也。风为阳邪，其性轻扬。肺位最高，轻清法天，而主皮毛。风邪必由皮毛而入，故每喜伤之，用药亦取轻清。盖治上焦如羽，非轻不举，药重则过病所矣。王孟英曰：气贵流通，而邪气挠之，则周行室滞，失其清虚灵动之机，反觉实矣。惟剂用轻清，则

正气宣布，邪气潜消，而窒滞者自通。设投重药，不但已过病所，病不能去，而无病之地，反先遭其克伐矣。然兼于寒者，为之风寒，治宜辛温，仲景麻黄、桂枝是也；麻黄、桂枝二汤，皆为风寒而设。惟麻黄汤治寒甚风微，桂枝汤治寒微风甚。若纯伤于风，桂枝即不可用。兼于暑者，为之暑风，治宜辛凉，此方是也。牛蒡、薄荷、前胡、豆豉、竹叶，辛凉微苦，皆入手太阴，宣肺气，祛风邪，使从皮毛来者，仍从皮毛而出；菊花、桑叶，甘凉微苦，轻清化热，兼能散风；风温之痰为燥痰，非二陈陈皮、半夏。所宜，杏仁利肺气，贝母散肺郁，贝母能舒郁散结，惟力缓，有用至两数者。皆能消痰润燥；银花甘凉，连翘微寒，清暑热而不滞，用壳取其轻浮也；芦根甘寒，色白有节，形若肺管，亦轻而不滞，为清肺胃暑热之良品；桔梗辛平，为诸药舟楫，载之上浮，以成上焦祛风泄热之功，有独胜焉。

清暑祛风饮方 辛凉甘寒微苦法

清暑热，祛风邪，为两解之剂。

麦冬三钱　川贝母二钱，去心　连翘三钱　桑叶二钱　地骨皮三钱　牛蒡子三钱　青蒿三钱　薄荷八分，后入　栝楼实三钱　银花四钱　竹叶一握　芦根一两，去须节　带皮梨一两　枇杷叶四片，刷净毛，蜜炙

水四杯，煮取一杯服。

方歌：清暑祛风饮冬贝翘，桑叶地骨蒡青蒿，薄荷楼实银花共，竹叶芦根梨枇杷。

方论：暑伤元气，麦冬甘寒，润肺生津，为清暑之君药；桑皮、地骨，甘辛而寒，钱氏泻白散也，乃泻肺火之准绳，兹易以桑叶者，以桑皮性燥，桑叶性滋故也，且地骨能退内外潮

热；佐以青蒿，为清暑之妙品；楼仁能化燥痰；梨者，利也，人第知其清暑，而不知其散风之妙。其余已见前论，不必复赘。盖"风淫于内，治以辛凉；热淫于内，佐以甘苦"之剂也。

祛风清暑白虎汤方见上第五条加味法

附：风温咳嗽音哑方案［批］非精深不能体察几微，心细如发，斯能胆大于身。

世伯顾墨痴令媳，渔滨之内①，产后将及九旬，自觉火上升者数日。平素性情和顺，尔时，易动恼怒。此即水不涵木，肝阳内动，发病之机，是为炮礜中之火药。于十月上旬，倏病似痧，即见神昏眼花。服六神丸，针、刮兼施，神醒目清，发热咳嗽音哑。渔滨令叔投荆芥、薄荷、花粉、山栀等辛散清凉之剂不效，邀余往诊。余思《内经》云：秋伤于燥，冬生咳嗽。谓燥气伤乎肺金，至冬乃发。岁在庚子，庚为金运，金主刚燥，子则少阴君火司天，阳明燥金在泉，时复多晴少雨，风燥令行。况乎阴虚体质，必生内热，兼之产后，肾阴愈亏，肝阳易动，稍感风邪，是为炮礜之药线。引动内火，燥热并发，证属风温。按脉沉数而弦，舌色光红，唇干口燥，痛引胸臆，可知身热数日不解，痰咳音哑等证，实系诸火销铄肺金，使手太阴不能行清肃之权。非进甘寒，清滋肺胃，令诸火得以下行，诸证焉能平复？遂用清暑甘露饮，略为增损。

铁皮鲜斛三钱　元参三钱　鲜生地四钱　麦冬三钱　北沙参三钱　知母三钱，盐水炒　湖丹皮三钱　花粉四钱　绿豆衣三钱　芦根尺许，去须节　川贝母二钱，去心　钩藤五钱，次入　人中黄二钱　桑叶三钱　玉桔梗八分　梨皮一握

---

① 内：妻子。

另以雪梨浆、蔗浆频沃之。

明日再诊，咳嗽略减，余证尚未见效，脉形沉数弦滑，舌光红甚。盖热邪必先耗胃津，继灼肾液，甘寒仅清肺胃之热，难滋肝肾之阴，于是阴分之火，陡升莫制，焚金铄液，热势炎炎，太仆所谓"寒之不寒，是无水也"。法当壮水之主，以制阳光。议进甘寒清胃，咸寒滋肾，藉灵物以熄风，介类以潜阳。不尔，犹以杯水救车薪之火，欲其不成灰烬得乎？即用清暑救阴丹，减珠粉、犀角，加纯嫩钩五钱，次入，煎服一剂。

渔滨遗余书曰：日前枉顾①，简慢殊多。款款名言，不胜把臂之乐；匆匆惜别，益增爱慕之思。近稔②道履迎羊，著祺③集蝠，以颂为慰。敬启者，拙荆贱恙。自承赐诊之后，焰势得以少杀，诸恙尚未尽除，且体质本虚，调理遽难停止。故欲仍请阁下暂屈敝斋，赐展和缓之才，以起膏肓之疾，则他日饮食，皆阁下之赐矣。既叨世谊，必无不屑屈尊，盼望早光，谨当扫径而待。朔风凛冽，维道自珍。草此奉恳，肃请台安。

三诊，脉形细数，是阴虚正象，舌色不光，诸证均减。洵为热邪已杀，而余焰未清。仍拟甘寒养胃，稍佐咸寒，使以轻清开音之品，俾其余热默化，则胃纳自开，而诸恙自愈。方用：

霍石斛三钱　萋皮三钱　牡蛎三钱　嫩钩藤四钱，次入　地骨皮三钱　元武板三钱　甘枸杞三钱　桑叶二钱　生鳖甲三钱　玉桔梗六分　净蝉衣一钱　马勃八分，包

四诊，脉象调和，舌色滋润，诸证均平，胃纳渐开，惟元神未复，头目空鸣。思虚弱体质，胃气未强，偏阴偏阳补剂，

---

① 枉顾：屈尊看望。

② 稔（rěn 忍）：年。

③ 著祺：古代文人书信中的问候语。

皆不能容。因进平淡一法，俾其胃气生动，更以饮食消息①之，斯为善治。方用：

蒸玉竹三钱　炒归全二钱　川续断三钱　甘枸杞三钱　炒白芍钱半　桑叶二钱　扁豆衣三钱　怀山药四钱　白菊花三钱　佛手一钱　熟谷芽四钱

田尝读其方案，原原本本，将人身受病、发病之源，细细达出，然后用药治病，自能所投有效。平日之苦心孤诣，概可知矣。犹能虚心勇进，不自满溢，作为是书。不特利济斯民，后世蒙福焉。用渎数语，以志服膺。

十四、肺胃伤暑，服清暑白虎等汤，暑热退，证象已减，但头微胀，目不了了，余热不解者，宜进轻剂，清暑养胃汤主之。暑邪不解，而入中下焦者，以中下法治之。

十五、太阴风温，服清肺宣风等方，风热退，嗽减热轻者，宜进轻剂，清暑养胃汤加桔梗、马勃主之。

此二条，举一为例也。病重药重，病轻药轻，中病即已，斯为尽善。暑热虽禁辛温，然病轻者，过用凉润，未免损脾滑泄之虞，元阳不复之患。善治者，不过消息得中耳。倘病深而入中下焦，又不可以浅药治深病也。

清暑养胃汤方见下第二十三条

十六、太阴风温，咽喉肿痛，耳前耳后肿，颊肿颈肿，或喉不痛，但外肿，甚则耳聋，头目胀大，面发泡疮者，加减普济消毒饮主之。咽喉痛者，锡类散吹之。

此风温毒邪，即世俗所谓发颐、大头瘟、虾蟆瘟也。《经》

---

① 消息：调养。

谓：一阴一阳结，为之喉痹。夫一阴，厥阴也；一阳，少阳也。盖厥阴、少阳之脉，皆循喉咙，厥阴主风火，少阳主相火，风火升而不降，外得风热郁结，里应外合，然后咽痛喉痹病矣。耳前耳后颊肿颈肿者，皆少阳经脉所过之地，颊车不独为阳明经穴也。甚则耳聋者，两少阳之脉，皆入耳中，风热毒邪上壅阳络，则清窍为闭，致络气不通，头肿如斗，毒从面发。古人用三黄汤主治，然斯证风热直犯上焦，三黄苦燥寒降，直走中下，与病情无涉，倘湿热秽浊壅闭，大便不通，则三黄又为要药。善读书者，心领神会，庶免以辞害志之失矣。终不若仿普济消毒饮之轻清宣络涤热为佳，而锡类散又为风热喉证之妙品。又有风热夹痰上壅于肺，致成急喉风、急喉痹，旦发夕死之险证，尤不可不细察焉。

　　王孟英曰：坎为耳，故耳为肾水之外候。然肺经之结穴在耳中，名曰"茏葱"，专主乎听，金受火烁则耳聋。凡温热暑疫等证耳聋者，职①是故也。不可泥于伤寒少阳之文，而妄用柴胡以煽其焰也。

　　按：肺为华盖，胸其部位，又主皮毛，故肺经风温毒邪，发先于胸，而为红肿，粟起似疹，又有周身红肿，风温溢于皮毛也。当仿此用药，再加轻清凉血活血之品。

加减普济消毒饮方辛凉苦甘轻清解毒法

　　连翘三钱　　银花四钱　　菊花三钱　　生甘草五分　　桔梗八分　　牛蒡子二钱　　元参三钱　　薄荷八分，次入　　马勃一钱，包　　僵蚕一钱五分，浸去涎　　蝉蜕一钱，去足翅　　板蓝根三钱　　新荷钱一叶，即初发之小荷叶也。如无，用干荷叶三钱亦可　　鲜芦根一两，去须节

---

　　① 职：由于。

水四杯，煮取一杯服。

方歌： 加减普济_{消毒饮}连翘银，菊花甘桔蒡玄参，薄荷马勃僵蚕蜕，板蓝荷叶并芦根。

方论： 此辛凉祛风、轻淡清气、甘苦解毒之剂也。取其原方之桔梗，及蒡、薄、蚕、勃，皆气清味薄，利咽喉，宣解外风；甘草、板蓝，败毒而清热；元参滋肾水以上济心火；连翘解郁结之火；加银花解热毒，菊花解头面风毒，蝉蜕之清虚，荷钱之清芳，轻扬透发，芦根之甘凉，合之皆系轻清、总走上焦、开天气、肃肺气之品也。减橘红以避温燥；减黄芩、黄连者，芩、连苦燥，清湿热之药也，兹乃上焦风热，未可遽用苦寒，泥滞中焦，若兼湿热者，仍加之；减升麻、柴胡者，升、柴辛温，升散寒邪，为风热之禁药，_{杨素园云：凡涉咽痛者，一用升麻，则邪入肺络，必喘吼而声如曳锯。}且已有桔梗、荷叶，亦属上升，升、柴升提太过，莫如桔梗、荷叶为稳。若病属纯热不兼风，即为暑热温毒，而白虎、甘露辈，俱可选用，不特升、柴为禁药，而薄、桔、蒡、蚕等，皆为禁药矣。

戊戌初夏，陈某，年三十余，患大头瘟，发热咳嗽。医用辛温解表，苦寒清里，如荆、防、芩、连之属，毫不见效，邀余往诊。发热咳嗽依然，头面肿大如斗，两目仅有一线，遂以此方投之，服二剂而病若失。盖此证风热毒邪，上壅巅顶，故用药愈轻清愈妙，所谓轻可去实也。若中下焦挟湿滞秽浊者，又当别论。

锡类散方

象牙屑_{三分，焙}　珍珠_{三分}　飞青黛_{六分}　梅花冰片_{三厘}　壁

钱俗名喜儿窠，二十个，用泥壁上者，木板上者勿用　西牛黄五厘　人指甲五厘，男病用女，女病用男，须分别合配

研极细粉，密装瓷瓶内，勿使泄气。专治烂喉时证，及乳蛾，牙疳，口舌腐烂。凡属外淫为患，诸药不效者，吹入患处，濒死可活。

王孟英曰：此方尤鹤年附载于《金匮翼》，云张瑞符传此救人而得子，故予名曰"锡类散"。功效甚著，不能殚述。

十七、肺胃伤暑、风温，身灼热，口大渴，喘咳烦闷，谵语如梦语，干呕，脉弦数者，此肝阴素亏，肝阳易动。是以暑热灼烁肺胃，外风引动内风，风无入内之理。所谓内风者，乃热极生风之风，是为内风，即肝火也。**风火内炽，炽甚瘈厥立至，羚羊泻肝汤主之。**

灼热，热如烧灼，比壮热更甚；喘，木挟心火，反来克金，金气不能清肃也；烦闷干呕，肝火上冲犯胃也；谵语，手厥阴亦病也；弦数，风火劲张之象。此暑邪袭入肺胃之络，波及厥阴，灼烁阴津，引动木火，火旺金囚，故现诸证。即兼外风，暂禁祛散，急宜泄去诸经之热，庶无风火相煽、走窜包络之虞。

按：此条脉证，是肺胃暑热，煽动下焦肝火，肝阳易动者，往往有之。与下焦阴液竭，舌苔焦黑而风动者，较轻，故不归《下焦篇》，而载入此篇也。

再按：风温一证，风本阳邪，化热转燥极易。倘内热已炽，风从火化，当纯用清热，参以润燥，不必祛散。盖内热清而外风自解，此要着也。［批］要言不烦。故此条以下数条，伤暑、风温并提矣。间有内热清而外风未解，咳嗽等证犹在者，仍归轻清疏解法。

羚羊泻肝汤方 甘寒微苦微咸法

治伤暑、风温，烁津灼液，引动肝阳，将成痉疭瘛疭，齿紧不语，鼻窍无涕洟，目睛上窜等证。

羚羊片一钱五分　铁皮鲜斛三钱　麦门冬三钱　川贝母二钱，去心　知母三钱，盐水炒　连翘心三钱　白芍药一钱五分　郁金二钱　丹皮三钱　生石决四钱　天花粉三钱　枇杷叶三片，刷净毛　鲜竹茹一团　钩藤四钱，后入

水四杯，先煮羚羊数十沸，纳诸药，煮一杯服，渣再煎服。

加味法：肺胃气分热盛者，加石膏一两；舌绛，暮热，甚燥，邪初入荣，加元参三钱；深入荣阴，血分热盛者，磨入犀角五分，细生地三钱，或鲜生地亦可。

方歌：羚羊泻肝汤鲜斛门，川贝知翘芍郁金，丹皮石决天花粉，枇杷竹茹并钩藤。

方论：肺为娇脏，属金而畏火，赖胃津之濡养，主清肃降令，而溉百脉、制风木者也。暑邪内盛，风邪外煽，胃液被劫，肺失所资，头目清窍，徒为热气熏蒸，鼻干如煤，目瞑或上窜，或热深肢厥，狂躁溺涩，胸高气促，皆系肺失清肃之征。于是将军之官，起而用事，风火内旋，以致筋脉失养、痉疭惊搐等证，在所不免。羚羊咸寒，属木，入足厥阴、手少阴，治狂越僻谬，梦魇惊骇，及上项诸证无以加此，皆其泻心肝邪热之功也；鲜斛甘寒，养胃液之功，比干者尤胜；芍药苦酸微寒，能于土中泻木；郁金凉心热，散肝郁，平将军之暴气；暑热不解，必入血分，丹皮走肝肾，泻血中伏火；石决咸凉，佐羚羊以清肝，取介类潜阳之义；钩藤禀性和平，风热之证，何往不利？总之，保胃液，养肺阴，清暑热，熄肝风，治伤暑、风温证之

梗概具焉。

《湿热条辨》云：或问木火同气，热盛生风，以致瘛厥，理固然矣。然有温热之证，表里极热，不瘛不厥者何也？曰：风木为火热引动者，原因木火素旺，木旺由于水亏，故得引火生风，反焚其木，以致瘛厥。若水旺足以制火而涵木，即无瘛厥者也。肝阴先亏，内外相引，两阳相煽，因而劲张。若肝肾素优，本无内热者，火热安能招引肝风哉？王孟英曰：喻氏云：遇暄热而不觉其热者，乃为平人。盖阴不虚者不畏暑，而暑不易侵，虽侵之，亦不致剧，犹之乎水田不惧旱也。阴虚之体，见日即畏，以津枯不耐暑气煎熬，虽处深宫之内，而无形之暑气，偏易侵之，更有不待暑侵，而肝风陡动，自成煎厥者矣。杨素园云：虚损之原，一语揭出。试观产妇及小儿，一经壮热，便成瘛疭者，以失血之后，与纯阳之体，阴气未充，故肝风易动也。

十八、若发汗已，身灼热者，名曰风温。风温为病，脉阴阳俱浮，自汗出，身重，多眠睡，鼻息必鼾，音旱，鼻息如雷。**语言难出。若被下者，小便不利，直视失溲；若被火者，微发黄色，剧则如惊痫状，时瘛疭**；音炽纵。**若火熏之，一逆尚引日，再逆促命期。**

章虚谷曰：太阳外感风寒，若发汗已，必热退身凉矣。今热邪从少阴而发，既经外发，当清其热，乃误用辛温发其汗，反伤津液，助其热势，故身更热如烧灼也，因而勾起其肝风，鼓荡其温邪，故名曰风温。其为病也，虚阳外浮，热邪漫溢，故脉阴阳俱浮。阴不内守，心液外越，故自汗不止。气乏神昏，则身重多眠睡。夫心主言，肺主声，内风上鼓，而机窍窒塞，故鼻息必鼾，语言难出，其非外受风邪之证可见矣。若被下者，谓未经误汗，非谓汗后又下也。盖邪伏少阴，热灼水枯，咽干口燥，兼阳明胃实，法当急下，此少阴伏邪已达太阳，为虚空浮散之热，若误下之，伤阴则小便不利，而直视失溲，则气亦脱矣。如未被汗下，而被火攻者，外火助内热，熏蒸而发黄，剧则火邪扰心，神志散越，如惊痫状，肝风炽盛而瘈疭，皆败坏之象也。若止火熏之，一逆尚可引日苟延，若既汗又下而再逆之，更促其命期也。

此《伤寒论》原文。盖温病误汗，热极生风，亦曰风温，乃内风也，与上第十三条外感之风温治法悬殊。仲景原无主治之方，沈尧封拟用白虎汤，余谓白虎只能清腑热，而不能清脏热。此证既因误治伤阴，鼓荡其热邪，煽动其肝风，即投白虎，未必对证，惟羚羊泻肝汤，稍觉近情。

附：寒痉热瘈辨

吴鞠通曰：《素问》谓太阳所至为痉，少阳所至为瘈。盖痉者，寒水也；瘈者，暑火也；又有寒厥、热厥之论最详。［批］寒厥即阴厥，热厥即阳厥，最宜细辨。后人不分痉、瘈、厥为三病，统言曰惊风痰热，曰角弓反张，曰搐搦，曰抽掣，曰痫、痉、厥。方中行作《痉书》，其或问中所论，亦混瘈而为痉，笼统议论。叶案中治痫、痉、厥最详，而统称痉厥，无瘈之名目，亦混瘈为痉。考之他书，更无分别。谨按：痉者，强直之谓，后人所谓角弓反张，古人所谓痉也。瘈者，蠕动引缩之谓，后人所谓抽掣、搐搦，古人所谓瘈也。抽掣搐搦不止者，瘈也。时作时止，止后或数日，或数月复发，发亦不待治而自止者，痫也。四肢冷如冰者，厥也；四肢热如火者，厥也；［批］热邪内陷心包，神昏谵语，或喜笑狂妄，或不语，僵卧如尸，亦谓之发厥，言热邪充斥厥逆也。有时而冷如冰，有时而热如火者，亦厥也。大抵痉、瘈、痫、厥四证，当以寒热虚实辨之，自无差错。

仲景刚痉、柔痉之论，为伤寒而设，未尝议及瘛病，故总在寒水一门，虽有刚柔之分，皆痉病之寒而实者也；舍此则瘛病之实而热者也。如此条及下二十五条、第四卷第四条是也。若热病久耗其液，则成虚热之瘛矣。如第四卷第十七条、第十九条是也。湿门则有寒痉，如寒湿则兼太阳寒水之气，而为寒痉。有热瘛，如暑湿每动厥阴风木之气，而为热瘛。有实，湿秽蒙闭清阳。有虚。脾土衰弱，肝木乘侮。总之，痉病宜用刚而温，瘛病宜用柔而凉。至于痫证，亦有虚有实，有留邪在络之客邪，有五志过极之脏气。瑭因前辈混瘛与痉为一证，故分晰而详论之。略为删节。按：吴氏《解儿难》，论痉瘛之证，甚为详细，学者当潜心玩味，自能洞澈其理，庶几临证之际，不至张冠李戴，而遗人夭殃矣。

《伤寒论》所言痉，寒痉也；本论所言瘛，热瘛也。痉病者，太阳经伤风寒所致也。其证头项强直，乃风寒伤筋，故拘急而强直也。身热恶寒，摇头噤口，两目圆张，项背反张，强硬如发痫之状是也。与瘛疭手足搐搦，齿噤不语，目睛上窜，肝风劲张之属热者，有水火之分。外证发热恶寒，与伤寒相似，但有摇头噤口，两目圆张等证为异。[批] 疑似处当详读者，莫嫌重复。当视其有汗、无汗，以分刚痉、柔痉，若寒甚风微，无汗恶寒，名刚痉，宜葛根汤；方见《伤寒论》。风甚寒微，有汗恶风，名柔痉，桂枝加葛根汤。同上。此太阳经受风寒而成痉也，故宜辛温表散，与瘛证之用清凉降熄者，有霄壤之别。又大发湿家汗则成痉，此因误而致痉也。如汗下太过，重亡津液，以致筋脉失养，不柔和而变痉者，又宜补养气血为主。更有产后，或金疮，一切去血过多之证，皆能成痉，亦当补养为先。此则因血虚而致痉者，岂可一例而用辛温表散药误之？

忆戊子岁，夏月天暴寒。王姓儿，年八九岁，病身热无汗，摇头噤口，两目圆张，目睛闪动，一日数发，发时头项强直，舌白薄腻。此正风寒伤太阳经，所谓刚痉也。遂延幼科诊治，以为热极所致，在大人谓之肝风发动，在幼科谓之急惊风，盖误认寒痉为热痫也，其脉象舌苔，亦不深究。盖彼常以"惊风"二字，存于胸中者久矣。遂用羚羊、鲜斛、钩藤、至宝丹等，熄风清热，且以开窍。时余稍知医理，不敢妄赞一辞。服后病势更甚，愈服愈坏，致表邪引入，郁遏不解，发痉不已，角弓反张，头上极汗如洗，殆无人色。幸此儿气禀素厚，不至闭脱，竟转厥阴热证，至此其变为痫病矣。外以香油遍刮肌肤，以开毛窍，内仍以羚羊、至宝等，清熄开窍，使引入之邪外透而愈。是余所睹者，盖此证误治，在于起初不用辛温表散，至后来化热，不得不以熄风清热之品解之，舍是竟无别法矣。

十九、肺胃伤暑、风温，热在气分不解，渐渐入荣，荣分受热则血液被劫，心神不安，夜甚无寐，或斑点隐隐，是气血两燔也，清暑甘露饮主之。

暑热伤人，由气入荣，即由浅入深之次第。心神不安等证，皆血液被劫所致。既系气血两燔，不可专治一边，辛凉平剂，焉能胜任？非甘露饮，不足以解之。

清暑热**甘露饮**方见第三卷第五条

二十、肺胃伤暑、风温，误用辛温发汗，发汗而汗不出者，热愈炽，必发斑疹，汗出过多者，心液伤，必神昏谵语。发斑者，清暑化斑汤主之；发疹者，清肺宣风散去豆豉、前胡，加细生地、丹皮、大青叶、元参主之。一切辛温当禁，固不待言，即西河柳亦在所禁。神昏谵语者，清宫养荣汤调至宝丹，或牛黄丸、紫雪丹主之。

证本伤暑、风温，误认伤寒，而以辛温发汗，鼓动暑热，充斥肌表，血分热蒸，郁闭汗孔，故汗不出而发斑疹。若其人表疏，一发而汗出不止，汗为心液，误汗亡阳，心阳伤而神明乱，中无所主，故神昏。心液伤而心血虚，心以阴为体，心阴不能济阳，则心阳独亢，心主言，故谵语不休也。斑为阳明火毒，疹为太阴风热，凡斑疹，每先发于胸背两胁，以斑重而疹稍轻，故药亦因之而重轻。一切辛温，如卷一《药汇篇》升阳散寒之品，皆是。西河柳，世都以为发沙疹妙品，岂知亦有当用、不当用之精义存焉？至宝、牛黄、紫雪等方，治神昏谵语之主要也。略参《条辨》。

清暑热化斑汤方甘寒略兼咸寒苦寒法

即清暑甘露饮加犀角一钱磨、大青叶三钱、青黛三钱包是也。见第三卷第五条。

方论：此阳明气荣两清之剂也。是条为肺胃伤暑、风温误治，而热邪已犯阳明荣分，故兼阳明荣分治之。阳明主肌肉，斑家遍体皆赤，自内而外，辛凉平剂，焉能胜任？非虎啸风生、金飙①退热，而兼以保津液不可。[批]原评：篇中屡言保津液，读者不可忽也。故以白虎清暑甘露饮中之石膏、知母，即白虎汤也。清金保肺，而治阳明独胜之热。暑热证之得白虎，譬如赤日蕴隆之际，而商飚飒然倏动，则炎熇自荡扫无余。鲜斛等皆清胃热而保胃液。加犀角、大青、青黛者，以斑色正赤，木火太过，其变最速；犀角咸寒，为灵异之兽，主治百毒、邪鬼瘴气，取其咸寒，救肾水以济心火，托斑外出；大青最清胃热，青黛色青入肝，泻肝火，解郁热，二物为发斑要药。再暑病至于发斑，不独在

---

① 金飙：秋季寒凉的狂风。

气分矣，故加犀角，合丹皮、紫草等，又为凉血之品。略参《条辨》。

清肺宣风散方见上第十三条

兹去豆豉、前胡，加细生地四钱，丹皮三钱，大青叶三钱，元参四钱。

方论：去豆豉、前胡，畏其过于散也。加四物，取其清血热。

《条辨》云：吴又可有托里举斑汤，不言疹者，混斑疹为一气也。考风热病发疹者，十之七八，发斑者，十之二三。盖斑乃纯赤如锦纹，如云片，为肌肉之病，胃主肌肉，故主以清暑化斑汤，专治肌肉；疹乃红点高起，或隐隐如沙粒，系血络中病，发于皮毛，肺主皮毛，故主以芳香透络，辛凉解肌，甘寒清血也。其托里举斑汤方中，用归、升、柴、芷、川山甲，皆温燥之品，岂不畏其灼津液乎？况暑热发斑更甚于风热疹乎！其用升、柴，取其升发之义，不知暑热病，正是阳气发升，譬如时当盛夏，天地之气，有升无降，岂用再以升药升之乎？且《经》谓"冬藏精者，春不病温"，是温病之人，下焦精气久已不藏，安庸再升其少阳之气，使下竭上厥乎！

又云：时人误发暑热之表，二三日汗不出者，即云斑疹蔽伏，不惟用升、柴、羌、葛，且重以西河柳发之。不知西河柳一岁三花，其性大辛大温，生发最速，横枝极细，善能入络，专发寒邪白疹，汪瑟庵曰：寒疹须发，风热疹不须发，可用辛凉，不可用辛温也。若暑热气血沸腾之赤疹，岂非见之如仇仇①乎？

---

① 仇仇：仇敌。

夫善治暑病者，原可不必出疹，即有邪郁二三日，或四五日，既不得汗，有不得不疹之势，亦可重者化轻，轻者化无，若一派辛温刚燥，气受其灾而移热于血，岂非自造斑疹乎？而时医每于疹已发出，便称放心，不知邪热炽甚之时，正当谨慎，一有疏忽，为害不浅。再斑疹大忌升提补涩，不忌泻下，若里结，须微通之，但不可令大泄，致内虚下陷。其下法在卷三《中下焦篇》。略参拙意。

清宫养荣汤方、至宝丹、安宫牛黄丸、紫雪丹均见下二十四条

二十一、肺胃伤暑、风温，血从上溢，轻者，清暑白虎汤加丹皮、生地，重者，加减犀角地黄汤主之。有可下证者，以中、下焦法下之。若吐粉红血水者，死不治；血从上溢，脉七八至以上，面反黑者，死不治；可用清暑救阴丹加减，或冀万一。

血从上溢，[批] 按：暑热证中，血上溢者甚多，如鼻衄、舌衄、齿衄之类，宜仿此用药。若舌衄，又宜蒲黄炒黑为末，频糁①舌上。暑热逼迫血液，上走清道，循清窍而出，故以犀角地黄，清血分之伏热，而救水即所以救金也。至粉红水，非血非液，实血与液交迫而出，有燎原之势，化源欲绝。血从上溢，而脉至七八至，面反黑，火极而似水，反兼胜己之化也，亦燎原之势莫制，下焦津液亏极，不能上济君火，君火反与暑热之邪合德，肺金其何以堪，故皆主死。化源绝，乃暑热病第一死法也。仲子②曰：敢问死？孔子曰：未知生，焉知死？瑭以为医者不

① 糁（sǎn 伞）：涂抹。
② 仲子：即仲由，字子路，孔子弟子。

知死，焉能救生。细按暑热死状百端，而大纲不越五条。在上焦有二：一曰肺之化源绝者，死；二曰心神内闭，内闭外脱者，死。在中焦亦有二：一曰阳明大实，土克水者，死；二曰脾郁发黄，黄极则诸窍为闭，秽浊塞窍者，死。在下焦则无非热邪深入，消烁津液，涸尽而死也。［批］原评：危矣哉，亦微矣哉！参《条辨》。

加减犀角地黄汤方见第三卷第五条

清暑救阴丹方见第四卷第四条

二十二、肺胃伤暑、风温，口渴甚者，雪梨浆沃之；吐白沫黏滞不快者，五汁饮沃之。

此皆甘寒救液法也，为汤药之佐，平淡中洵有奇功。

雪梨浆方甘凉法

以甜水梨大者一枚，薄切，新汲凉水内浸半日，时时频饮。

五汁饮方甘寒法

西瓜自汁谓不取瓤中汁，而以瓜肉捣汁也，冬令用梨汁　荸荠汁或用茅根汁　鲜苇根汁　麦冬汁　甘蔗汁或用藕汁

临时斟酌多少，和匀凉饮，不甚喜凉饮者，重汤炖温服。

冒　暑

冒暑：伤暑之轻者，为冒暑。

二十三、肺胃伤暑，热邪脉证轻浅者，名曰冒暑。不得用重剂，清暑养胃汤主之。

病轻药重，病重药轻，医者之过。既系轻邪，当以轻药清之，藉养胃液以涵肺，俾暑热默化而元气不伤。服后观其动静

可耳。

清暑热**养胃汤**方甘微寒轻清法

治冒暑热在肺胃气分，及伤暑温热证，大势已解，余热未清，皆可用之。

鲜银花四钱　霍石斛三钱　桑叶二钱，桑叶虽曰祛风，然凉血而降，不比薄荷、桔梗等之疏散，故暑之轻者可用　嫩青蒿二钱　扁豆衣三钱，扁豆虽载燥湿门，究竟其性轻和，并不燥烈，故暑之轻者，用以和脾胃，降浊升清。　绿豆衣三钱　栝蒌壳三钱，用壳亦取轻清化热　鲜佩兰叶三钱　西瓜翠衣三钱　鲜苇根一两，去须节　鲜荷叶边三钱，荷叶虽主上升，收入祛风门，亦不比薄荷、桔、蒡等之疏散，不过取其升发脾胃阳气耳　卷心竹叶三钱，竹心入心，能清心热。若入祛风药，亦能祛上焦风邪

水三杯，煮取一杯服。

方歌：清暑养胃汤银花斛，桑叶青蒿扁豆绿，蒌壳佩兰并翠衣，芦根荷叶卷心竹。

中　暑

中暑：暑热陷入心包，神昏者为中暑；及暑热深入下焦肝肾者，亦为中暑。又名中热、中暍。

二十四、肺胃伤暑、风温不解，暑入手厥阴，渐变神昏谵语，或喜笑狂妄，夜寐不安，或不语如尸厥，舌赤或绛，苔焦，脉沉数，目常开不闭，或喜闭不开者，名曰中暑。清宫养荣汤调至宝丹等主之，叶氏神犀丹亦可服。

肺胃与心相连，肺胃暑热，最易入心，故二经伤暑、风温不解，必至传陷。或传中下焦者，法见《中下焦篇》。或陷手厥阴心包者，盖暑热由口鼻而入，鼻气通于肺，口气通于胃，肺胃逆

传则陷心包，顺传则归中下。以其人心气虚，故暑邪陷入心包，名曰中暑也。心藏神而主言，暑邪扰乱神明，故神昏谵语；热灼心包，每多喜笑狂妄也；夜寐不安，心神虚而阳不得入于阴也；或昏愦不语，不识不知，其状如尸者，尤为险恶也；舌赤或绛，苔焦，心阴耗而心阳亢也；脉沉数，邪机向内也；目常开不闭，目为火户，火性炎上，使阳不下交于阴也；或喜闭不开者，阴为元阳所损，阴损则恶见阳光也。谨防内闭外脱，故以清包宫之热，而保离中之虚，佐以芳香开窍，除邪秽为急，兼清宫城而安君王，庶几荣阴藉养，不至耗竭矣。

王孟英曰：暑是火邪，心为火脏，邪易入之。故治中暑者，必以清心之药为君。按：暑热内燔，充斥肆逆，犹如烟炎迷天。中暑者，如人行烟炎中，蒙住心胸，呼吸俱闭，口鼻诸窍，燥闷欲死。当此之时，非沛然①下雨安足以杀其势！若再入火热之处，其人必自焚死矣。

清宫养荣汤方 清包宫之热，养荣中之阴，故名

犀角尖八分，磨冲　连翘心三钱　鲜石斛三钱　麦冬三钱　天冬三钱　生石膏一两，包　知母三钱，盐水炒　鲜生地四钱　丹皮三钱　天花粉三钱　元参心三钱　北沙参三钱　竹卷心一把　莲子心二钱

水四杯，煮取一杯服。

加味法：热痰盛，加竹沥、梨汁各五匙，甚则加牛黄一分；咳痰不清，加川贝三钱；热毒盛，加金汁或人中黄；渐欲神昏，加银花露一杯，鲜石菖蒲一钱。

---

① 沛然：充盛貌。

方歌：清宫养荣汤犀角尖，连翘鲜斛麦冬天，膏知鲜地丹皮粉，元北沙参竹卷莲。

方论：此咸寒甘苦法，清膻中之方也。谓之清宫者，以膻中为心之宫城也。多用心者，凡心有生生不已之意，心能入心，即以清暑热之品，便养心中生生不已之生气，救性命于微芒也。火能令人昏，水能令人清，神昏谵语，或迷乱不语等证，皆水不足而火有余，心神为邪热所蒙，灵机闭塞也。且离以坎为体，犀角灵异味咸，辟秽解毒，所谓灵犀一点通，善通心气，色黑滋水，能补离中之虚，故以为君。余则或取其保液壮水为臣，或取其清心退热为佐，而以莲心苦寒泻火，交通心肾为使。参《条辨》。

按：《条辨》麦冬连心用，且甚称麦冬心之妙。余谓麦冬之功，可一言以蔽之。曰不过保肺胃之液，至于其心，只硬梗耳，有何功效？去之无妨，不去亦无妨，岂得与参、术、芪、草及诸仁、诸子之心比例哉！

安宫牛黄丸方 古人原方

牛黄一两　郁金一两　犀角一两　黄连一两　朱砂一两　梅片二钱五分　麝香二钱五分　真珠五钱　山栀一两　雄黄一两　黄芩一两　金箔衣

上为极细末，炼老蜜为丸，每丸一钱，金箔为衣，蜡护。脉虚者，人参汤下，脉实者，银花、薄荷汤下，或化入应用清暑方中，每服一丸。兼治飞尸①卒厥、五痫②中恶③、大人小儿

---

① 飞尸：病证名，五尸之一，游走皮肤，洞穿脏腑，每发刺痛，变动不常。

② 五痫：古对各种痫证的统称，以五畜叫声及发病时体态命名。

③ 中恶：病证名，感受秽毒之气，突然厥逆，不省人事。

瘛疭、发厥之因于热者。大人病重体实者，日再服，甚至日三服；小儿服半丸，不知再服半丸。此方功效较万方为胜。

方论：《条辨》云：此芳香化秽浊而利诸窍，咸寒保肾水而安心体，苦寒通火腑而泻心用之方也。［批］原评："体""用"字着眼。牛黄得日月之精，通心主之神。犀角主治百毒，邪鬼瘴气。真珠得太阴之精，而通神明，合犀角滋水救火，郁金，草之香；梅片，木之香；按：冰片，洋外老杉木浸成，近世以樟脑打成伪之，樟脑发水中之火，为害甚大，断不可用。雄黄，石之香；麝香，乃精血之香。合四香以为用，使闭锢之邪热温毒深在厥阴之分者，一齐从内透出，而邪秽自消，神明可复也。黄连泻心火，栀子泻心与三焦之火，黄芩泻胆、肺之火，使邪火随诸香一齐俱解也。朱砂安心体，泻心用，合金箔坠痰而镇魂，再合真珠、犀角，为督战之主帅也。

牛黄清心丸方万氏原方

西牛黄二分五厘　朱砂一钱五分　生黄连五钱　黄芩三钱　山栀三钱　郁金二钱

为末，蒸饼为糊，丸如黍米大。每服七八丸。

方论：王晋三[①]曰：此丸古有数方，其义各别。若治暑邪内陷包络神昏者，惟万氏此方为妙。盖暑热入于心包络，邪在里矣。草木之香，仅能达表，不能透里，必藉牛黄幽香物性，乃能内透包络，与神明相合，然尤在佐使之品，配合咸宜。万氏用芩、连、山栀以泻心火，郁金以通心气，辰砂以镇心神，合之牛黄相使之妙。是丸调入犀角、羚羊角、金汁、花露、人

---

① 王晋三：即王子接（1658—?），字晋三，清代医家，通儒学，深研医理，著有《绛雪园古方选注》《得宜本草》等。

中黄、连翘、薄荷等汤剂中，颇建奇功。

紫雪丹方《局方》

黄金三十两，徐云：以飞金二千页代之尤妙　寒水石一斤　石膏一斤　滑石一斤　磁石二斤

共水煮，捣煎去渣，入后药：

犀角五两　羚羊角五两　沉香五两　木香五两　丁香一两　升麻半斤　玄参一斤　炙甘草半斤

以上八味，并捣锉入前药汁中煎。去渣，入后药：

朴硝二斤　硝石二斤

提净，入前药汁中，微火煎，不住手将柳木搅。候汁欲凝，再加入后二味：

辰砂三两，研细　麝香一两二钱，研细，入煎药拌匀

上合成，退火气，瓷器收藏。药成霜雪而色紫，冷水调服一二钱。《本事方》无黄金。

方论： 诸石泻诸经之火，而兼利水，通下窍。磁石、玄参养肝肾之阴，而上济君火。犀角、羚羊泻心肝之火。甘草和诸药而败毒，且缓肝急。诸药皆降，独用一味升麻，盖欲降先升也。诸香化秽浊，或开上窍，或开下窍，使神明不致坐困于浊邪而终不克复其明也。丹砂色赤入心，而泻心火，养心体，合黄金为坐镇之用，定惊悸，安神镇魄。诸药用气，硝独用质者，以其水卤结成，性峻而易消，泻火而散结也。参《条辨》及《医方集解》。

徐洄溪曰：邪火毒火，穿经入脏，无药可治。此能消解，其效如神。

《局方》**至宝丹方**

安息香一两五钱，为末，酒研飞净一两，熬膏，用水安息尤妙　金箔五十片　银箔五十片，各研细为衣　犀角一两，镑　朱砂一两，飞　琥珀一两，研　玳瑁一两，镑　雄黄研飞，一两　牛黄五钱　龙脑香研，一钱　麝香研，一钱

先将犀、玳为细末，入余药研匀，将安息香胶重汤炖化，和诸药为丸一百丸，蜡护。《本事方》有人参、南星、天竺黄。

方论：王晋三曰：此治心脏神昏，从表透里之方也。黄、犀、玳、珀，以有灵之物，内通心窍；朱、雄、二箔，以重坠之品，安镇心神。佐以脑、麝、安息，搜剔幽隐诸窍。东垣云：冰、雄、牛、麝，入骨髓，透肌肤。故热入心包络，舌绛神昏者，以此丹入寒凉汤药中用之，能祛浊阴，起清阳，立展神明，有非他药之可及。徐氏云：安神定魄，必用之方，真神丹也。若病因头痛，而即神昏不语者，此肝虚魂升于顶，当用牡蛎救逆以降之，又非至宝丹所宜轻试。

《条辨》云：此方会萃各种灵异，皆能安心体，通心用，除邪秽，解热结，共成拨乱反正之功。大抵安宫牛黄丸最凉，紫雪丹次之，至宝丹又次之。主治略同，而各有所长，临用对证斟酌可也。

神犀丹方天士原方

治暑热入荣，神昏谵妄，斑疹躁扰，六脉沉数，舌绛干光圆硬，苔焦黄或黑，齿燥唇裂，一切津枯液涸等证。

犀角尖六两，磨　金汁十两　银花一斤　连翘十两　香豉八两，熬胶　生地一斤，熬胶　玄参七两　黄芩六两　石菖蒲六两　紫草四两　板蓝根九两　天花粉四两

各生晒，忌火烘，研极细末，即用生地胶、香豉胶、金汁捣丸，每丸重三钱，开水送下。按照原方减分两作汤亦得。

方歌： 神犀丹犀角汁银翘，香豉生地共熬胶，玄芩菖紫板蓝粉，中暑神昏舌黑焦。

二十五、手厥阴中暑，荣热炽甚，肝风内动，手足瘛疭，治同上法，重加钩藤、羚羊角。

上条言发厥，此条兼瘛疭，是手厥阴累及足厥阴之证，两厥阴同病也。凡肝阴素亏，肝阳易动之体，最多是证。血络受暑邪逼迫，热极而内风生，瘛疭者，蠕动引缩之谓，世所云抽掣搐搦也。是足厥阴现证，故同上法，清络热，开内窍，而重加凉肝熄风之品。

王节斋①曰：夏至后病热为暑，相火令行，感之自口齿入，伤心包络经，甚则火热制金，不能平木，而为暑风。鹤按：暑风有二证。有外感暑风，法宜辛凉祛散，兼清内热，如上第十三条是也；有热极煽动内风，此内风即肝火，盖祛外风之药不可以治内风，法宜凉降，断断不可祛散，如上第十七条、第十八条与本条是也。熄内风之药不可以散外风也。[批] 画清暑风有二证，暑风即风温，分别外风、内风，极为明晰，不使学者眩惑，乃是书胜人处，毫厘千里之辨，非他书所及。

二十六、暑入厥阴，舌蹇肢厥，名曰暑厥，治同上法。

此亦暑邪闭塞孔窍所致。厥者，四肢逆冷也。大凡热深厥亦深。《经》曰：厥阴，两阴交尽也。阴阳极造其偏，皆能致厥。中寒之厥，足厥阴病也。中暑之厥，手厥阴亦病也。舌卷

---

① 王节斋：即王纶，字汝言，号节斋，明代医家。著有《名医杂著》《本草集要》。

囊缩，虽同系厥阴现证，要之，舌属手，囊属足也。盖舌为心窍，包络代心用事，肾囊前后，皆肝经所过，断不可以阴阳二厥混而为一。按：阴厥有囊缩，阳厥亦有囊缩，故辨明于下。若陶节庵所云"冷过肘膝，便为阴寒"，宜用大热。此言未可拘泥，更当审察舌苔及兼证何如。夫冷过肘膝，固属寒厥，而暑厥亦有冷过肘膝，更有通身厥冷者。再热厥之中亦有三等：有邪在厥阴居多，而兼太阴阳明者，则从清络热，芬香利窍，本条所云是也；有邪搏阳明，阳明秽浊大实，上冲心包，神迷肢厥，甚至通体皆厥，当从清化芳香，兼以下法，本论载入第三卷第十条；有日久邪杀，阴亏而厥者，则从复阴潜阳法，本论载入第四卷第十七条、第十八条。参《条辨》。

魏柳洲曰：火极似水，乃物极必反之候。凡患此，为燥热温补所杀者多矣，哀哉！盖内真寒而外假热，论及者罕也。

叶香岩曰：但看面垢齿燥，二便不通，或泻不爽，虽四肢逆冷，是为暑厥，大忌误认伤寒也。

按：寒中厥阴，则发厥，脉沉而囊缩，为阴厥；暑中厥阴，亦发厥，脉沉而囊缩，为阳厥。故阴阳二厥，亦颇相似，而囊缩一证，不可不细辨。然阴厥囊缩，阴茎亦痿缩，或全缩入腹，有如妇人；阳厥囊缩，阴茎如常。再以兼证辨之。阴厥囊缩，小便清，少腹牵引作痛而不满，喜温按，多自利清谷，神清不烦；阳厥囊缩，小便赤，少腹满而硬痛拒按，大便闭，或下利老黄秽臭，神昏而烦躁。更以舌苔燥润、口中渴不渴、脉之迟数辨之，庶无错误。

二十七、触受暑热，热痰上蒙，忽然闷倒，昏不知人，身热微汗，气喘不语，牙关微紧，或口开状，若中风，但无口眼㖞斜等证，脉形洪数或滑数，舌苔黄腻者，亦名中暑。先以嗅

鼻法通其窍，继用清暑涤痰汤主之。

此感触暑热，以致忽然昏倒，亦为中暑也。即类中门之暑中。缘其人不辞劳苦，烈日中行，酷暑之气，鼓动其痰，痰蒙心包故也。先以嗅鼻法，如通关散、卧龙丹之类，取嚏通窍。继用翘心、竹心，入心而清暑，山栀泻三焦之火，天竹黄清心豁痰利窍。痰热干肺则气喘，蒌、杏、川贝，所以清利肺经之痰而定喘。远志入心散郁，菖蒲宣闭开音，并善豁痰通窍。痰热上冒则逆，下降则顺，故更以枳壳降之，而竹沥尤为热痰妙品。惟姜汁性温，故宜少佐。倘夹湿者，加半、朴、滑石以理湿。夫骤然昏倒之证，虽感触暑热，若不因于痰，不至如是，所以清暑中重用涤痰。或病仍昏闷，再加牛黄可也。

清暑涤痰汤方苦寒微兼辛温法

连翘心三钱　天竹黄三钱　枳壳钱半，炒　瓜蒌仁三钱　黑山栀三钱　杏仁霜三钱　川贝母二钱，去心　鲜菖蒲钱半　炙远志钱半，朱衣　竹叶心四钱　姜汁数茶匙，冲　竹沥半杯，冲

水三杯，煮取一杯，冲姜汁、竹沥服。夹湿邪者，加制半夏二钱，制厚朴钱半，益元散四钱包；如痰热壅盛，昏闷不醒，加牛黄一分。

方歌：清暑涤痰汤翘竹黄，枳壳蒌栀杏贝菖，远志竹叶姜汁沥，灭湿半朴益元良。

或问：夏月忽然闷倒，昏不知人，状若中风，但无口眼㖞斜、不仁不用等证，可称中暑乎？曰：忽然昏倒之证，固可称中，但致病之因不一，虽在夏月，未可即称中暑也。考方书类中有八，暑中其一也。或因于气虚痰动，卒倒昏愦，是为虚中，治宜补气化痰；或因于暴怒，气逆痰升，忽然昏倒，是为气中，

治宜顺气化痰；或因于七情过极，五志之火暴发，卒倒无知，是为火中，余所谓火与暑同一治者，指六淫之火也。兹乃七情五志之火，是当与暑中分为二门，治法又宜辨别。治宜按经凉泻；或因饱食恼怒，气郁食阻，忽然昏厥，是为食中，治宜温通；或因触受邪恶之气，卒然妄语，手足逆冷，头面青黑，昏不知人，是为恶中，治宜辟邪；或因湿蒸痰动，涎潮壅闭，昏倒神迷，是为湿中，治宜化湿豁痰；或因寒邪壅闭，身体强直，卒然眩晕，昏不知人，脉微欲绝，四肢战栗，是为寒中，治宜温中扶阳。必如本条之身热微汗，脉形洪数或滑数，舌苔黄腻，果系触受暑热而致者，斯可称为暑中也。倘辨别不清，妄投汤药，势必殃人，然诸中莫不因痰闭窍所致，是以诸法中，必参开痰为要。

伏 暑

伏暑：内伤暑热，而外为寒邪所闭，为伏暑，即寒包暑，又名闭暑。余令曰伏热，曰寒包热。

二十八、肺胃伤暑，身虽发热，复觉凛凛畏寒无汗，遍身肢节疼痛，脉数中兼浮紧，舌淡黄者，是伤暑而外感寒邪也，名曰伏暑，清暑逐寒饮主之。

暑蕴于内，而寒郁于外，二气为病，是为伏暑。其证身热畏寒，头痛无汗，遍身肢节疼痛，口渴面赤，脉数中兼浮紧，舌淡黄也。后言伏暑者，指此条脉证而言也。若发热畏寒，头痛无汗，遍身肢节疼痛，口不渴，面不赤，脉紧不数，舌白不黄，是为夏月伤寒，逐寒香薷饮证也。见卷五《寒湿篇》第七条。惟其既现里热，复现表寒，故曰寒包热，此证四时最多。方用石斛、连翘等味，里清暑热，而以薄荷、香薷等味，表逐寒邪也。凡薄荷、前胡、桔梗、牛蒡等味，固属祛风，若入辛温队中，则从之而散寒。倘舌苔黄腻，更现胸脘痞闷，是伏暑挟湿，即暑湿证复兼表寒也。三气合邪，故再加半夏等味，开痞化湿。

盖此证若治寒遗热，必有斑黄狂衄之变；治热遗寒，复有厥逆呕利，胸腹痞满之忧。至于汤剂，古人最多，如大青龙汤、麻杏甘膏汤、六神通解散、九味羌活汤等方，皆为清热逐寒而设，惟重在散寒而轻于清热，用者意会之可也。

清暑热**逐寒饮**方苦甘寒兼辛温法

霍石斛三钱　连翘三钱　青蒿三钱　山栀三钱　栝楼全三钱　绿豆衣三钱　银花四钱　薄荷八分，次入　陈香薷一钱　制厚朴一钱五分　玉桔梗一钱

水四杯，煮取一杯服。再兼湿者，加半夏钱半，鲜菖蒲钱半，飞滑石四钱包。

方歌：清暑逐寒饮石斛连，青蒿栀子栝楼全，绿豆银花清暑热，薄薷朴桔散寒邪。苔腻胸痞三气寒暑湿合，加入半菖滑石煎。

二十九、伏暑证，偏于寒者，太阳外证为多，表散为主，参以清热；偏于暑者，阳明里证为多，清热为主，参以表散。寒去暑存者，权其轻重，依伤暑法治之。

此因物付物、随机应变之法也。表散亦当按经，如太阳麻黄、羌活，阳明升麻、葛根，少阳柴胡、川芎。夫外寒包其内热，故辛温与清凉并用，权其寒热偏多偏少，务在起初施治得法，使表里两解，必不传变。或寒少暑多，暑热不解，深入中焦，即以中焦暑热法治之。若表证未除，略加辛散一二味，以疏豁腠理。倘再不解，热邪复陷下焦，当是之时，即有寒邪，

已从热化，悉依下焦暑热法治之，无庸疏散矣。治外寒内热之大意，聊具于此，故中下焦不另立伏暑门。

三十、伏暑证，服清暑逐寒法，已得汗，不可再服疏散，重伤其表。暑必伤气，最令表虚，虽有余证，知在何经，以法治之。

伤寒非汗不解，最喜辛温发汗。伤风亦非汗不解，忌辛温发汗，只宜辛凉解肌。伤暑亦喜汗解，然大忌辛温发汗，即辛凉又不可用，只许甘凉微苦，妙在清肃其气化，俾荣卫气血调和，自然得汗，不必强责其汗也。若夫寒包暑，则又不然。寒非汗不解，可用香薷辈，辛温发之，使寒邪松达，与汗偕行。倘发汗之后，汗出而热不止，仍归清暑白虎法，固不比伤寒之漏汗不止，而必欲桂、附护阳实表，亦不可屡虚其表，致令厥脱也。观古人暑门有生脉散法，真义自见。参改《条辨》。

又：夏令受暑，伏而不发，至秋令或冬令而发者，亦名伏暑。即《内经》伏气之说，若不因外邪触动而发者，必然纯热。其治法与伤暑无异。或因风邪触动而发者，可作风温治；或因寒邪触动而发者，可作寒包暑治。夹湿者，即参以化湿。总当权其邪之轻重为要，不必另立方法焉。《经》曰：春伤于风，夏生飧泄；夏伤于暑，秋必痎疟；秋伤于燥，依喻氏所改，义见第五卷第三条。冬生咳嗽；冬伤于寒，春必病温。言四气伏藏，过时而发，此即伏气之说也。何刘松峰、陈平伯、吴又可诸公，皆谓并无伏气？未免有悖《经》旨。［批］辨清伏暑有二证，足以解方书蒙混之弊。风寒引动伏邪者，初起必有微恶风寒之表证。

暑瘵

暑瘵：素有劳瘵，又感暑热，为暑瘵。

三十一、**暑伤阳络，火载血上，吐血衄血，头目不清，烦热口渴，咳嗽气喘，脉数而芤，舌苔黄者，名曰暑瘵，清络饮主之。**

盛夏君火用事，暑热铄金，咳嗽气喘，复然阳络，络血上溢，以致吐血衄血，经所谓阳络伤则血外溢也；热伤津液，故烦热口渴、舌黄；伤暑而复兼失血，所以脉数而芤。然脉虽芤，以暑方炽，未可骤补，法宜清暑以保肺，清络热以止血。此盖素有阴虚劳瘵失血之患，又感暑热，病必陡然增剧，故名暑瘵。若平素无劳瘵失血，而骤然患此者，则如上第二十一条所云，暑热破血上走，不得谓之暑瘵也。虽然暑热破血上走，亦未尝不可假清络饮，以清络热而止血也。

清络饮方甘苦寒兼微辛法

麦冬三钱，去心　冬桑叶三钱　甜杏仁三钱，去皮　丹皮三钱，炒黑　细生地四钱　瓜蒌壳三钱　黑山栀三钱　真川贝二钱，去心　鲜藕节七枚，洗净　枇杷叶三片，去毛　旱莲草三钱

水三杯，煮取一杯服。肺阴虚，虚热扰动不宁者，加西洋参三钱。

方歌：清络饮麦冬桑杏仁，丹地蒌栀川贝真，藕节枇杷旱莲草，肺金虚热入西参。

方论：此清肺凉肝止血之剂也。凡病有标本，是证劳瘵为本，伤暑为标。标急者，先治其标；本急者，先治其本。今暑热触发旧病，而现诸证，是标本俱急矣，法当兼治。夫人身之气，肝从左升，肺从右降，肺被暑热所铄，而无降气之能，反上逆而为咳血矣。故用丹、栀、桑叶等，凉其肝，平其气，勿令左升太过。而以生地、旱莲入肾养阴，治其子兼治其母也。

又以麦冬、杏、贝等，清其肺，顺其气，俾其右降自然。凉肝降气，而清暑即寓其中，升降如常，则咳逆止而血可已矣。

暑 湿

暑湿：不论四时，暑病兼湿者，为暑湿，又曰湿热、湿温、湿火。

三十二、湿之为物也，或由外受，或自内生，必内外相合。其伤人也，上焦最少，中焦为甚，流陷下焦。兼于暑者为暑湿，兼于寒者为寒湿，兼于风者为风湿，或三气合邪，或四气合邪，临证细参，不可泛论。

此条统言湿之原也。或感时令之湿，或冒雨涉水，则自表传里，是由外受也。或嗜饮无度，或水谷内蕴，则发于脾胃，此自内生也。或内湿先蕴，而外湿得以入，或外湿先感，而内湿因以滞，故曰"必内外相合"也。凡邪此"邪"字，统五气而言。之伤人也，若无内应，病发亦轻。内无伏邪者，即受六淫，无所依傍，治之必易愈。惟有伏邪在内，斯客邪乘机而入，犹兵家必伏奸细在内，于是里应外合，敌得以逞其威矣。[批]论伏邪透辟。湿属土，脾胃亦属土，物从其类，湿必先伤乎脾胃，胃为戊土，属阳；脾为己土，属阴。故湿邪始虽外受，终归脾胃。然后累及上下焦，所以中焦为甚也。湿流窊下，所以上焦最少，必流陷下焦也。湿土寄旺四隅，最多相兼，暑湿本门所载是也，寒湿详第五卷，若风湿或兼三气，或兼四气，及纯乎伤湿者，均附本门。

三十三、湿之伤人也，轻则为伤，重则为中，或伤阳气，或损阴液，或气液并损，何以言之？寒湿则伤人之阳，暑湿则

伤人之阴，伤之过甚，则气液并损矣。

　　此统言三焦湿证伤阳、伤阴之不同也。凡邪之伤人，皆以轻者为伤，重者为中。寒湿者，湿与寒水之气相搏也。盖湿水同类，其在天之阳时为雨露，阴时为霜雪，在江河为水，在土中为湿，体本一源，易于相合，最损人之阳气。暑湿者，在天时长夏之际，鹤按：湿证四时常有，不必拘泥，惟长夏湿土司令之时为最耳，且此时虽当暑湿交蒸之际，而患寒湿者甚多，不可不察。有始寒湿而后转暑湿者，变化不常，最宜细审。暑热蒸动，湿气流行也，在人身湿郁本身阳气，久而生热也，兼损人之阴液。〔批〕"兼"字妙，宜着眼，湿本伤阳，挟暑则兼伤阴矣。又有湿饮素盛之人，吸受暑热，最易留着而成湿热之症。其寒湿伤人之阳，详寒湿门。其暑湿伤人之阴，在上焦则伤肺阴，而气不化津；在中焦则伤脾胃之阴，而口渴不饥，舌先灰腻，后转黄燥，大便坚结，或下利秽热；在下焦则伤肝肾与膀胱之阴，而小便闭，或下血、血痢也。伤之过甚，阴病累阳，阳病累阴，气血并损矣。〔批〕暑湿伤人之阴，过甚而阳亦伤矣；寒湿伤人之阳，过甚而阴亦伤矣。至于湿去暑存，湿火变为燥火之候，又当于伤暑、中暑中求治法焉。治湿者，必须审在何经何脏，兼寒兼暑，气分血分，而出辛温、甘温、苦温、辛凉、苦寒、淡渗之治，庶所投必效。若兼上、下焦者，单治中焦，或笼统混治，虚实不分，阴阳寒热不辨，将见肿胀、黄疸、洞泄、衄血、便血，诸证蜂起矣。惟在临证者细心推求，下手有准的耳。盖土为杂气，兼证甚多，最难分析，岂可泛论湿气而已哉！略参《条辨》。

　　汪瑟庵曰：暑热从口鼻吸受，并无寒证，最忌辛温表散，但当认定门径，勿与伤寒混杂，再能按三焦投药，辨清气血荣卫，不失先后缓急之序，便不致误。暑湿为二气杂感，浊阴弥漫，兼吸暑热，**热得湿而愈炽，湿得热而愈横，**以无形之热蒸动有形之湿，热得湿则郁遏而不宣，故愈炽；湿得热则蒸腾而上逆，故愈横。**传变不一。**纯湿无热，只能蒙蔽清阳，若湿热相合，则上闭下壅而变端不一矣。**又要细察兼寒、兼风、兼食，**按：暑热亦有兼寒、兼风、兼食者，如伏暑、暑风、挟食是也。**辨明经络脏腑，气血阴阳，暑湿二气，偏多偏少，方可论治。故论暑湿方法，较暑病为多。读者以此意求之，无余蕴矣。再按：暑证清之则愈，湿证宣之则愈。重者往往宣之未愈，待其化热而后清，清而后愈。一为阳病，一兼阴病，至鲁至道①，难易较然。**略参拙意。

倪松亭曰：治湿之道非一，当细察而药之。如湿气在于皮肤者，宜用麻、桂、羌、防、二术之属，以表其汗，鹤按：即《内经》开鬼门法，寒邪湿气伤表者可用。譬如阴晦得阳光而散也。水湿积于肠胃，肚腹肿胀者，宜用遂、戟、芫、牵之属，以攻其下，鹤按：即《内经》洁净腑法，水湿壅盛，证实脉实者可用。譬如水满沟渠，非导之不去也。寒湿在于肌肉筋骨之间，拘挛作痛，或麻痹不仁者，宜用姜、附、丁、桂之属，以温其经，譬如太阳中天，则阴气消而湿自干也，湿气在于脏腑之外，肌肤之内，微而不甚者，宜用二术、朴、夏之属，以健脾燥湿，譬如些微之湿，以灰土糁之，则湿自燥也。湿气在于小肠膀胱，或肿或渴，或小水不通，宜用二苓、车、泻之属，以渗利之，譬如水溢沟浍②，非疏通其窦③不达也。学者能于斯理玩熟，则

---

① 至鲁至道：语本《论语·雍也》："齐一变，至于鲁；鲁一变，至于道。"原意为齐国一改变，可达到鲁国的程度；鲁国一改变，就能达到先王之道。比喻两者之间互不相同。此喻暑与湿两者治疗难易各不相同。

② 沟浍（huì 汇）：田间水道。

③ 窦：水道口。

治湿之法，必中鹄①矣。

按：此治湿之大略，语简意明，可谓得其要领。

三十四、头痛恶寒，身重关节疼痛，舌苔滑白，口不渴，脉弦细而濡，面色淡黄，胸闷不饥，午后身热，状若阴虚，病虽速已，名曰伤湿。汗之则神昏耳聋，甚则目瞑不欲言。下之则洞泄，润之则病深不解。四时同法。伤湿暑湿，惟长夏、初秋暑湿蒸淫之际为最，而余令亦时有，故曰四时同法。**理胃化湿汤主之，消湿丸亦可服。**

此条纯属伤湿之证。不挟寒，不得谓之寒湿；不挟暑，不得谓之暑湿；不挟风，不得谓之风湿也。头痛恶寒，身重湿主重，身重，湿胜也。关节疼痛，湿流关节则疼痛。有似伤寒，脉弦濡，则非伤寒矣。舌滑白，口不渴，面色淡黄，则非伤暑矣。胸闷不饥，湿闭清阳道路也。午后身热，状若阴虚者，湿为阴邪，阴邪自旺于阴分，故与阴虚同一午后身热也。〔批〕原评：此节，人多误认阴虚，当知其理。湿性氤氲②黏腻，非若寒邪之一汗即解，暑邪之一凉即退，故难速已。世医不知其为伤湿，见其头痛恶寒、身重疼痛也，以为伤寒而汗之，汗伤心阳，湿随辛温发表之药，蒸腾上逆，内蒙心窍则神昏，上蒙清窍则耳聋，目瞑不言。湿邪蒸郁，蒙蔽于上，清窍皆为之壅塞，浊邪害清也。伤湿尚不可汗，汗之其变如斯，而暑湿之不可汗更可知，不待言而自明矣。故误发暑湿之汗者，名曰重暍，多成死证。见其中满不饥，以为停滞而大下之，伤湿本多停滞，但宜辛温宣滞之品，缓缓消之，则中宫通畅而湿易化，不宜大下伤阴。倘或秽浊太甚，痞满胀疼者，

---

① 中鹄（hú 胡）：原意为射中靶子，引申为准确。
② 氤氲（yīnyūn 因晕）：弥漫貌。

又当大下以逐秽，不可固执斯语。误下伤阴，而重抑脾阳之升，脾气转陷，湿邪乘势内溃，故洞泄。见其午后身热，以为阴虚而用柔药润之。湿为胶滞阴邪，再加柔润阴药，二阴相合，同气相求，遂有锢结而不可解之势。湿气弥漫，本有①形质，以重浊滋味之药治之，愈治愈坏。伤湿固忌发汗，更不可投寒凉，凝滞气机，以闭其湿。当以辛通流走之品，疏豁其中宫，逮湿开化热，便可转用暑湿法治之。惟以理胃化湿汤，用杏仁、茯苓、通草等，轻开上焦肺气，盖肺主一身之气，气化则湿亦化也。杏仁虽润，然能宣滞通降，利肺气，与他润药不同。［批］原评：至理。解此二语，则于湿温病，思过半矣。理胃者，宣通胃气也。湿邪黏黏，致胃气不宣，故以半夏、厚朴、白蔻、姜汁等，宣通其中焦，凡化湿必理脾胃也。再以猪苓、竹叶等，导湿下流，使膀胱出，所谓治湿不利小便，非其治也。略改《条辨》。

鹤按：《条辨》此条，为湿温证之提纲。然观其叙证立方，为伤湿的候，故余以伤湿名之，若再进热一层，斯可谓之暑湿耳。［批］辨别精详，毫无蒙混。又：是条虽轻开上焦，而实宣化中焦为主。兹载入本篇者，以为伤湿证之提纲故也，下第三十六条暑湿证之提纲亦然。

理胃化湿汤方辛苦温兼淡渗法

制厚朴一钱五分　赤茯苓三钱　光杏仁三钱　白蔻仁八分　焦薏仁四钱　法半夏一钱五分　淡竹叶二钱　猪苓三钱　白通草一钱　藿香梗二钱　姜汁数匙

甘澜水四碗，煮取一碗，点姜汁服。

加味法：欲宣上焦，加大豆卷三钱，桔梗八分；欲通降中

---

① 有：《温病条辨·卷一·上焦篇》作"无"。

下，加枳实钱半；欲宣闭开郁，加鲜菖蒲钱半，郁金二钱；腹中滞痛，加广木香八分_{次入}，降香一钱。且湿邪必凝滞，最喜宣泄通降，畅达中州。湿既凝滞中州，致脾胃不运化，而食难消，所以挟食者，十居八九，而楂、曲、麦芽、菔子辈，皆为通降化湿滞之要药，当随证加用。

方歌： 理胃化湿汤厚朴茯，杏蔻薏仁半淡竹，猪苓通草藿香姜，挟食楂曲麦芽菔。

消湿丸方即海藏消暑丸，义见第六卷《正误篇》

治伤湿口不渴，即渴不欲饮水，发热头痛，脾胃不和。

半夏一斤，醋五斤，煮干　茯苓八两　甘草四两，生用

姜汁糊丸，勿见生水，热汤下，有痰生姜汤下。

方论： 此足太阴、太阳药也。湿邪四时常有，惟长夏炎蒸，湿土司令之时为盛。证见便秘，口渴不欲饮，或吐或利者，以湿胜则气不得施化也。故用半夏、茯苓，理湿行水之药，少佐甘草，以和其中。半夏用醋煮者，醋能开胃，散水解毒也，使湿气从小便下降，则脾胃和而诸证自已矣。改正《医方集解》。

三十五、头痛发热咳嗽，微汗恶风，脘闷，骨节烦瘝^①，体重微肿，小便欠利，脉形浮缓，舌苔微腻者，名曰风湿，祛风理湿汤主之。

风湿之伤人也，风则上受，湿则下受。肺主皮毛，脾主肌肉。风客皮毛而应乎肺，湿留关节而应乎脾。风无形而在外，湿有形而在内。故头痛发热咳嗽，微汗恶风，风为之也；脘闷，骨节烦疼，同瘝。体重微肿，小便欠利，湿为之也。宜祛风理湿

---

① 瘝（téng腾）：同"疼"。

汤。半、苓等理湿于内，薄、前等祛风于外，但使微微似欲汗出，斯风湿俱去也。若发其汗，令大出者，则风气去而湿气在，病必不愈，以大汗出而渍衣被，汗转为湿，不惟湿邪不解，而且伤真气矣。此治风湿与治风寒为不同也，其风湿之偏多偏少，又在临证时权衡之矣。王孟英曰：肺为天，天包地外而处于上，膀胱为水，水环地极而处于下，故皆为一身之表。而风为阳邪，首及肺经，寒为阴邪，先犯膀胱。惟湿为中土之气，胃为中土之腑，故胃受之。

祛风理湿汤方轻宣辛凉合苦辛温淡渗法

前胡钱半　薄荷八分，次入　秦艽二钱　熟苏子三钱　光杏仁三钱　法半夏钱半　茯苓三钱　制川朴钱半　淡豆豉三钱　通草钱半　薏苡仁四钱　陈皮钱半　桑枝三钱　晚蚕砂三钱，包

水四杯，煮取一杯服。俾微微汗出，毋使大汗淋漓。

方歌：祛风理湿汤前胡薄，秦艽苏杏半苓朴，豆豉通草薏陈皮，桑梗蚕砂疏经络。

方论：此"风淫于内，治以辛凉，湿淫于内，以苦燥之，以淡泄之"之法也。前、薄走上焦，祛肺经之风，外感风邪而头痛咳嗽者所必用也；半、朴入中焦，理脾经之湿，内受湿邪而脘闷舌腻者所必用也。秦艽、桑枝、蚕砂，疏血脉，通关节，善祛经络中之风湿，而骨节烦疼，体重微肿可除矣。薏仁、茯苓、通草，色白气轻，上入肺经，清其化源，下输膀胱，则小便利而湿自解矣。杏、苏宣肺利气而止嗽，陈皮理胃导滞而和中。豆豉蒸罯①而咸，能升散而不猛，擅开发上焦郁抑，宣导

① 罯（ǎn俺）：覆盖。

阴浊逗遛也。若兼无汗恶寒、舌白，当参用桂、麻、羌、独，辛温表散者，即为寒湿，不得谓之风湿也。

三十六、身热头痛，有汗不解，面色垢晦，胸痞懊憹，泛泛欲呕，口渴不多饮，舌苔黄腻，四肢倦怠，肌肉烦疼，脉弦或细，或滑而数，或模糊不清，小便短赤，大便或闭或溏者，名曰暑湿，又曰湿热、湿温、湿火，最忌辛温升散。清暑理湿汤主之。

此暑湿证之提纲也。身热头痛，有似伤寒，但伤寒得汗而病即解，今有汗而病不解，<small>此湿热内蒸之汗，汗出而热愈炽，非清理其湿热，病终不解。</small>其非伤寒也明矣，况又有诸里证之可征验乎！纯伤湿者必恶寒，以阳为湿郁而恶寒。兼暑则身不恶寒而反恶热矣，湿蕴热蒸则头痛，阳不卫外则汗出，湿热蒸散，浊气外溢，故面垢如油腻烟熏也。湿蔽清阳则胸痞。火曰炎上，故懊憹、泛泛欲呕。湿雾上腾则舌腻，与热相蒸则苔黄。热极则液不升而口渴，湿盛则饮内留而仍不多饮。四肢者，脾所主也；肌肉者，胃所主也。暑湿必归脾胃，故四肢倦怠，肌肉烦疼，亦必并见。暑湿之脉，虽无定体，而数则一定不易也。<small>暑盛湿微，脉多洪数；湿盛暑微，脉多细数。或模糊不清者，以湿性混浊，脉亦混浊也。</small>小便短赤，暑湿阻遏，气化不行也。大便或闭或溏，仓廪之官失职也。清暑理湿汤，为暑湿两解之准则。其暑湿之偏多偏少，当于临证时加减权衡矣。

按：胸中为清廓之气，水谷输入之道路，阴阳升降之枢机。若中焦一有湿浊，清气即为痹阻，故不论伤湿、热湿、寒湿，未有不胸闷者。而兼证各有不同，一兼他证，痞满更甚，当分有形、无形，而施治法。有形者，痰也，水也，已经蒸变而稠浊者为痰，未经蒸变清稀者为水。新食也，<small>新食在胃之上脘，属上焦；</small>

若宿食在胃之中脘，属中焦。血结也；无形者，气郁也。此五者，皆能令人胸满，倘不兼顾，徒治其湿与热，无益也。其辨之之法：痰与水，多痞满而不痛；新食、血结与气郁，多兼疼痛。胸中痞闷，头眩欲呕，多涎唾，脉弦滑者，痰也；略加揉按，漉漉有声，水气上逆，不时咳呛，其脉多缓，甚则迟弦，舌苔虽黄黑，中必有白苔者，水也。弟痰与水，本与湿同类，故燥湿如半夏、茅术，即可以化痰，理湿如木通、苓、泽，即可以利水。虽然痰经蒸变能助热，水未蒸变能遏热，故湿热得痰而热愈炽，湿热得水而热反郁。是以消痰者，可参凉化，如蒌、贝、牛黄之类。而泄水者，必佐辛开，如厚朴、腹皮、草果、木香之类。痰盛则竹沥、葶苈，水盛则大戟、芫花。至于新食填胸，按之硬痛成块，噫腐作酸，当吐以通之，不可同于宿食在中脘，而用温通消导也。血结者，其人必素有瘀伤，停蓄胸中，痛而不移，按之软，脉芤涩弦，宜加消瘀通络。如归尾、地鳖、桃仁、红花之类。气郁者，气逆胸满，颇类伤食，惟痛能移动，而有聚散，脉多沉滞，而无噫腐作酸，宜加调气开郁。如香附、乌药、苏梗、木香之类，以调其气；川贝、郁金之类，以开其郁。川贝当重用始效。若夫屡经攻下，伤其脾肾，损其胸中清廓之气，致胸痛不已，宜四君、建中之类，温中扶元；肾虚气不归元者，宜附桂八味、右归之类，纳气归肾可也。

又按：胸痞满，为湿家必有之证，故标于提纲。胁满，为湿家或有之证，故不标于提纲，其病情辨证用药，与胸满颇同。惟胸满痛，多新食填塞一证，其余痰、水、血、气，一一皆同。然胸为肺之部位，胁为肝之部位，肝为将军之官，又为藏血之地，故多郁怒者，尤易气滞血凝。大法左痛多属血，右痛多属气。血加延胡、归尾、赤芍、桃仁之类，甚则三棱、蓬术；气加沉香、青皮、枳壳、橘叶之类，而柴胡为疏肝要药。柴胡与疏散药同用，能散少阳经之寒邪；与调气活血药同用，专解肝经之结。白芥子能化胁肋之痰，故控涎丹见第四卷第四十五条。尤为水饮内留、胁痛之主方也。若病后气血虚而痛者，亦宜补气养血为主。

刘松峰曰：不论大小结胸，以及痞气支结，皆属于郁，郁则未有不结者，总以开郁为主，而痞结自散矣。又当审其兼证，诊其脉理。气郁者，顺之调之；血郁者，行之破之；痰郁者，化之吐之；表郁者，散之和之；里郁者，攻之下之；热郁者，清之；寒郁者，温之；食郁者，消之；水郁者，利之。而治痞结之能事尽矣。

清暑热理湿汤方苦燥湿，寒盛热，兼辛温宣滞、淡渗利湿法

连翘心三钱　黄芩钱半，酒炒　黄连五分，姜汁炒　法半夏钱半
制厚朴钱半　茯苓三钱　山栀三钱　飞滑石四钱，绢包　泽泻三钱
车前子四钱，炒，绢包

水四杯，煮取一杯服。

加味法：湿盛，加茅术一钱；热盛，加石膏五钱；湿热甚，目黄，防其发黄，加棉茵陈三钱；血分湿热甚，湿流经络，加防己二钱。再依本方加黄柏钱半，**名三黄清湿汤**；再加大黄三钱，**名四黄清湿汤**。

方歌：清暑理湿汤翘芩连，半朴苓栀滑泻前，三黄清湿汤黄柏入，四黄清湿汤大黄煎。

方论：此三焦暑湿之主剂也。暑得湿为依附，湿因暑以鸱张。苦寒之物，清暑中兼能燥湿，不比甘寒、咸寒，清暑中兼能润燥。故用黄芩清暑湿于上焦，黄连泻暑湿于中焦，滑石等导

暑湿于下焦。连翘俾诸经郁结之热，得以清解；栀子泻三焦屈曲之火，从膀胱出。而以半、朴宣化其仓廪之官，所以济苦寒之滞也。下焦暑湿甚者，当加黄柏；秽浊壅甚便闭者，又当加大黄矣。

三十七、肺胃暑湿，化源阻滞，气机不利，喘促不宁，舌黄渴饮，咳嗽频仍，溺短黄赤，利肺清湿饮主之。水湿入肺，实热壅闭，右寸脉实，喘咳甚者，加甜葶苈主之。

脾气上升，肺气下降，气化宣畅，天地交泰矣。惟暑湿阻之，则升降失司。相傅之官，不克宣布，州都之官，焉能气化？故方以利肺气，清暑热，导湿浊，无使邪聚则愈。如证实脉实，非加葶苈，大泻肺经之湿热不可。若寒饮喘咳者，则属寒湿，治法在第五卷《寒湿篇》。

利肺清湿饮方苦辛寒淡渗法

光杏仁三钱　黄芩一钱五分　带壳白蔻八分　连翘二钱　薏苡仁四钱　滑石四钱，包　茯苓块三钱　冬瓜仁二钱　冬桑叶二钱，取其轻清上焦　雪梨皮数片，亦取轻清上焦　鲜苇根一两，去须节

水四杯，煮取一杯服。肺经气分湿热壅闭者，加甜葶苈二钱。

方歌：利肺清湿饮杏黄芩，白蔻连翘薏苡仁，滑石茯苓冬瓜子，桑叶梨皮鲜苇根。

三十八、肺胃暑湿，兼感风邪，身虽发热，见风则恶，气机痹郁，头痛头重，咳嗽胸闷，舌苔边白中黄，脉数中带浮者，祛风清湿饮主之。更兼寒邪，时恶寒，头痛甚者，加细辛。

风性轻扬，皮毛外客，肺金内应，故每属上焦。纯属暑湿，则不恶风，兼风则恶风矣。苔纯白，脉不数，则属寒湿，加味

麻黄汤见卷五《寒湿篇》第二条。证也。苔纯黄，脉数不浮，则纯属暑湿，利肺清湿饮见上。证也。惟其黄白相杂，脉数带浮，是为风、暑、湿三气杂感，若再兼寒邪，郁闭腠理，又为四气矣。或遇阴雨连绵，寒湿之气，感于皮毛。须解其在表之寒湿，如香薷、羌活之属，使热外透则易解，否则在外之寒湿，闭其在内之暑湿，而气不宣畅，病必重矣。诸邪庞杂，故药亦因之而庞杂。然药皆轻清，取气不取味，走阳不走阴之品，正合上焦气分之法。凡气中有热者，当行清凉薄剂。而银花、连翘、枇叶、芦根，为清暑之正药，其余如叶氏所谓"挟风则加入薄荷、牛蒡之属，挟湿加薏仁、滑石之流，或透风于热外，或渗湿于热下，不与热相搏，势必孤矣。"

祛风清湿饮方辛凉微苦淡通法

薄荷八分，次入　金银花四钱　桔梗八分　连翘三钱　法半夏一钱五分　薏苡仁四钱　马勃一钱，包　牛蒡子三钱　白通草一钱飞滑石三钱，包　鲜竹叶十余片　枇杷叶三片，拭净毛，蜜炙　鲜苇根八钱，去须节

水四杯，煮取一杯服。更感寒邪，加细辛三分。

方歌：祛风清湿饮薄金银，桔梗连翘半薏仁，马勃牛蒡通草滑，竹叶枇杷鲜苇根。更感寒邪细辛入，外解风寒内湿温。

三十九、暑湿邪入心包，神昏肢逆，清荣化湿汤，煎送至宝丹，或紫雪丹亦可。

《条辨》云：暑湿着于经络，多身痛身热之候，医者误以为伤寒而汗之，以至暑湿熏蒸，蒙闭清窍，遂成是证。仲景谓湿家忌发汗，发汗则病痉。鹤按：湿家且然，况湿兼暑乎？今暑湿相搏，循经入络，故以清荣化湿汤，清包宫之热邪。方中连、

半、赤豆，兼化热中之湿；至宝丹去秽浊，复神明，又能直入手厥阴也。若无至宝，即以紫雪代之。倘纯热无湿，见此证候，即为中暑，作中暑法治之，而连、半、赤豆，不得混投矣。略参拙意。

清荣化湿汤方见第三卷五十三条

至宝丹、紫雪丹均见上第二十四条

瘟疫　温毒　温疟

瘟疫：兼秽浊厉气，比温热病势迅速者，为瘟疫。

温毒：诸温夹毒，每多肿溃者，为温毒。

温疟：疟之偏于温热者，为温疟。

凡方书中，曰"疫"，曰"厉"、"疬"等字，不过寓恶毒之意，究属浮泛空语，不能辨其是风、是暑、是湿、是燥、是寒，治病如何捉摸。故本论靠定五气，辨证用药，自无捕风捉影之弊。

四十、凡瘟疫、温毒、温疟，纯热者，作伤暑治；神昏者，作中暑治；外挟风邪者，作暑风治；外挟寒邪者，作伏暑治；内兼湿邪者，作暑湿治。病在上焦，依上焦法；在中焦，依中焦法；在下焦，依下焦法。或兼三气，或兼四气，临证细参，随机应之可也。

瘟疫者，即温疫也。而叶氏《医效秘传》，既附瘟疫，又立温疫，名目太多，反致学者眩惑。吴又可、刘松峰皆以瘟、温为一证，而《时病论》又谓"温"、"瘟"两字，判然不同，病亦如异。

余谓"温"、"瘟"两字，诚然分别，但瘟疫病，未尝不可以治温热法治之。盖温疫者，寒疫_{见下寒疫辨。}之对面也。温疫病偏于温热，故冠以"温"。后人去"氵"加"疒"为"瘟"，犹世俗"沙"字去"氵"加"疒"为"痧"也。按："痧"、"瘟"二字，字典未收，系是近俗杜撰。然则"温"、"瘟"二字虽殊，其义则一。以其递相传染，沿门阖境，若徭役然。"役"字去"彳"而加"疒"为疫，不过取其与疾病相关耳，故名曰疫。疫者乃众人同病之统称，原未定其病之为寒为热，如冠以"温"字，则为热疫，冠以"寒"字，则为寒疫。故松峰又有"杂疫"之说，谓邪气错杂也。细考诸家论瘟，虽纷纷不一，总之即暑热、风温、湿温之甚者，乃为瘟耳。其曰秽浊厉气，恶毒异气者，皆暑热湿浊熏蒸之极，而毒寓其中矣。毒则传染，犹痘毒、疮毒，皆能传染也。毒则肿溃，因肿溃而见其为毒，此温毒之名由是来也。故方书以头面、颈项、颊腮并肿者，为大头瘟；发块如瘤，遍身流走者，为疙瘩瘟；胸高胁起，呕汁如血者，为瓜瓢瘟；喉痛颈大，寒热便闭者，为虾蟆瘟；_{一名捻颈瘟。}两腮肿胀，憎寒恶热者，为鸬鹚瘟；遍身紫块，发出霉疮者，为杨梅瘟；小儿邪郁皮肤，结成大小青紫斑点者，为葡萄瘟。诸症皆寓温毒之意，然治温疫、温毒之法，不出乎六淫及上中下三焦、气分血分之外，惟参以解毒，如金汁、人中黄、紫草、板蓝根之类。至于温疟，虽偏于温，亦不无挟风、挟寒、挟湿为病，以其发作有时，故得温疟之名。若发作无时，即为温热、风温、伏暑、湿温，不得谓之温疟矣。

按：瘟疫一证，虽众论不一，总不出六淫之外。而阳明为中道受盛之区，藏垢纳污，秽浊所归，水湿所聚，是以湿温之疫尤多。故喻嘉言云：湿温一证，即藏疫疠在内，一人受之，则为湿温，一方受之，则为疫疠。第湿热秽浊之气，出表入里，惟视人何经本气之强弱为传变。其治法，则以逐秽解毒为主，吴又可之达原饮，见第三卷第四十八条。且善用大黄，及叶香岩之甘露消毒丹，见第三卷第五十二条。皆是此义。若夫余师愚之清瘟败毒饮、叶氏之神犀丹，见上第二十四条。乃治暑热之疫不夹秽浊而设。至于败毒散为外逐风寒而设，惟用于寒疫，斯为中窾①。若施于暑疫，火得风而愈炽，不啻炉冶之得鼓铸矣。如天气亢旱，非大雨不能回润。若煽以风，其燥更甚矣。所谓解毒者，毒即是火，即是秽浊，凡清热泻火逐秽，即是解毒，非另有一种毒也。至于凶荒之后，兵燹之余，最多瘟疫，流行不已，互相传染，热气、病气、尸气、秽浊熏蒸，真成毒疠，然治之者，亦不能出此范围也。夫此火热蒸淫，耗津铄液，而燥即随之矣。所以医者能明五气，而治瘟疫之法，已在其中，岂复有惑于众论之纷纭哉！但瘟疫之治，不拘常格，有出于情理之外者，如道光间归安江笔花②著《医镜》二卷，内载治一热疫发斑，先后用石膏至十四斤余，斑始透，病始退。吴又可治朱、周二案，秽热壅闭，用大黄近斤许而病方愈。此等用药，殊骇听闻。岂知遇是证，即投是药，有病病当。假使畏首畏尾，焉能起此危殆？然非临证久，阅历多，深知其理者，不能具此手段。以心细如发，斯能胆大于身。若心粗之辈，徒以孟浪为胆大者，皆二君之罪人也。

四十一、温毒外肿，水仙膏主之，并主一切痈疮。

此下二条，专治温毒之法也。《条辨》云：水仙花得金水之

---

① 中窾（kuǎn 款）：恰当。

② 江笔花：即江秋，字涵暾，号笔花，清代医家。官至广东会同知县，后因病归里，究心医学。著有《笔花医镜》。

精，隆冬开花，味苦微辛，寒滑无毒，苦能降火败毒，辛能散邪郁之结，寒能胜热，滑能利痰。其妙用全在汁之胶黏，能拔毒外出，使毒邪不致深入脏腑伤人也。

水仙膏方

用水仙花根，不拘多少，剥去老赤皮与根须，入石臼捣如膏。敷肿处，中留一孔出热气，干则易之。以肌肤上生黍米大小黄疮为度。

四十二、温毒敷水仙膏后，皮间有小黄疮，如黍米者，不可再敷水仙膏，过敷则痛甚而烂，三黄二香散主之。

《条辨》云：三黄取其峻泻诸火，而不烂皮肤，二香透络中瘀滞而定痛。

三黄二香散方《条辨》原方，苦辛芳香法

黄连一两　黄柏一两　生大黄一两　乳香五钱　没药五钱

上为极细末，初用细茶汁调敷，干则易之。继则用香油调敷。

附：寒疫辨

寒疫者，非时如春、夏、秋，非冬令寒时。感冒之暴寒，即非时之伤寒也。冬令之伤寒，名正伤寒；春、夏、秋三时之伤寒，名寒疫。《伤寒例》曰：从春分节后，至秋分节前，天有暴寒，皆时行寒疫也。人感之而病，证现憎寒恶风，拘急，头痛身热，骨节烦疼，脊强，无汗，咳嗽鼻塞声重，身虽发热而口不渴，舌苔薄白而润，其脉浮紧，与冬令正伤寒无异。可遵仲景伤寒法，用辛温表散，如人参败毒散、十神汤、神术散等方，皆为此而设，惟操纵之法，权衡在人。盖温疫是热邪自内达外，寒疫是寒邪郁其阳气。一则即可清里，一则先宜

解表。故曰温疫者，寒疫之对面也。然温疫有纯热者，有挟秽浊者，有外挟风邪者，有外挟寒邪者，有内兼湿邪者，即数气兼感，不能脱却"温"字。若寒疫初起，必用辛温发表，倘病不解，势必传里化热，又当舍温散而就清凉，是始寒疫而终变温疫，即伤寒不解，终变热病。故《经》曰："热病者，皆伤寒之类。"其斯之谓欤！［批］笔法极清，所以处处透辟，洵为初学指南。

察 舌

察舌：皆摘先哲之要，而参以拙意。

察舌之法，暑热证与伤寒不同。伤寒证，寒邪自表传里，邪初在表，舌上无苔，即有苔，必薄白而润；传至半表半里，苔白而滑，犹带表寒，有尖白根黄，尖白根黑，及半边黄白夹杂，虽证类不同，皆属半表半里，寒热之气错杂；渐里渐热，舌转干燥，热深者，苔纯黄，热极则变黑矣。此伤寒舌苔传变之次第也。至于暑热证，吸自口鼻，热从内发，且又有新邪、伏气之异。新邪是热邪，由上及下，故舌苔即白燥，渐转黄转黑，入荣则舌底绛色；若伏气则热邪自下及上，故病发便见舌绛及黄黑诸苔也。若挟湿滞秽浊者，舌苔不论何色，必兼腻厚也。

章虚谷曰：脾胃为中土，邪入胃则生苔，如地上生草也。然无病之人，常有微薄苔如草根者，即胃中之生气也。杨素园云：论舌苔之源甚佳。若光滑如镜，则胃无生发之气，如不毛之地，其土枯矣。胃有生气而邪入之，其苔即长厚，如草根之得秽浊而长发也。故可以验病之虚实寒热，邪之浅深轻重也。

白苔

苔白薄而润者，外感风寒也，当疏散之。若白薄而干者，肺津伤也，用麦冬、花露、芦根汁等轻清之品，斯能上达肺经也。舌苔白厚而滑者，湿浊也，宜辛温宣化，慎勿投寒凉，以闭其湿。若白厚而干燥者，本是湿浊，以胃燥气伤，浊结不化，宜甘寒滋润，参以通降，令津回浊化，斯苔亦化矣。若苔白而底绛，湿遏热伏也，当先辛开宣降，以泄其湿，湿开热透，防其液干，再用甘寒，清透其伏热可也。若初病舌即干，津气素竭也，神不昏者，急用养正透邪之药；若神已昏，此内匮矣，以本元败而正不胜邪。不可救药。舌苔浊腻如碱者，胃中宿滞挟湿秽郁伏，当急急开泄，否则闭结中焦矣。若苔白如积粉而滑，湿秽重也，四边舌色紫绛，是邪热为湿秽所闭，急急透解，如又可达原饮，须随证加减。莫待传陷而为险恶。见此舌者，病必多凶。倘见此舌而干燥者，其证尤危。以浊壅热蒸，而胃液先耗也。

凡中宫有痰饮水湿饮入于胃，经蒸变而稠浊者为痰，清稀者为饮，未经蒸变者为水，渐渍于脾胃经络者为湿，同出一源而略有分别。者，舌多不燥，此舌又正为痰湿真象，人所易知。但不可误认为寒，而骤进辛热，当豁痰化湿。又有痰饮水湿阻于中，而津液不上，渐致舌干口燥，此舌之反为假干假燥，人所难识。更不可误认为热，而率投凉润。亦当豁痰化湿，俾中宫宣畅，津液输布，而干燥自已。然假干假燥之证，口虽欲饮而不消水，脉滑或弦而不数，证见脘闷胸痞，为可辨也。又伤食一证，食阻中宫，亦有见假干假燥之舌，与此等证候者，不可不细辨。

黄苔

风温证，虽黄苔而润，热未伤津，犹可清热透表。若白苔而干者，津已伤也，透表之药当禁，宜用甘寒轻剂。湿温证，黄苔厚而滑者，湿犹未化，清热中当参苦辛通降。若薄黄而干者，湿从热化而津受伤也，苦重之药当禁，宜甘寒轻淡可也。若舌转黄燥，是风温、湿温已化燥热，尚在气分，宜大清气热，兼以润燥。若苔黄燥，舌色绛，热邪兼入荣分矣，宜气荣两清，此为燥热不兼秽浊而言也。若兼湿滞秽浊者，胃脘与大腹，必按之痛，或自痛，或胀满，苔甚黄浊，或如沉香色，或如灰黄色，或老黄色，或中有断纹，皆属肠胃中湿滞秽浊甚也，当用苦泄通降，如小陷胸合小承气法。此为有地之黄，如地上初生之草，必有根，方用斯法。若黄而光滑者，为无根浮垢，乃无形湿热，肠胃无秽浊结实之邪，大忌斯法。若妄用攻泻，则正气伤而难治矣。或苔白不燥，或黄白相兼，或灰白不浊，脘腹虽有痞痛，亦大忌苦泄。盖有表邪郁遏未伸，里先结者；或太阴寒湿凝聚，为满为痛；或肝气壅逆，为胀为痞。宜辛温开达，宣通化滞，以流畅其气机，随证治之可也。

黑苔

舌苔黑而干，苔不厚者，胃无浊邪，是津枯火炽，急泻南方之火，补北方之水。如清暑救阴丹之类是也。若黑燥而苔厚者，胃浊与邪热燥结，是土燥水竭，清热滋水中参以硝、黄咸苦下之。其舌心并无黑苔，而舌根有黑苔而燥者，是热结在下焦也，亦宜下之，如调胃承气汤，不用枳、朴，为下下焦热结之法。若苔黑而滑，证见发热，胸脘痞闷，外无险恶情状，此胸脘有湿痰，或挟湿滞也。当先开泄宣化，慎投寒凉，观其转变，以为进退。又暑热证夹血，多有中心黑润者，勿误作阴证治之。惟苔黑而润，舌色亦润而不紫赤，或如青灰色而苔滑，脉证并见虚寒，此为水来克火，是阴证，当用桂、附温之，佐以调补气血，随宜而施。若舌无苔，而有如烟煤隐隐，如口渴烦热而燥者，平时胃燥也，宜甘寒益胃；若不渴肢寒而润者，甘温扶中，皆不可攻，以外露而里无也。虽外露黑色，而里无实邪，但渴而燥者为虚热，不渴而润者为虚寒。

王孟英曰：更有阴虚而黑者，苔不甚燥，口不甚渴，其舌甚赤，或舌心虽黑，无甚苔垢，舌本枯而不甚赤，证虽烦渴便秘，腹无满痛，神不甚昏，俱宜壮水滋阴，不可以为阳虚也。若黑苔望之虽燥而生刺，但渴不多饮，或不渴，其边或有白苔，其舌本淡而润者，亦属假热，治宜温补，若舌本无苔，惟尖黑燥，为心火自焚，不可救药。

按：黑苔大有虚实寒热之不同，倘不细辨，死生反掌耳。

染苔

食橄榄能黑，食枇杷白苔能黄之类，此名染苔，不可不知。即黄白之苔，因食酸味，其色即黑，尤当问之。

舌绛

热入荣分，舌色必绛。绛，深红色也。舌本通心脾之气血，心主荣，荣热故舌绛。绛而中心黄苔者，当气血两清。以气分之热犹在也。纯绛鲜泽者，急清包宫之热，防其内闭，佐以芳香透络。其人心虚血少者，舌色多不鲜赤，或淡晦无神，邪陷多危而难治。中心绛而干者，是心胃火燔，劫烁津液。两清心胃。舌尖独干绛，是心火上炎。专泄火腑。脏热泻腑。舌绛而光亮者，当濡胃阴。宜用甘凉。绛而枯痿，急用胶、黄。鸡子黄、干地黄。干绛无鲜色者，宜投益肾复阴。其舌不鲜，干枯而痿，二者俱属下焦肾阴将涸，亦为危证。若舌绛兼有白苔，或黄白相兼，是邪仍在气分，宜清透气热，勿用滋腻血药。热在气分者，必渴。若热在荣分、血分，但口干而不渴也。绛而有黄白碎点者，疳也；大红点者，热毒乘心也。又有舌上成坑者，用珍珠、牛黄，研极细糁之，则坑自平。绛而有滑苔者，尚兼湿秽熏蒸，当参化湿。倘误用血药滋腻，邪必难解矣。

舌紫

热传荣血，其人素有瘀伤宿血在胸膈中，挟热而搏，舌色必紫而暗，暗即晦也。扪之湿，有瘀血者，舌多不燥。当加入散血之品，如琥珀、丹参、桃仁、丹皮等，不尔瘀血与热为伍，阻遏正气，遂变如狂、发狂之证。若紫而肿大者，乃酒毒冲心；酒能助湿益热，急加黄连清之。若紫而干晦者，精血已枯，虽无邪热，亦难治，况有邪热乘之乎？肾肝色泛也，难治。肾色黑，肝色青，青黑相合而见于舌，变为紫晦，故曰肾肝色泛，为难治。

何报之曰：酒毒内蕴，舌必深紫而赤，或干涸。若淡紫而带青滑，则为寒证矣，须辨。

舌淡

淡红无色者，虚多邪少之人，舌色每每如是。心脾气血素虚也。或干而色不荣者，胃津伤而气无化液也，当气液两培，不可用寒凉药。又红嫩如新生，望之似润，而燥涸殆甚者，为妄行汗下，以致津液竭也。

芒刺

舌上生芒刺者，苔必焦黄或黑，无苔者，舌必深绛，皆上中焦热极也，大宜清气凉血。挟秽结者，兼用硝、黄逐热。或舌尖，或两边，有小赤瘰，是荣热郁结，当清荣热为主，兼凉泄气分。若苔白或淡黄者，胃无火热，必无芒刺也。

舌胀

神情清爽，舌胀大不能出口，或唇亦肿，此脾湿胃热，郁极而热毒延口也，用大黄磨入当用剂内，则舌胀自消。若神不清，即属心脾两脏之病矣，更当清心涤热。又紫而肿大，为酒毒冲心。见上舌紫。

舌缩　卷短

舌黑而见短缩，不论阴寒阳热，皆肾气竭也，为难治。若阴证，急回肾阳，参以培元补气；阳证，急救肾阴，参以生津养血。或救万一。脾肾之脉，皆连舌本。脾肾气败，而舌短不能伸者，其形貌面色必枯瘁，多为死证。温热证至舌卷，为清下刻不容缓，邪盛者，当屡清屡下，若复迟疑，多致不救。倘舌卷与神昏痉疭、囊缩足冷并见，为厥阴将绝之征，每多不治。

舌强　舌痿

舌本强硬，为热而兼痰，或清或下，当加消痰之品，惟视其苔色为主。如苔白滑、黄滑、灰滑，属湿痰，加半夏、陈皮、茯苓之类；如苔白燥、黄燥、灰燥，属燥痰，加川贝、栝蒌、竹沥之类；若热极苔黑，非加牛黄不可；若无苔色绛，或深紫燥裂而强者，属痰热蕴于心包，速加牛黄清心，及紫雪、至宝丹之类；若屡经汗、下、清热、消痰而舌强，与舌痿软而枯小，皆属气液虚极，元神将脱，当大补滋养，或救百中一二。

验　齿 摘叶氏

温热之病，察舌之后，亦须验齿。齿为肾之余，肾主骨。阳明之脉络于龈，音银，齿根肉。足阳明胃脉络于上龈，手阳明大肠脉络于下龈。热邪不燥胃津，必耗肾液，且二经之血，皆走其地。病深动血，结瓣于上，阳阳明。血者，色必紫，紫如干漆；

阴少阴。血者，色必黄，黄如酱瓣。阳血若见，安胃为主；清热养津，即是安胃。阴血若见，救肾为要。养阴滋肾，益水上源，即是救肾。然豆瓣色者多险，若证还不逆者，尚可治，否则难治矣。何以故耶？盖阴下竭、阳上厥也。少阴血伤为下竭，阳邪亢逆为上厥。

齿若光燥如石者，胃热甚也。胃热津伤。若无汗恶寒，卫偏胜也，无汗恶寒者，兼有表邪，郁于卫分，而表气不通，为卫偏胜。辛凉泄卫，透汗为要。若如枯骨色者，肾液枯也，为难治。若上半截润，胃津犹存。水不上承，心火上炎也，下半截燥，由肾水不能上滋其根，而心火燔灼。急急清心救水，俟枯处转润为妥。

若齿垢①□蒸胃中，浊气所结。如灰糕样者，胃气无权，津亡津气俱亡，肾胃两竭。湿浊用事，多死。初病齿缝流清血，痛者，胃火冲激也；不痛者，龙火内燔也。齿焦为肾水枯。无垢为胃液竭。者死；齿焦有垢为热盛而气液未竭。者，肾热热耗肾水。胃劫热劫胃液。也，当微下之，邪热兼秽结者，当微下以逐热结。或玉女煎清胃救肾取白虎之清胃滋水，地黄之养阴救肾，麦冬之益水上源，牛膝宜删，为胃肾阴亏、不兼秽结之治。可也。

---

① 若齿垢：原书缺，据《温热论》补。

卷三　中焦下焦篇

伤暑　中暑　春温　风温　热病　伤燥　冬温

一、暑热温病起自阳明。轻者，热在肺胃；重者，热在肠胃；最重者，热在心包。肠胃属腑，心包属脏。阳明有蕴热者，肠胃先受之；心阴虚、心阳旺者，心包先受之。暑伤于肠胃者，热虽甚，神不昏；暑中心包者，热甚，神即昏。以此为辨。

暑属火，心亦属火，同气相求，暑应入心，但心不受邪，受邪则死。故《经》曰：膻中者，膻中即心包络。心主之宫城也。又曰：心者，五脏六腑之大主也。其脏坚固，邪弗能容，容之则心伤，心伤则神去，神去则死矣。故诸邪之在心者，皆在心之包络也。是以中暑者，必先中于心包。足太阴脾亦属中焦，兹何不言？《经》曰：脾与胃以膜相连耳。夫脾胃为夫妻，胃属阳土，脾属阴土。胃病必累及脾，故言胃而脾在其中矣。而大肠属下焦，为热邪出路之门户也。

叶香岩曰：温邪上受，首先犯肺，逆传心包。

王孟英曰：肺胃大肠，一气相通，温热究三焦，以此一脏二腑为最要。肺开窍于鼻，吸入之温邪，始从上受，先犯于肺，病在气分，得从清解，则不传矣。若肺经不解，则传于胃，谓之顺传，不但脏病传腑为顺，而自上及中，顺流而下，其顺也有不待言者，故温热以大便不闭者易治，为邪有出路也。惟包络上居膻中，邪不化解，又不下传于胃，而内陷于心包络，鹤按：非不下传于胃也，以热邪陷入心包，故以心包为主耳。不然，岂有脏已受邪而腑反不受耶？凡治暑中心包，必兼救阳明之液为急务者，正谓脏腑同病也。盖温热证有神昏兼胃实者，有神昏兼下利者，不一而足，岂非脏腑同病之明征乎？[批]按语尤觉明畅。不但以脏传脏，其邪由气分入荣，更进一层矣，故曰逆传也。叶氏未曾明说顺传之义，故世多误解逆传之理。

二、上焦风温不解，暑热传入阳明者，急清其暑，缓祛其风，权其热之轻重，作伤暑、中暑法治之。下焦同法。

暑挟风邪，初病兼见咳嗽、痰涎、恶风等证，始自上焦。不解，传入中焦，是为阳明风温也。夫风之伤人，常留恋于上焦肺络，本无传入阳明之理，故风温证之轻者，只须清解肺络足矣。唯有暑热势盛，或其人素有蕴热，于是暑邪得以由浅而深。盖暑与风均属阳邪，两阳相劫肺胃之液，津液不克上荣，则风反助热而燥生，清窍必干而病愈甚矣。[批]木能生火，风尚火势，火逞风威，自然之理。所以急清其热，俾阳明之热清而太阴之风自解。中焦且然，下焦不待言矣。若暑热清，而风犹留恋肺络者，仍用上焦轻宣法解之。

三、阳明之为病，面目俱赤，而多垢滞，语声重浊，呼吸俱粗，口燥渴，气喷如火，大便闭，小便涩，舌苔老黄，甚则黑，有芒刺，唇红焦裂，但恶热，不恶寒，烦躁不宁，日晡益甚，脉浮洪躁甚，或沉数者，阳明伤暑也。或兼神昏谵妄，狂越惊惕，喜笑不休者，厥阴中暑也。 心包与肝同属厥阴，故暑中心包而肝经热证，未有不兼者，所以清心之药必兼清肝。本篇以心包为最重，故以心包为主，然只言厥阴而不分手足，盖不言肝而肝在其中矣。

只言伤暑、中暑者，凡春温、热病、伤燥、冬温，皆以伤暑统之也。诸症之中热神昏者，皆以中暑统之也。后凡言阳明伤暑、厥阴中暑者，指此条脉证而言也。《条辨》云：阳明之脉紫于面，《伤寒论》谓阳明病，面缘缘正赤，火盛必克金，故目白睛亦赤也。多垢滞者，暑热蒸淫，津液外溢，或如油腻，或如烟熏，若外感风寒，断无此色，宜细辨之。语声重浊，金受火刑而音不清也。呼吸俱粗，谓鼻息来去俱粗，其粗也平等，方是实证，若来粗去不粗，去粗来不粗，或竟不粗，则非阳明实证，亦当细辨，粗则喘之渐也。口燥渴，火烁津也。气喷如火，胃热盛也。大便闭，阳明实也。鹤按：大便必由大肠而出，热蒸液耗，所以闭结，此足阳明累及手阳明之证。小便涩，赤红痛臭，皆包在内。火腑心与小肠相为表里，故小肠为火腑。不通，而阴气不化也。舌苔老黄，肺受胃浊，气不化津也，按：《灵枢》论诸脏温病，独肺温病有舌苔之明文，余则无有，可见舌苔乃胃中浊气熏蒸肺脏，肺气不化而然。甚则黑者，黑，水色也，火极而似水也，又水胜火，大凡五行之极盛，必兼胜己之形。鹤按：凡物受火爆，虽至润者，必先焦黄而变黑。苔黑，亦犹是也。五行谓水克火，而此反火克水，如此言之，更觉明畅。虽然，有津润而微黑者，属寒，或夹湿食，不可同此论也。［批］论舌黑之理，言简而意该，确切不移。芒刺，苔久不化，热极而起坚硬之刺也；倘刺软者，非实证也。鹤按：此句不可泥，倘证属实而刺软，必当从实治之。脾之华在唇四白，唇红焦裂，脾热亦深。阳明者，两阳合明也。暑热之邪，传至中下，与阳明之热相搏，故不恶寒，但恶热也。烦躁不宁，阳主动也。日晡益甚，阳明正旺于申西时也。脉浮洪躁甚，或沉数者，暑热上炎则浮洪，内焰则沉数矣。神昏谵妄，狂越惊惕，一皆阳明实热、暑中厥阴之现证。又《灵枢》心包脉，动则喜笑不休也。心火有余则笑不休。参拙意。

四、阳明伤暑，无痞满燥结，舌苔不甚浊厚者，清暑甘露

饮主之。若腹中痞满燥结，按之痛甚，苔甚浊厚，或臭气触人，脉沉数有力，甚则反小而实者，有宿食、燥矢也，清暑甘露饮合大承气汤主之。

阳明如市，胃为十二经之海，土者，万物之所归也，诸病未有不过此者。盖暑热本属无形之气，燥矢者，并非是气结成，因热伤津液，糟粕炼成耳，［批］言简而意明。以胃主纳，肠主出，饮食渣滓之道路也。夫下者，必有渣滓秽浊在内，始可假手承气。痞满在上，胃中秽浊也；燥结在下，肠中秽浊也。口气通于胃，肠胃中秽浊甚，则舌苔秽浊亦甚也。或臭气触人者，阳明秽浊，暑热熏蒸，故臭腐之气盈溢于外也。脉体沉实有力，苔甚浊厚，更兼痞满燥结，非假承气，焉能推陈致新？［批］此节论阳明秽浊，应用承气逐秽之理，意甚透达。虽数十字，已等人《瘟疫论》数篇。盖不言瘟疫，而治瘟疫之法，即寓其中矣。但甘露饮能泻暑热浮散之火，不能攻坚破结；大承气能攻渣滓郁结之火，不能保液养津。合用之，斯得相济以成功。故以下诸条，当用承气汤者，必参以甘露饮，则津液不伤而效更捷耳。

按：心以上满痛，为胸满痛；法见第二卷第三十六条。脐以下满痛，为少腹满痛；法见第四卷二十五条。惟心以下、脐以上满痛，为大腹满痛。若两傍满痛，又为胁满痛矣，亦见第二卷第三十六条。此条之腹中满痛，统大腹、少腹而言也。夫大腹满痛，多属胃中宿食，肠中秽浊，与邪热互结所致。盖大腹为胃与小、大肠之正界，非胸胁之地可比。故可用大承气长驱直捣，俾其宿食秽热由大肠出也。然亦有因痰、因水、因血、因气者，必其证或满而不痛，或痛而不满，大便自调，非若秽结之证，按之痛甚，痞、满、燥、实、坚全见，而大便闭结者也。

五、厥阴中暑，亦同上法，而佐以牛黄丸，或至宝丹，或紫雪丹主之。

"同上法"，谓同上条无秽浊，只用甘露饮，有秽浊，合用承气法也。曰"厥阴中暑"，非谓脏病而腑不病也，第以阳明暑热，内陷膻中，熏蒸涎浊，蒙闭包宫，牛黄诸方，能入心泻热，开窍豁痰，芳香辟秽，使之直入包宫，透邪而复神明也。

王孟英曰：暑热诸病，邪不即解，耗液伤荣，逆传内陷，致瘈厥昏狂、谵语发斑等证。但看病人舌色，干光，或紫绛，或圆硬，或黑苔者，当大清荣热，若初病即觉神情昏躁，而舌赤口干者，是暑热直入荣分。酷暑之时，阴虚之体，及新产妇人患此最多，急宜清荣，多可挽回，切勿拘泥日数，误投别剂，以偾事①也。

清暑热**甘露饮**方又名清暑醍醐饮，甘寒略兼咸苦寒法　治阳明伤暑，一切温热，火之浮散于诸经，津伤液耗者。

铁皮鲜斛三钱　元参四钱　鲜生地四钱　北沙参三钱　天冬三钱　麦门冬三钱　生石膏一两，打碎，包　知母三钱，盐水炒　丹皮三钱　天花粉三钱　紫草三钱　绿豆衣三钱　西瓜翠衣四钱　芦根一两，去须节

陈天水文火煎服，渣再煎服。

依本方加犀角一钱磨，名**加减犀角地黄汤**，再加大青叶三钱，青黛三钱包，名**清暑化斑汤**。

方歌：清暑甘露饮斛元参，鲜地沙参天麦门，石膏知母丹皮粉，紫草绿豆翠芦根。加减地黄犀角入，再加青黛化斑珍。

---

① 偾（fèn 奋）事：败事。

方论：此甘寒、咸寒、略兼苦寒之剂也。暑邪化燥极易，耗液最速，故用石斛、元参、天冬、麦冬，皆足于液者也，以药物之液，滋人身肺与脾胃之液。沙参养肺阴，金受火刑者所必用也。暑热弥入阳明，或伤气分，或伤血分，花粉、二衣，以清气分之热，生地、丹、紫，以清血分之热。芦根甘寒气轻，暑热门中，佐使之妙品也。而以白虎石膏、知母。之金飙，以退烦暑。若病当烦躁怫郁之时，饮之正如甘露沾花，醍醐灌顶，故名。

大承气汤方苦辛通降，咸以入阴法

仲景用治伤寒传里化热，热邪蕴于阳明胃腑，胃实不大便，潮热谵语，汗出不恶寒，痞、满、燥、实、坚全见，痞满在气，燥实在血。脉沉实，今用治暑入中下焦而见是证者。

大黄三钱，生、熟酌用　芒硝钱半或加倍　厚朴钱半，姜汁炒　枳实钱半，麸炒

水四杯，先煮枳、朴，后纳大黄煎，再纳芒硝，煮取一杯服。

方歌：大承气汤通闭窒，硝黄厚朴并枳实，减却芒硝即小承，调味硝黄甘草入。

方论：热淫于内，治以咸寒。气坚者，以咸软之；热盛者，以寒消之。故用芒硝之咸寒，以润燥软坚；大黄之苦寒，以泻热去瘀，下燥结，泄胃实；枳实、厚朴之苦降，泻痞满、实满。《经》所谓"土郁夺之"也。曰大承气者，合四药而观之，可谓无坚不破，无微不入，故曰大也。非真正实热蔽痼，气血俱结者，不可用也。若去入阴之芒硝，则云小矣。去枳、朴之攻

气结，加甘草以和中，则云调味矣。朱晦翁①曰："荡涤其邪秽，消融其渣滓。"余谓扫除其中宫以抽柴薪，开通其下道以漏炸炭。承气功用不外乎此，不过有轻重之别耳。

又按：吴又可曰：承气本为逐邪，指秽浊与热为互。而非专为结粪设也。如必俟其粪结，血液为热所搏，变证叠起，是犹养虎遗患，医之咎也。况多有溏粪失下，但蒸作极臭如败酱，如藕泥，又可谓之大肠胶闭，言黏如胶漆也。临死不结者，但得秽恶一去，邪毒从此而消，脉证从此而退，岂徒孜孜粪结而后行哉！余谓是阅历见到之论，学者不可不知。

安宫牛黄丸、紫雪丹、至宝丹均见第二卷二十四条

六、阳明伤暑，痞满燥结诸证，悉有而微，清暑甘露饮合小承气汤主之。

诸证悉有，则非下不可，微则未至十分亢害，但合小承气，通和胃气则愈，无庸芒硝之入阴软坚也。参《条辨》。

七、厥阴中暑，亦同上法，而佐以至宝丹等主之。

义已见前，不必复赘。

小承气汤方仲景原方，苦寒兼辛温法

大黄三钱　厚朴钱半，姜汁炒　枳实钱半，麸炒

水三杯，煮取一杯服。

方歌、方论：均见上大承气汤方。

八、阳明伤暑，中宫无痞满，但下焦燥结坚硬，不大便者，清暑甘露饮合调胃承气汤主之。厥阴中暑同法，而佐以至宝丹

---

① 朱晦翁：即朱熹（1130—1200），号晦翁，南宋著名理学家、思想家。

等主之。

此秽浊纯结大肠，与胃腑无与①之证，故用硝、黄专入下焦阴分之药。加以甘草，缓硝、黄之峻厉，盖不欲以枳、朴伤中宫之阳而伐及无辜也。夫暑热之必究三焦，以自上至中、至下，本有可通之路。人但知肺之灼而不知由于胃之蒸，人即知胃之蒸而不知由于肠之塞，肠塞则下焦闭结，胃气不得下行，反蒸热而上灼矣。调胃承气专通下焦之闭结，合甘露饮之清润，俾大便通而三焦之暑热俱解矣。

调胃承气汤方仲景原方，热淫于内，治以咸寒，佐以甘苦法

大黄三钱　芒硝二钱　生甘草一钱

水煮得宜服。

方歌、方论：并见上大承气汤方。

九、阳明伤暑，脉沉而促者，清暑甘露饮主之；脉浮而促者，清暑甘露饮减生地、丹皮、紫草主之。

脉数而时止为促，如趋者过急，忽尔一蹶，其势甚急。然脉浮，暑热犹在气分，故去血分之药，不欲其深入也。

十、阳明伤暑，三四日，或七八日以外，四肢厥冷，甚者通体皆厥，脉沉伏，或并脉亦厥，胸腹满坚，甚则拒按，喜凉饮者，清暑甘露饮合大承气汤主之。神昏谵妄者，加至宝丹等主之。

《经》曰：重阴必阳，重阳必阴。此证阳极似阴，以致四肢通身厥冷，六脉如无者，群龙无首之象，又可所谓脉厥也。须细辨其的是火极似水、热极而厥之证，方可用之。全在面目俱

---

① 无与：不相干。

赤、大便闭、小便赤涩、舌苔刺、腹满坚、喜凉饮定之。此四句承第三条之语也。[批] 危微之辨，学者其审之。略参《条辨》。

按：厥有寒厥、热厥。寒厥者，中寒之正病也，初病即发厥冷，且兼阴寒脉证，不似热厥之外见厥冷，内见便闭、溺赤、腹满坚、舌苔刺、喜凉饮也。热厥者，所谓阳盛格阴也，先发热数日，而后厥冷，故云三四日，或七八日以外也。凡阳证似阴、阴证似阳者，正复不少，极宜详审，倘投剂一差，下咽立毙。鞠通此条脉证，亦从吴又可《瘟疫论》体厥医案而来。暑疫门中，洵有是证，然病势至此，亦危矣哉！

又按：暑热之脉，未有不数者，有浮大而数者，有不浮不沉而数者，有沉细而数者。若浮大而数，其热尚浅，一经凉透，热即化解。不浮不沉而数及沉细而数，其热由浅入深，病势已重，宜大剂清解，俾邪退阴存，则阳留矣。至于若隐若现，或六脉全伏，如此条脉证者，为热毒伏匿于内而不发露于外也。又为阳证而见阴脉，最为险恶，盖渐伏渐深，多致内闭外脱不治之候，故诊其脉，即可知病之吉凶也。然隐伏之脉，得于初起者，病体然也，得于七八日者，或因误治所致也。当审查其所以然之故，按证清解，使邪外越，而脉自显者生。断不可以脉证似乎阴，即误认为阴证，而妄投温热以杀人也。

十一、阳明伤暑，纯利稀水无粪者，谓之热结傍流，清暑甘露饮合调胃承气汤主之。

热结傍流，热邪将粪结住，不能下，粪傍只能流下臭水并所进汤药，故曰热结傍流。非中宫气分不通，故不用枳、朴，独取硝、黄入阴，以解热结，反以甘草缓硝、黄急趋之性，使之留中解结，[批] 原评：此亦作者独得处。不然，结不下而水独行，徒使药性伤人也。吴又可用大承气汤者非是。参《条辨》。

十二、阳明伤暑，实热壅塞为哕者，下之。连声哕者，属中焦；声断续，时微时甚者，属下焦。

《条辨》云：《金匮》谓："哕而腹满，视其前后，知何部不利，利之即愈。"阳明实热之哕，下之，里气得通则止，但其兼证之轻重，难以预料，故但云"下之"而不定其方，以俟临证者自为采取耳。再按中焦实证之哕，哕必连声紧促者，胃气大实，逼迫肺气不得下降，两相攻击而然。若或断或续，乃下焦冲虚之哕，其哕之来路也远，故其声断续也，治属下焦。

按：哕者，即呃忒也。又曰呃逆，以其呃呃而上逆也。是条因便闭不通，壅塞而然。此外有因胃热上冲者，但宜清胃；有因肝胆之火上逆者，当加清肝降气，如羚羊、竹茹、沉香、枳壳之类；有因肺气不能下降者，当加清肃肺气，如杏仁、瓜蒌、枇杷叶之类；有因痰阻于中者，当加豁痰，如川贝、郁金、鲜菖蒲之类，倘夹湿痰，加半夏、厚朴、滑石之类。此皆暑热实证之哕。有因下后胃虚而阴火上冲者，更有中寒而实，谓胃中受寒，气滞食塞，不得升降，亦能致哕；中寒而虚，亦能致哕，俱另有治法。要之，但治本，病呃自止，其他可以类推。又有胃气虚竭，气海无根，元神将脱之哕。学者可不熟思而审处之乎？［批］病情不一，诸如此类，惟当隅反①。

十三、阳明伤暑，谵语，脉沉实或滑疾，兼痞满燥结者，属阳明，清暑甘露饮合承气汤主之。脉不实，无痞满燥结者，属厥阴，清宫养荣汤加至宝丹等主之。

谵语者，不论寤寐，乱言无次，如见鬼状也。或作讝语，

① 隅反：语本《论语·述而》："举一隅不以三隅反，则不复也。"指类推，举一端即知其余。

卷三 中焦下焦篇 一五三

第二字略有分别。讝语者，合目自言，寤而自止是也。二者均属热邪所致，而谵语为重，讝语为稍轻。胃中有实结，则谵语；暑中心包，亦谵语；又有蓄血，亦能谵语，见第四卷第二十五条；有妇人热入血室，亦有谵语、讝语，见第四卷第二十九条。宜细辨之。此恐心包络之谵语，而误以承气下之也。只曰合承气汤，谓审其胃实之轻重，或合大承，或合小承，或合调胃也。其属胃、属心包，全在脉实、脉不实、痞满燥结之有无辨之。盖无痞满燥结，则谵语之不因燥屎可知，不因燥屎而谵语，心包证也。故以清宫养荣，清厥阴荣分之热，而以至宝丹等，芳香开窍也。临证者最宜画清，不可歧路亡羊也。

按：方书又有郑声。谵语者，乱言无次，必其声壮；郑声者，频言重复，必其音怯。故谵语为实，郑声为虚。临证时，当察其兼证，与脉、与气、与色、与声、与人之虚实，始得其病情也。此证或因汗多亡阳，或因下多亡阴，细辨其阴虚阳虚，斟酌用补，以救其根本为要，少有差谬，无不即死。若昏沉上气喘促，发呃不止，不省人事者，多死。

清宫养荣汤方见第二卷第二十四条

十四、阳明伤暑，三焦俱急，大热大渴，脉不浮而躁甚，舌燥，苔色金黄，痰涎壅甚者，清宫养荣汤加牛黄主之；痞满燥结者，合承气汤主之。

三焦俱急，谓上焦未清，已入中下阳明，大热大渴，脉躁苔焦，阳土燥烈，煎熬肾水，痰涎随火上升，故壅甚。急以甘寒滋胃液，咸寒救肾水，加牛黄、化热痰之至宝也。略改《条辨》。

按：此条脉证，鞠通主以小承气合小陷胸汤。夫证见大热大渴，脉躁苔焦，阳土燥烈，煎熬肾水，正是暑热销烁阴液之候，犹可以半夏之辛燥、黄连之苦燥治之耶？倘不兼痞满燥结，小承气可投之耶？［批］辨驳疵谬，精细绝伦，能使古人心折。故仍其证，而不用其方。若暑湿门中，有应下之证者，则小承气合小陷胸，斯为合拍耳。如下四十九条。鞠通又曰：不下则阴液立见消亡，下则引上焦余邪陷入，恐成结胸之证，故以小陷胸合小承气，涤三焦之邪。夫仲景论结胸证，乃伤寒应发汗，医反误下之而成，不得与暑热病同日而语也。

清宫养荣汤方见第二卷第二十四条

兹加西牛黄半分。

十五、暑热充斥三焦，脏腑俱病。大热，大实，大渴，按脉三候皆实，苔厚燥烈，齿舌纯黑。暑热内陷，因而发厥，神昏谵语，或躁扰狂妄，或僵卧不语，或瘛疭抽搐，筋脉挛急，或循衣摸床，撮空理线，证难枚举。如有邪附者，清暑救阴丹合大承气汤，再调至宝丹主之。

此中暑而兼胃实之证之最重者，内而脏腑，外而经络，上下三焦，无一不病者也。暑热极盛，兼之秽浊壅闭，盘结不解，致少火悉成壮火。火之为病，其害甚大，土遇之而焦，金遇之而熔，木遇之而焚，水不能胜则涸，人之患火证也，亦当作如是观。火动则内风生而筋挛脉急，风煽则火愈炽而识乱神迷。身中之气，随风火上炎而有升无降，常度尽失，所以见证，或逾垣上屋，歌笑骂詈，或闭目僵卧，形状若尸，总为发厥。而循衣摸床，撮空理线之证，非大实即大虚，虚则神明涣散，将有脱绝之虞，实则神明被逼，故多撩乱之象。然诸证或有或无，不必悉具，一皆实火猖獗，阴阳苦困。故用清暑救阴丹，以清阳明之热，而救少阴之阴。合大承气，逐其秽结，调至宝丹，开其内窍。若正气犹存一线，则气复返而生，胃津不克支持，则厥不回而死矣。

清暑救阴丹见第四卷第四条

大承气汤见上第五条

至宝丹见第二卷第二十四条

十六、阳明伤暑，中宫无痞满，但数日不大便，腹中膨胀，当下之。若其人阴素虚，不可行承气者，润燥六仁汤主之。痞满者，加枳、朴。服润燥六仁汤已，周十二时观之，若大便仍不下者，略加调胃承气汤微和之。[批] 润剂即能通便，此法最稳最妙。

此方所以代三承气汤法也。夫暑热病之不大便，不出热结、液干二者之外。其偏于热邪炽甚、秽浊郁结之实证，则从承气法矣；其偏于阴伤液耗、不兼秽浊之虚证，则从甘露法矣。惟半实半虚之证，投承气则嫌其太急，投甘露则嫌其太缓，惟此方既可破结，又不峻厉，凡一切病之应下而体虚者，皆当取法焉。

润燥六仁汤方甘寒油润通闭法

治阳明伤暑，一切温热灼液，肠胃干枯，便结不解，用代仲景诸承气汤证之属虚者。

麦冬六钱　细生地八钱　元参八钱　杏仁三钱，打碎　瓜蒌仁三钱，打　大麻仁三钱，打　郁李仁三钱，打　柏子仁三钱，打　松子仁十四粒，打　人中黄三钱　甘枸杞三钱　梨汁半杯　生白蜜半杯

水四杯，煮取一杯，冲入梨汁、白蜜，调和服。

依本方减去麦冬、生地、元参，名六仁汤。

方歌：润燥六仁汤冬地参，杏蒌麻郁柏松仁，人黄枸杞生梨蜜，减首三味名六仁汤。

方论：《素问》曰："燥者润之。"《十剂》曰："滑可去着。"是方有焉。麦冬、生地、元参，皆能壮水制火，解热结，通二便，润燥止渴，三者合用，作增水行舟之计，故重用之。凡仁皆润，有油故也，六仁通燥结，滑大便。枸杞补水生津，止消渴，润大肠。梨汁降火滋阴，清暑妙品。白蜜滑润燥，甘缓急，通三焦，和百药，有甘草之功能而无俗味。夫大便，秽污者也，人中黄，亦秽污者也，且甘寒入胃，用以解肠胃之热，使以秽导秽，亦同气相求之义也。

附方：

六仁汤，加桃仁泥二钱，名**七仁汤**。治大便闭结，兼有瘀血者。桃仁能破血润燥，通大肠血闭，治热入血室、畜血如狂等证。

六仁汤，加白花百合一两，名**百合六仁汤**。治肺热燥结，不大便。盖肺与大肠相表里，肺热则移于大肠，故燥结。百合润肺清热，善通二便，然非重用不为功。或加天冬亦可，天冬清肺热，润肠胃。

六仁汤，加竹沥半杯、姜汁数匙，名**竹沥六仁汤**。治大便燥结，胃气不得下降，因之痰热上壅。竹沥清痰降火，润燥滑肠，姜汁豁痰，二物相济成功，故每兼用。

六仁汤，加淡苁蓉三钱，大熟地六钱，当归身三钱，核桃肉五枚，名**苁蓉六仁汤**。治下焦肝肾液亏，肠胃枯燥，便结不解。苁蓉咸温，入肾经、血分，补命门相火，凡补火之药，多燥，惟此独润。润五脏，滑大便。熟地补肝肾，养血滋阴，经脉干者、枯者，皆能使之润泽也。当归养血润燥，滑肠利便。核桃亦有油，补肾润肠，故以为使。凡病后、产后及老人，津液干枯而闭结者，宜之。

十七、阳明伤暑，津液耗伤，无痞、满、燥、实、坚见证，脉数不实，舌苔无秽浊，只液干而不大便者，清暑甘露饮倍元参、生地、麦冬主之。

此热涸津液，阴伤不大便，肠胃中并无渣滓秽浊，故纯以清热滋燥、濡润阳明为主。盖热清则津回，津回则干者润，闭者解。不必用通，而大便自通，则热有出路，液自不伤。倘误用咸苦攻下，必胃气受伤，胃津不复矣。

本论于阳明下证，有五法焉。痞、满、燥、实、坚全见之大实证，则用大承气；实证稍减者，则用小承气；无痞满，但燥实坚者，则用调胃承气；虚而闭结，不可任承气者，则用润燥六仁；只液干而不便者，则用甘露饮倍元参、生地、麦冬，所以回护其虚，务存津液之法也。

十八、阳明伤暑，下利者，此暑邪由肺胃下注大肠，名挟热利。当按证清解，不必治利，而利自止。

暑热证，大便闭者固多，而下利者，亦复不少。盖大肠与胃相连属，与肺相表里，暑热内烁，大便不燥结，而反下利，是暑热下注。有下恶垢者，有利清水者，有倾肠直注者，有完谷不化者，谓之"邪热不杀谷"，非脾虚也。当随其热势轻重而清化之，而利自止。与伤寒下利，应用升提，中寒下利，应用回阳，伤湿下利，应用渗利，伤食下利，应用消导，虚寒下利，应用温补止涩者，治法各殊也。

又：此条当与上第十一条参看。上条是秽热内结，逼水下趋，必有黄燥浊腻苔刺及腹满痛等证兼见，故可用调胃承气以逐热。此条是无形之暑热，逼迫下利，故当按证清解。倘有秽浊之邪盘结于内而下利者，又当参用硝、黄下逐矣。

王孟英曰：伤寒为阴邪，未尝传腑化热，最虑邪气下陷，治必升提温散，而有早下之戒。必寒邪入腑化热，津液耗伤，糟粕炼成燥矢，始可下之。暑热为阳邪，火必克金，故先犯肺，火性炎上，难得下行。若肺气肃降有权，移其邪由腑出，热势得以宣泄，正是病之去路，升提胡可妄投？所以温热之病，大便不闭者，为易治，以腑气通，则脏气安也。世每于暑热下利，治同伤寒，悉用柴、葛升提。陈平伯犹有斯弊，故王孟英云尔。须知下利因于燥热，润药亦多可用。仲圣以猪肤、白蜜治温病下利，《寓意草》论肺热下利最详，学者宜究心焉。

又曰：《湿热条辨》云：阳明之邪，仍假阳明为出路一言，真治温热病之金针也。盖阳明以下行为顺，邪既犯之，虽不可孟浪攻泻，断不宜截其出路。故温热自利者，皆不可妄行提涩也。

十九、阳明伤暑，发斑者，清暑化斑汤主之。

方义并见第二卷第二十条。

叶香岩曰：若斑而出热不解者，胃津亡也，主以甘寒，重则如玉女煎，王孟英曰：非谓玉女煎之原方，言如玉女煎之石膏、地黄同用，以清未尽之热，而救已亡之液，是变白虎加人参法，而为白虎加地黄法，为清气血两燔之正治。不然，胃液虽亡，身热未退，原方之熟地、牛膝安可投乎？轻则如梨皮、蔗浆之类。尤拙吾曰：芦根、梨汁、蔗浆之属，味甘凉而性濡润，能使肌热除而风自息。或其人肾水素亏，虽未及下焦，先自彷徨矣，必验之于舌，如甘寒之中加入咸寒，务在先安未受邪之地，恐其陷入易易耳。章虚谷曰：名肾水亏者，热尤难退，故必加咸寒，如元参、阿胶、龟板、鳖甲之类。所谓"壮水之主，以制阳光"是也。

二十、阳明伤暑，发疹者，清肺宣风散去豆豉、前胡，加细生地、丹皮、大青叶、玄参主之。热甚者，清暑化斑、甘露饮等主之。

第二卷第二十条"为误汗所致"，此二条，为热盛所致，其为斑疹一也。热闭荣中，多成斑；热郁经络，多成疹。故斑属血者恒多，疹属气者不少。方书谓斑色赤者，属胃热，或红或赤，总以红活荣润为吉，晦暗瘀滞为凶。然红愈深，则血热愈炽，甚至娇艳如胭脂，必大剂凉血，使火退转淡为稳。紫者热极，五死一生，有紫赤类鸡冠花而更艳，血分火毒充斥，不急大凉，必至变黑而胃烂矣。黑者胃烂，九死一生，然黑斑而光亮者，热极毒炽，虽属不治，倘元气犹充，依法治之，或可挽救。若黑而晦者，黑暗则元气败。必死。若黑而隐隐四旁赤色，其气血尚活。是火郁内伏，大用清凉透发，间有转红成可救者。又有蓝斑，亦为险恶之候，再合脉证，方可断之。大凡斑疹，皆是邪气外露之象，发出之后，宜神情清爽，为外解里和之意。如斑疹出而昏者，正不胜邪，内陷为患，或胃津内涸之故，多成死候。

余师愚曰：余断生死，则又不在斑之大小、紫黑，总以其形之松浮紧束为凭耳。如斑一出，松活浮于皮面，红如朱点纸，黑如墨涂肤，此毒之松活外现者，虽紫黑成片，可生；一出虽小如粟，紧束有根，如履透针，如矢贯的，此毒之有根锢结者，纵不紫黑，亦死。苟能细心审量，神明于松浮紧束之间，决生死于临证之顷，始信余言之不谬。

又有白疹，王孟英云：白疹即白㾦也。是湿热之邪郁于肺经气分，失于轻清开泄，幸不传及他经，而从卫分发出白疹，小粒如水晶色，<small>杨素园云：肺胃热素盛者，多见此证，在温病中为轻证，不见有他患。平人夏月亦间有之。</small>治当清理其气分之余邪。邪若久郁，虽化白痦，则气液随之以泄而转伤，宜甘濡以补之。或病久中虚，气分大亏，脉微弱而气倦怯，发白痦如枯骨者，多凶，为气液竭也。<small>汪谢城云：白如枯骨者，非惟不能救，并不及救，其白如水晶色者，绝无紧要。然不知甘濡之法，反投苦燥温升，则不枯者亦枯矣。</small>

康氏子，年十八，素禀阴虚，骨小肉脆。乙未七月，患暑证。医者始用疏散，继用芩、连，再用硝、黄，病势日剧。邀余诊治。六脉细数，唇舌焦红，口渴，苔色灰燥，日夜纯热，无汗，肌肤干枯，两目赤色，烦躁不宁，昼夜不寐，兼之下利。此证本非表受寒邪，又非湿热秽浊，故疏散、苦寒、下逐，皆足以耗津铄液，伤其正气，脾阳下陷，而为挟热利。本少年，气血尚未枯涸，暑邪不致内陷心包，犹在肺胃。然目赤如火，昼夜不寐，荣热亦炽，肝阳欲动。遂投羚角、鲜斛、鲜地、元参、人黄、丹、麦、膏、知、薄、桔、银、菊、绿豆衣、芦根、钩藤等味。服下即发赤斑，连片无隙，皆在上身，而下身绝无，病势顿解，继用甘凉生津化热而愈。可知斯证初起，即用轻清气分，病当即愈，乃一误再误三误，遂致暑邪由浅入深。今得凉血清透之品，则荣热清，肝火降，而郁于肺胃之火得泄于肌表，又可所谓"斑解"是也。

清肺宣风散 <small>见第二卷第十三条</small>

清暑化斑汤 <small>见第二卷第二十条</small>

清暑甘露饮 <small>见上第五条</small>

又有阴证而发斑疹，色淡红而稀少，四肢微冷，口不甚渴，脉不洪数。此胃气虚，虚火外溢为虚斑、虚疹，当温养气血。或胸胁微见数点，面赤足冷，或下利清谷，脉见微细，或浮大，按之而空。此阴寒盛，格阳于外，内真寒而外假热，为阴斑、阴疹，宜大补气血，再加桂、附，引火归元，如十四味建中汤即十全大补汤加苁蓉、麦冬、半夏、附子也。之类。误投凉药即死，实火误补亦死，最宜细辨。

按：阴证发斑疹者，或因汗吐下后，中气虚乏，或因虚证误服凉药，阴寒伏于内，元气虚极，逼其无根失守之火，游行于外而发，其色淡红，隐隐见于肌表而稀少，与阳证斑疹色紫赤而稠密者迥殊。然阴证发斑，百无一二。故吴鹤皋[①]曰：以参、芪、桂、附而治斑，法之变者也。但医者既知其常，尤当识其变也。

二十一、凡暑热斑疹，误用升提则衄，或厥，或呛咳，或神昏瘈疭，用壅补则霿[②]乱。

《条辨》云：此治斑疹之禁也。斑疹之邪在血络，只喜轻宣凉解。[批]尝见小儿，医有过用升提而死者。若用柴胡、升麻一切辛温之品，升引火邪，使热血上循清道则衄；过升则下竭，下竭者必上厥；杨素园云：温热病多有发疹者，误升则邪入肺络，多喘吼而死。肺为华盖，受热毒之熏蒸则呛咳；心位正阳，受升提之摧迫则昏瘈。若至壅补，使邪无出路，络道比经道最细，诸疮痛痒，皆属于心，既不得外出，其势必返而归之于心，不霿乱得乎？

---

① 吴鹤皋：即吴崑（1551—1620），字山甫，号鹤皋，明代著名医家，著有《医方考》《脉语》《素问吴注》《针方六集》。

② 霿（méng 蒙）：天色昏暗。此指头昏目眩。

二十二、阳明伤暑，复发斑疹，外出不快，秽浊内壅特甚者，清暑化斑汤略加调胃承气微和之，得通则已，不可令大泄，大泄则内陷。

此斑疹下法，微有不同也。斑疹虽宜宣泄，但不可太过，令其内陷。斑疹虽忌升提，亦畏内陷。方用调胃承气者，避枳、朴之温燥，取芒硝之入阴，甘草败毒缓中也。参《条辨》。

调味承气汤方见上第八条

二十三、阳明暑毒，发痘者，如斑疹法，随其所在而攻之。

《条辨》云：暑毒发痘，如小儿痘疮，或多或少，紫黑色，皆秽浊太甚，疗治失宜而然也。虽不多见，间亦有之，随其所在而攻。谓脉浮，则用轻清气分。血热加生地、玄参，渴加花粉、麦冬，毒重加金汁、人中黄，小便短，加山栀、藕汁、茅根之类。脉沉，秽浊内壅者，酌轻重下之。

二十四、阳明伤暑，发斑，发疹，发痘，疮毒，兼神昏谵语者，佐以安宫牛黄丸等主之。

《条辨》云：心居膈上，胃居膈下。虽有膈膜遮隔，其浊气太甚，亦可上干心包。且病自上焦而来，故必以芳香逐秽开窍为要也。

余师愚曰：暑热疫毒发斑，毒之散者也；发疮，毒之聚者也。何以知其是热疫所聚？寻常疮脉，洪大而数，热疫之脉，沉细而数。鹤按：亦有洪大而数者，总当以兼证为凭。寻常疮证，头或不痛，热疫则头痛如劈，沉不能举，是其验也。其兼证有目红面赤者，有忽汗忽躁者，有昏愦如迷者，有身热肢冷者，有腹痛不已者，有大吐干呕者，有大泄如注者，有谵语不止者，有妄闻妄见者，有大渴思冰者，有烦躁如狂者，有喊叫时作、若惊若愓者。病态多端，大率类是。误认寻常疮证，温托妄施，断不能救。

王孟英曰：暑湿热疫诸病，皆能外发痧疮。然病人不自知其证发之由，外科亦但见其外露之疮，因而误治者最多，人亦仅知其死于外证也。噫！

安宫牛黄丸等方均见第二卷第二十四条

二十五、阳明伤暑，干呕口苦而渴，尚未可下者，清燥地黄汤加竹茹、姜汁主之。不渴而舌滑者，属湿温。

《条辨》此条，用黄连黄芩汤，其注曰：温热，燥病也，其呕由于邪热夹秽，扰乱中宫而然。余谓此语诚然，但芩、连湿热门中之药也，其性苦燥，非渴者所宜，既知温热燥病也。犹以苦燥之物，增其燥而益其渴耶？且与禁用苦寒一条，自相矛盾乎！故易以清燥地黄彻其热，反佐姜汁以辟秽，竹茹平肝清胃。盖暑热犯胃，致肝火上冲，频频干呕者有之，旋食旋吐者有之，法宜清胃降气为主，胃气清降，不必止呕而呕自止。若口不渴，或虽渴不嗜饮，舌苔黄滑不燥，而见呕逆者，是湿热上冲，则黄连、半夏尤为要药矣。

按：呕之因甚繁，惟治其源而呕自止。本条为纯属暑热之呕。有因于寒湿者，应于寒湿门中求之。此外，惟湿热蕴郁胃中，最多呕证。又有因伤食而呕者，有因痰饮而呕者，有秽热壅闭肠胃而呕者，有小便不利、水气上逆而呕者，有肺胃不和而呕者，有肝气上逆而呕者。至于病后，有中气伤、脾阳虚而呕者，有过用清下、寒伤肾阳而呕者。为病多端，皆当一一细辨也。

又按：口苦、口甘，同为热证的据。炎上作苦，苦从火化，又胆汁甚苦。稼穑作甘，甘从土化。故口苦为心胆之热外溢，口甘为脾胃之热上腾。惟因湿、因燥，尤当细察兼证，而施治法。

清燥地黄汤 见下第三十三条

兹加竹茹一圈，加姜汁一二匙。

二十六、阳明伤暑，苔黄燥，舌绛而干，法当渴，反不渴者，热在荣分也，清宫养荣汤主之。若苔滑者，不可与也。

热入于荣，舌色必绛。绛，深红色也，故是条以舌绛为主。舌绛不渴，夜甚，乃入荣的候。暑热传里，理当渴甚，热在气分则渴。渴乃暑之本病，今反不渴，滋人疑惑，而舌绛且干的系暑病。盖暑热深入荣分，蒸腾荣气，上潮于口，故不渴，不可疑不渴非暑病也。曾过气分，故苔黄而燥。热居荣分，故舌色绛也。以清宫养荣，直清包宫荣分之热，因神未昏，故不佐牛黄、至宝也。若舌苔白滑、灰滑、淡黄而滑，不渴者，乃湿气蒸腾之象，不得用养荣，柔以济柔也。湿邪最忌柔润药，当于伤湿、暑湿例中求之。

按：舌苔滑而口不渴者，乃为湿气。若温热病，一发便壮热烦渴，舌正赤而有白苔者，虽滑即当清里，切忌表药及温燥药。

清宫养荣汤 方见第二卷第二十四条

二十七、阳明伤暑，无汗，实证未剧，不可下。小便不利者，禁用淡渗。清燥地黄汤加鲜藕汁、芦根汁、茅根汁主之。

《条辨》云：大凡小便不通，有责之膀胱不开者，有责之上游热结者，有责之肺气不化者。暑热之小便不通，无膀胱不开证，皆上游热结与肺气不化而然也。热结则液干而便少，非关湿阻，故无取于淡渗，而以甘寒润之也。金受火刑，化气维艰，得凉润而气化及于州都，小便自利矣。略参拙意。

此条脉证，《条辨》主以冬地三黄汤，甘苦并用，似属对证，不必更改其方，然则余易之者何故？盖伤暑温热，纯热病也。纯热之病，但有燥而无湿，最恶苦燥，而喜柔润。惟暑湿之病，正喜苦以燥之。故一则犹惧三黄之苦燥，二则恐伤暑之与暑湿相混，地界不清也。因以冬地三黄汤收入暑湿门。见下第五十五条。凡应用苦寒之药者，即属湿温证，始醒学者眉目。

清燥地黄汤方见下三十三条

兹加鲜藕汁半酒杯冲、芦根汁半酒杯冲、茅根汁半酒杯冲。

二十八、暑热温病，小便不利者，淡渗不可与也，忌五苓、八正辈。

《条辨》云：此用淡渗之禁也。暑热有余于火，不足于水，惟以滋水泻火为急务，岂可再以淡渗动阳而烁津乎？奈何吴又可于小便条下，特立猪苓汤，乃去仲景原方之阿胶，反加木通、车前，渗而又渗乎？其治小便血分之桃仁汤中，仍用滑石，不识何解。

王孟英曰：苓、泽等药，皆渗利之品，溺阻膀胱者，藉以通导。若暑热内炽，则水已耗夺，小溲自然浑赤短涩，但宜治其所以然，则源清而流自洁，岂可再投分利，而为砻糠打油①之事乎？

二十九、暑热温病，燥热大渴，欲解燥者，重与甘寒。苦寒不可与也，与之燥反甚。

《条辨》云：此用苦寒之禁也。暑热有余于火，不用淡渗犹

① 砻糠（lóngkāng 龙康）打油：比喻做没有用的事情。砻糠，稻谷辗磨后脱下的外壳。

易明，并苦寒亦设禁条，则未易明也。举世皆以苦能降火，寒能泻热，坦然用之而无疑，不知苦先入心，其化以燥，服之不应，愈化愈燥。[批]原评：申苦寒禁，尤吃紧。宋人以目为火户，设立三黄汤，久服竟至于瞽，非化燥之明征乎？吾见暑热而恣用苦寒，津液干涸不救者甚多，盖化气比本气更烈。吴又可屡诋用黄连之非，而又恣用大黄，惜乎其未通甘寒一法也。

三十、元气本虚，吸受暑热，或暑热久延伤气，气短倦怠，精神减少，身热多汗，心烦口渴溺黄，舌苔薄黄津少，脉虚者，清暑益气汤主之。

元气本虚，吸受暑热，与暑热久延而伤元气，虽病之先后不同，而法宜清补则一。气短倦怠，精神减少，脉虚者，中气受伤也；身热多汗，心烦口渴，溺黄者，阳明暑热也；舌苔薄黄津少，为但有暑燥而无湿滞之征。故以清暑养津而益元气为法。若见黄腻而滑，必兼湿滞，又当参入开滞化湿，而洋参、麦冬未可混投矣。

清暑益气汤方甘温益气兼甘凉，养肺胃之津而清暑热法

生於术一钱五分　人参一钱五分　霍石斛二钱　麦冬肉二钱
生甘草五分　西洋参一钱五分　天花粉三钱　绿豆衣二钱　西瓜翠衣三钱　秔米一撮　鲜荷杆尺许，去刺　鲜苇茎一两，去须节

水三杯，煮取一杯服，渣再煎服。

方歌：清暑益气汤术人参，石斛麦冬甘草生，洋参花粉豆衣翠，秔米荷杆鲜苇茎。

三十一、暑热劫燥胃液，肝胆之气上逆，口大渴，胸闷欲绝，干呕不止，脉细数，舌光如镜者，加味五汁饮合四磨饮主之。

此荣阴素亏、木气素旺者。热灼阳明，耗其津液，舌光无苔，津枯而非浊壅，反胸闷欲绝，干呕不止者，肝胆之气上逆也。故以诸汁，清阳明之热而滋胃液，合用辛香，调肝胆之气以平冲逆。不用煎者，取其气之全耳。按：《湿热条辨》此条，首标湿热，然观其叙证用药，是暑热烁液、平日肝阴素亏、肝气不和之证，与湿无涉。

王孟英曰：凡治阴虚气滞者，可以仿此用药。

加味五汁饮方

即五汁饮见第二卷第二十二条。再加鲜生地汁、金汁，与五汁和匀服。

四磨饮方苦辛温芳香，宣降平逆法

木香或用沉香 郁金 香附 乌药

共磨汁，等分和匀服。

三十二、阳明伤暑，下后数日，热不退，或退不尽，口燥咽干，舌苔金黄色，脉沉而弱者，清暑甘露饮主之。脉沉而有力者，加大黄微和之。若舌苔干黑者，加鳖甲、龟板主之。

此以下，皆下后之治法也。暑病下后，热邪已净，必然脉静身凉。热邪不净，有延至数日，热邪与秽浊，复聚于胃，须再通其里者，甚至屡下而后净者，诚有如吴又可所云。但正气日虚一日，阴津日耗一日，须加意防护其阴，不可稍有卤莽，是在任其责者，临时斟酌尽善耳。吴又可于热邪复聚之证，但主以小承气，本论于此处分别立法。参《条辨》。

按：舌苔干黑，系下后耗及肾阴，故加鳖甲、龟板之咸寒，以救肾水之涸。

三十三、阳明伤暑，下后无汗，脉不浮而数，清燥地黄汤主之。

无汗而脉数，邪之未解可知，但不浮，暑热仍在血分。既下之后，又无连下之理，故以清燥法，增水敌火，使不致为灾，一日半日后，相机易法，即吴又可下后间服缓剂之法也。但又可清燥汤中，用陈皮之燥、柴胡之升、当归之辛窜，津液何堪？以燥清燥，有是理乎？此条乃用其法，而不用其方。参《条辨》。

清燥地黄汤方甘凉微苦法

细生地五钱　麦冬五钱　丹皮三钱　霍石斛三钱　人中黄一钱五分　瓜蒌根三钱　知母二钱，盐水炒　玄参三钱　枇杷叶四片，去毛，蜜炙　梨汁半杯，冲入　蔗浆半杯，冲入

水四杯，煮取一杯服，渣再煎服。

加味法：咳嗽胶痰，加北沙参三钱，白花百合三钱，川贝母二钱去心，甜杏仁三钱舂碎，瓜蒌仁三钱舂碎。

方歌：清燥地黄汤地麦冬，丹皮石斛与人中，蒌根知母玄参共，枇杷梨汁蔗浆冲。咳嗽胶痰沙参入，百合川贝杏蒌舂。

三十四、阳明伤暑，下后汗出，当复其阴，益胃复阴汤主之。

暑热本伤阴之病，下后邪解汗出，汗亦津液所化，阴液受伤，不待言矣，故云当复其阴。此阴指胃阴而言，[批]原评：恐误认肾阴也。盖十二经皆禀气于胃，胃阴复而气降得食，则十二经之阴皆可复矣。欲复其阴，非甘凉不可。汤名益胃者，胃体阳而用阴，取益胃用之义也。下后急议复阴者，恐将来液亏燥起，而成干咳身热之怯证也。参《条辨》。

益胃复阴汤方甘凉法

细生地五钱　玉竹二钱，炒香　北沙参三钱　麦冬五钱　天花

粉三钱　　霍石斛三钱　　绿豆衣四钱　　白芍药一钱五分　　熟枣仁三钱

冰糖一钱，煎成化入

水四杯，煮取一杯服，渣再煮服。

方歌：益胃复阴汤生地竹，沙参麦冬花粉斛，豆衣白芍并枣仁，加入冰糖胃阴复。

方论：阳明于藏象为阳土，于气运为燥金，病系下后阴伤，阳偏胜，法当救阴何疑。凡病重胃气，法当救胃阴何疑。制阳土燥金之偏胜，养胃阴，配胃阳，非甘凉柔润而何！此即益胃复阴之义也。

三十五、阳明伤暑，下后无汗，脉浮者，清暑白虎汤加细生地主之；脉浮洪者，清暑甘露饮主之；脉洪而芤者，加人参主之。

此下后暑热还气分之证也。暑热之邪，在上中焦气分为浅，在中下焦血分为深。下后里气得通，欲作汗而未能，以脉浮验之，知不在血分，而在气分。治之者，就其浅而清化之，故主以清暑白虎，加生地合麦冬，为养津做汗之具，仍以银花、连翘等，轻清气分，盖亦甘凉合微苦寒轻剂法也。若浮而且洪，暑热炽甚，充斥气血之候，津液立见销亡，则非甘露不可。若洪而且芤，金受火刑，元气不支，则非加人参不可矣。略参《条辨》。

清暑热**白虎汤**方见第二卷第五条

兹加细生地五钱。

清暑热**甘露饮**方见上第五条

证虚脉虚者，加人参三钱。

三十六、阳明伤暑，下后二三日，下证复现，正不衰，脉沉有力者，再缓下之。脉不甚沉，或沉而无力，只可与甘露、润燥六仁辈，不可与承气。

此恐犯数下之禁也。暑热之证，其挟秽浊重者，攻里之后，邪复聚里，甚至秽热屡炽，有下至数十次而后愈者，诚如吴氏所云，总要看其邪正虚实，以定逐秽、谓承气辈。养阴谓甘露辈。之进退。大抵滋阴不厌频烦，攻下切须慎重。盖下后虚邪，与未下实邪不同，攻下稍缓，断无大害，元气一败，无可挽回也。邪少正虚，但与滋阴，便可涤邪，甘露、清燥之属酌用。邪虚两停，滋阴之中，略佐涤邪，润燥六仁主之。即邪炽正未虚者，亦以滋阴为主。燥结甚者，稍加硝、黄，方合下后治法。参《条辨》。

润燥六仁汤方见上第十六条

清燥地黄汤方见上第三十三条

三十七、阳明伤暑，下后大便溏，日夜三四行者，审其病情，随证治之。

下后邪尽，法当数日不大便，今反溏而频数，非其人真阳素虚，关闸不藏，或秽浊未清所致，当细审其脉证虚实，舌苔清浊，而定扶正导邪治法。盖攻邪本为存阴之计，而下后泄泻，反有亡阴之虑。《条辨》用生牡蛎一味，名一甲煎，为秽浊已清者设，既能存阴，又涩大便，且清在里之余热，一物而三用之。

一甲煎咸寒兼涩法

生牡蛎二两，碾细

水八杯，煮取三杯，分温三服。

三十八、暑热久羁，肌肤甲错，或因下后邪欲溃，或因存阴得液蒸汗，正气已虚，不能即出，阴阳互争而战者，欲作战汗也，益肾复阴煎热饮之。虚甚者，人参复阴煎主之。肌肉尚盛者，但令静，勿妄动也。

《条辨》云：伤寒汗解，必在下前，鹤按：伤寒，是寒伤于表，必先用辛温发汗，未有先下者，所以汗解必在下前。伤暑汗解，多在下后。鹤按：伤暑，是暑伤于里，必用寒凉清热，挟秽者，必用硝、黄逐热。下后热气得清，则阴阳和而汗自出，所以汗解，多在下后。[批] 按语理明辞达，解得明晰。缚解而后得汗，诚有如吴又可所云者。凡欲汗者，必当先烦，乃有汗而解。若正虚邪重，或邪已深入下焦，得下后里通；或因津液枯燥，服存阴药，液增欲汗，邪正努力纷争，则作战汗，战之得汗则生，汗不得出则死。此系生死关头，在顷刻之间。战者，阳极而似阴也，肌肤业已甲错，其津液之枯燥，固不待言。故以益肾复阴，或人参复阴，助其一臂之力，送汗出表。若其人肌肤尚厚，未至大虚者，无取复阴之助正，但当听其自然，勿事骚扰可耳，次日再议治法未迟。略参拙意。

其战之得汗则生，汗不得出则死，吉凶判在顷刻，尤当细辨。如汗出身凉，脉静安卧，是正胜邪却，最为吉兆；或汗解后，邪退正虚，阳从汗泄，肤冷倦卧不语，但诊其脉，若虚软和缓，却非脱证，只宜安舒静卧，以养阳气来复，旁人切勿惊惶，频频呼唤，扰其元神，使其烦躁；若汗出肤冷，而脉反急疾，躁扰不卧，便为脱证；倘正不胜邪，徒战而汗不出，诊脉急疾，躁扰不卧，而身热者，死证也；或汗已出而身仍热，其脉急疾而烦躁不安者，亦为正不胜邪，死证也。略参叶氏。

又有狂汗。暑疫将解，忽手舞足蹈，跳床投榻，而后作汗者，最为骇人。然须验其是否作汗。作汗之脉浮而缓，浮为邪还于表，缓则胃气自和，待汗透自愈。脉若浮洪、浮数、浮滑、浮散，虽有汗而烦躁依然，是为发狂，非作汗也。

益肾复阴煎方见第四卷第十条

人参复阴煎方见第四卷第十条附方

三十九、阳明伤暑，应下失下，下之不通，因正虚不能运药，不运药者死，新加黄龙汤主之。

《条辨》云：《经》谓下不通者死，盖下而至于不通，其为危险可知，不忍因其危险难治而遂弃之。正虚不运药者，正气既虚，邪气复实，勉拟黄龙法，以人参补正，以硝、黄逐邪，以冬、地增液，邪退正存一线，即可以大队补阴而生，此邪正合治法也。

新加黄龙汤方《条辨》原方，苦甘咸法

人参一钱五分，另煎　生大黄三钱　芒硝一钱　细生地五钱　玄参五钱　麦冬五钱，连心　海参二条，洗　生甘草二钱　当归一钱五分　姜汁六匙

水八杯，煮取三杯。先用一杯，冲参汁五分，姜汁二匙，顿服之，如腹中有响声，或转失气者，为欲便也；候一二时不便，再如前法服一杯；候二十四刻，不便，再服第三杯；如服一杯，即得便，止后服，酌服益胃复阴汤见上第三十四条。一剂，余参或可加入。

方歌：新加黄龙汤参另纳，大黄芒硝生地合，玄参麦冬并海参，甘草当归共姜汁。

方论：《条辨》云：此处方于无可处之地，勉尽人力，不肯稍有遗憾之法也。旧方用大承气，加参、地、当归，须知正气

久耗，而大便不下者，阴阳俱惫，尤重阴液消亡，不得再用枳、朴伤气而耗液，故改用调胃承气，取甘草之缓急，合人参补正，微点姜汁，宣通胃气，代枳、朴之用，合人参最宣胃气，加麦、地、玄参，保津液之难保，而又去血结之积聚，姜汁为宣气分之用，当归为宣血中气分之用。再加海参者，海参咸能化坚，甘能补正，按海参之液，数倍于其身，其能补液可知，且蠕动之物，能走络中血分，病久者必入络，故以之为使也。

四十、阳明伤暑，下后热退，不可即食，食者必复。周十二时后，缓缓与食，先取清者，勿令饱，饱则必复，复必重也。

《条辨》云：此下后暴食之禁也。下后虽然热退，余焰尚存，盖无形质之邪，每借有形质者，以为依附，必须坚壁清野，勿令即食。一日后，稍可食清而又清之物，若稍重浊，犹必复也。勿者，禁止之词，必者，断然之词也。［批］至语从阅历而得。

四十一、阳明伤暑，下后脉静，身不热，舌上津回，十数日不大便，可与益胃复阴辈，断不可再与承气也。下后舌苔未尽退，口微渴，面微赤，脉微数，身微热，日浅者，可与清燥地黄辈；日深，舌微干者，属下焦复阴法也。勿轻与承气，轻与者，肺燥而咳，脾滑而泄，热反不除，渴反甚也，百日死。

此数下亡阴之大戒也。［批］原评：申数下禁，尤要。下后不大便十数日，甚至二十日，乃阳明津液受伤之故，不可强责其便，但与复阴，自能便也。此条脉静身凉，人犹易解，至脉虽不躁而未静，身虽不壮热而未凉，俗医必谓邪气不尽，必当再下，在又可法中，亦必再下。不知大毒治病，十衰其六，但与存阴退热，断不误事。下后邪气复聚，大热大渴，面正赤，脉躁甚，不在此例。若轻与苦燥，频伤胃阴，肺之母气受伤，阳明化燥，肺无秉气，反为燥逼，焉得不咳。燥咳久者，必身热而渴也。若脾气为快利所伤，必致滑泄，滑泄则阴愈伤，而热渴愈加矣。迁延三月，天道小变之期，其势不能再延，故曰百日死也。[批] 原评：论于存阴退热，类尽之。此则推之于终极也。参《条辨》。

益胃复阴汤方见上第三十四条

清燥地黄汤方见上第三十三条

益肾复阴煎方见第四卷第十条

四十二、**阳明伤暑，口渴甚者，雪梨浆沃之。燥伤胃阴，五汁饮沃之。胃液干燥，热势已杀者，牛乳饮主之。**

尤拙吾曰：阳明津涸，舌干口燥者，不足虑也，若并亡其阳则殆矣；少阴阳虚，汗出而厥者，不足虑也，若并亡其阴则危矣。是以阳明燥渴，能饮冷者生，不能饮者死；少阴厥逆，舌不干者生，干者死。

此以津血填津血法也。

牛乳饮甘寒法

牛乳一杯

重汤炖熟，顿服之，甚者日再服。

五汁饮方、雪梨浆方均见第二卷第二十二条

四十三、**阳明伤暑，下后微热，舌苔不退者，薄荷末拭之。**
以新布蘸新汲凉水，再蘸薄荷细末，频擦舌上。

暑 湿

四十四、**中焦伤湿，脉缓身痛，舌淡黄而滑，渴不多饮，**

或竟不渴，汗出热解，继而复热，内不能运水谷之湿，外复感时令之湿，发表攻里，两不可施，误认伤寒，必转坏证，理胃化湿汤加腹皮、滑石主之。

此承第二卷暑湿门第三十四条而来也。脉缓身痛，有似风寒，风脉浮缓，寒束于表，则身痛。但不浮，舌淡黄滑，风寒外客，则舌薄白。则非风寒矣。若系风寒，汗出则身痛解而热不作矣。今继而复热者，乃秽湿伤阳，阳不卫外之汗，湿属有形之秽浊，留恋于内，但能宣降而清，不能因汗而退，故继而复热。内不能运水谷之湿，脾胃困于湿也；外复受时令之湿，经络亦困于湿矣。倘以伤寒发表攻里之法施之，发表则诛伐无过之表，阳伤而成痉；攻里则脾胃之阳伤，而成洞泄寒中，故必转坏证也。惟以理胃化湿法，开导上下，而以宣通中焦为主。加滑石，体重气轻，降湿极速，腹皮象皮经，兼走经络，俾中州之湿化，而经络之湿未有不化者也。［批］原评：作者于湿病，反复详尽，多前人所未及。较之温热，尤为枕中鸿宝也。略改《条辨》。

理胃化湿汤方见第二卷第三十四条
兹加大腹皮四钱，滑石四钱包。

四十五、中焦伤湿，气阴两虚，发热恶寒，身重而疼痛，其脉弦细芤迟，小便已，洒洒然毛耸，手足逆冷，小有劳，身即热，口开，前板齿燥。若发汗，则恶寒甚，加温针，则发热甚，数下之，则淋甚。益气升阳除湿汤主之。此条系《伤寒论》论暍第二条原文。惟首句"太阳中暍者"五字，余以"中焦伤湿，气阴两虚"八字易之，义见卷首《原病篇》第二条，又见卷六《正误篇》第十四条。

湿为阴邪，《经》曰：地之湿气，感则害皮肉筋脉。然湿之为物，因人而转移，五气皆然。阳旺之体必多热，则湿从阳化而变热湿，归于阳明，即可作暑湿治；阴盛之体必多寒，则湿从阴化而变寒湿，归于太阴，即可作寒湿治。或因秽浊渣滓为依附，而成实证。<small>如下第四十九条。</small>或因其人脾胃素亏，而成虚证，如此条是也。发热恶寒，身重疼痛者，此湿遏中焦之阳，盖荣卫之源，出于脾胃，脾胃湿阻，致荣卫不和，故发热恶寒也。湿主重，湿邪波及于经络，则周身气血不流利，故身重而疼痛也。其脉弦细芤迟者，弦为土伤于湿而木不和，细为虚中夹湿，芤为血少，迟为阳微。小便已，洒洒<small>与"洒"通，洒洒，寒栗貌。</small>然毛耸者，盖小便之去，必由肺经气化而来，故《经》曰：脾气散精，上归于肺，通调水道，下输膀胱。夫肺主气，又主皮毛，凡阳气虚者，于小便解后，每有毫毛耸竖，洒洒然畏寒之状。脾主四肢，手足逆冷者，脾阳不播于四肢也。小有劳，身即热者，以阴虚血少，劳动即虚热内生也。口开者，气短喘促也。阳明之脉络于齿，前板齿燥者，以湿阻中州，阳明之津液，不克宣布于口齿也。若以发热恶寒，误认为表寒而发其汗，是戕其无辜之表阳，则阳愈虚而恶寒愈甚。若以脉弦细芤迟，手足逆冷，误认为里寒而用温针助阳，则反伤其阴而发热愈甚。若以发热之故，误认为实热而下之，则气阴益虚，湿邪乘虚下陷，而为淋甚。惟用人参、芪、术，培补中宫，以益肺气；当归和养其血；麦冬、五味合人参，即生脉散，以制虚火；茅术燥烈，除中州湿邪之正药。凡虚而夹湿者，补中必兼宣通。湿必以阳明渣滓为依附，陈皮合神曲，消融其渣滓，盖渣滓去而湿亦化也；青皮平肝，兼以导滞；升麻、葛根，引阳气上升；黄柏、泽泻，领湿浊下降；甘草协和诸药，姜枣调和荣卫。名之曰"益气升阳除湿"，洵不诬矣。

王孟英以口开、前板齿燥一端，为热炽津枯之候，宜急与甘寒撤热存津，谓赵氏、方氏主用白虎加人参汤，似亦近理云云。余细按是条脉证，实与白虎不合。盖口开齿燥之属热者固多，因气分不足，湿阻中州，阳明之津液不克宣布于口齿，以致口开齿燥者，亦复不少。不可因此一端，而即为暑热之证据也。

益气升阳除湿汤方即东垣清暑益气汤，义见《正误篇》第十四条

人参一钱五分　黄芪一钱五分　冬术二钱，炒　茅术一钱，炒　麦冬二钱　当归二钱，酒洗　五味子五分　青皮一钱，麸炒　陈皮一钱　升麻五分　葛根八分　神曲二钱，炒　泽泻二钱　黄柏八分，酒炒　炙甘草八分　大枣三枚　生姜二片

水三杯，煮取一杯服，渣再煎服。治气阴本虚，而又伤于湿，以致四肢倦怠，精神减少，懒于动作，气短喘促，不思饮食，脉浮缓而迟者，可用此方。若伤湿证，体实脉盛，或虽虚而不甚者，禁用。汗不出而暑湿熏蒸，及伤暑津涸烦渴多火者，大忌。

方歌：益气升阳除湿汤，参芪二术麦冬当，五味青陈升葛曲，泽泻黄柏甘枣姜。

四十六、阳明暑湿，脉洪滑数，面赤身热，头晕，不恶寒，但恶热，舌上黄滑苔，渴欲凉饮，饮下作胀，或得水则呕，按之胸下痛，小便短，大便闭者，阳明蕴热，水结在胸也。徒清热则湿不退，徒祛湿则热愈炽。清暑理湿汤加蒌仁、枳实主之。

此承第二卷暑湿门第三十六条而来也。阳明为水谷之海，鼻食气，口食味，悉归阳明。暑湿受自口鼻，则阳明为必由之路。脉洪滑数，面赤不恶寒，病已正在中焦阳明。热甚则渴，

引水求救，湿郁中焦，不能消水，故饮下作胀。水不下行，反来上逆，则呕。湿阻则不通，故胸下痛。胃气不降，则大便闭。暑湿两伤，不可偏治。故以芩、连清湿中之热，栀、翘清暑热之正药，半、朴宣湿浊之正药。加蒌仁，上可以清热痰，中可以开胸痹，下可以通大便。加枳实者，取其苦辛通降，开幽门而引水下行。合茯苓等，共成宣气利小便之功。气化则湿化，小便利则火腑通而暑自清矣。按：此条别于伤暑，全在舌黄滑、饮下作胀、得水则呕、胸下痛辨之。略改《条辨》。

清暑热**理湿汤**方见第二卷第三十六条

兹加瓜蒌仁三钱，枳实二钱炒，急流水煎服。后条再加光杏仁三钱。

四十七、阳明暑湿，证如上条，不食不饥，浊痰凝聚，心下痞者，前方再加杏仁主之。

证如上条，脉洪滑数等，且不食不饥，而有浊痰，心下痞满，湿热互结，而阻中焦气分。故以半、朴、枳实辈，开气分之湿结；芩、连、蒌仁辈，开气分之热结。再加杏仁，开肺与大肠之气痹，则浊痰降，大便通，而痞满可除矣。略参《条辨》。

四十八、暑湿浊邪，盘踞阳明，恶寒发热，或但热不寒，日晡益甚，头疼身痛，胸痞脘闷，脉不浮不沉而数，舌苔黄滑而腻者，达原饮主之。

六淫中，惟湿为有形质之浊邪，性最黏黏，而归脾胃。脾胃受湿，则健运失职，胃气不宣，水谷因而停滞，故湿邪每与胃中食滞为附丽①。夫胃为十二经之海，凡十二经，皆禀气于

---

① 附丽：附着，依附。

胃。胃气通畅，则十二经之气血，皆得通畅，病安从来？惟其既伤于湿，复伤于暑，暑湿蕴遏，胃气窒滞。所以此条脉证，一皆暑湿浊滞，盘踞阳明，里气不通，则表气不和。故以达原饮通其里，清其热，俾里通而表自和，自然汗出而解。余所云湿食阻滞者，温通开泄，自然得汗，正谓此也，固无取乎羌、葛之辛温表散矣。

达原饮方又可原方

槟榔二钱　厚朴一钱，姜汁炒　煨草果五分　白芍药一钱　黄芩一钱　知母一钱　生甘草五分

水二杯，煮取一杯服。

加味法：刘松峰曰：按证问因，加减出入，无往不利。如因食积而触动其邪者，本方加神曲、麦芽；因肉积者，加山楂之类。余谓因外感寒邪，触动而发者，虽发热，必恶寒甚，苔必黄白杂腻。如见脊强、腰背项痛，此寒郁太阳经也，加羌活一钱；如见目痛，眉棱骨痛，眼眶痛，鼻干不眠，此寒郁阳明经也，加葛根一钱；如见胁痛，耳聋，寒热往来，呕而口苦，此寒郁少阳经也，加柴胡八分；若舌根渐黄至中央，腹满痛，肠中秽浊蕴结也，再加大黄三钱，名**三消饮**又可方，三消者，消三阳经之寒邪，消胃中之湿热，消肠中之秽热也。

方歌：达原饮槟朴破中宫，果芍芩知甘草同。湿热浊滞阳明伏，开泄清中汗自通。疏散表里柴羌葛，三消饮加黄秽结攻。

方论：凡有形质者，暑热得以附丽。所谓形质者，如痰也，湿也，胃中糟粕也，肠中秽浊也，燥矢也，瘀滞蓄血也。治之者，必察其热之所附丽者为何物，而撤去之，始能奏效。盖无所附丽之热，为无形之气，一清即退，如盛夏炎蒸，遇甘霖即

解；有所附丽之热，为有形有物，仅清其无形，不去其有形，热终不退。如红炉薪炭，虽沃以水，每有余烬复燃之患，必撤去薪炭而火始灭。故暑热之与湿滞互结，犹火之附于柴薪也。本方知母、芩、芍，是沃之以水也，槟、朴、草果，撤去其柴薪也，再加大黄，漏去其炸炭也。红炉虽盛，得水则火熄，再抽去其薪炭，自然内外皆凉。盖可知热邪自内达外，若不兼表寒，而用羌、葛以助煽炽者，为非法也。

吴又可曰：治邪不治热。邪之与热，犹形影相依，形亡，而影未有独存者。或问：热亦邪也，何谓治邪不治热？曰：彼所谓邪，指有形质之秽浊，即形也，即薪炭也。彼所谓热，指无形质之暑热，即影也，即附于薪炭之火也。故专用达原饮、诸承气，降浊逐秽，秽浊去而热自清，所谓形亡而影未有独存者，故曰治邪不治热。若纯属无形之暑热，而不挟有形之秽浊，则但当清热，如白虎、甘露辈，皆为的方，而达原、承气辈，均为禁剂。吴氏立论，只顾一边，所以初学殊难领会也。［批］发明形影之理，透辟无遗，心思精细，辞旨畅达。试思方书中，有若是之明晰乎？

又按：吴氏云：虽有头疼身痛，此邪热浮越于经，即是邪热自内达外。不可认为伤寒表证，辄用麻、桂之类，强发其汗云云。此言甚当。而方后又曰：邪热游溢诸经，当随经引用，以助升泄。如见太阳表证，加羌活；见阳明表证，加葛根；见少阳表证，加柴胡。此处不无语病。夫既系邪热游溢于外，而见表证，是表证由里邪所致，但当撤去其里邪而表证自除，岂可复加表散，鼓动其湿热乎？故余谓外挟寒邪者，当分经加羌、葛、柴胡，于义较妥。

田读本论，处处靠定六气，语无泛设，所以叙证用药，理路透澈，明若观火。又谓瘟疫不外六淫，故此条达原饮，一经点缀，便觉显豁。而吴氏《瘟疫论》，可以一以贯之矣。

四十九、阳明暑湿，秽浊太甚，脘腹痞满，按之痛，或自痛，大便闭结，或黑如胶漆，苔厚老黄，脉沉实者，小承气合小陷胸汤主之，或达原饮加大黄亦可。热甚坚硬，加芒硝。

暑湿入阳明，秽浊壅盛，致肠胃不通，胃脘及腹中痞满，或胀疼，大便闭结，或湿热凝滞，大便反不干结，而黑如胶漆，浊邪甚也。秽热熏蒸，致苔厚老黄。脉得沉实，具诸下证，方可议下。故以小承气合小陷胸汤，或达原饮加大黄，涤三焦之邪，一齐俱出，此因病急，故方亦急也。倘不痞满闭结，苔不老黄，则大黄且未使用，况芒硝乎？

按：此条何异于伤暑？因苔厚老黄，而未至于燥别之。若舌已转燥，即为伤暑兼秽浊，当以伤暑法治之。而黄连、半夏、草果等，皆在禁例矣。

硝、黄所以逐阳明之燥结实热，原非湿热内滞者所宜用。然湿邪虽未化尽，而阳明秽热已结，故用小陷胸清热化湿，小承气通滞逐秽。惟湿盛未从热化，秽热未结，阳明未实者，不可下。倘误下之，则利不止。若胃热极盛，胃津欲竭，湿热转成燥热，更挟秽浊，蕴结不通，亟当如上第四条之泄热下夺，否则垢浊熏蒸，神明蔽塞，腐肠燥液，莫可挽回矣。

小陷胸汤方仲景原方，苦辛寒法

法半夏二钱　黄连一钱　栝蒌实三钱

合小承气汤，水四杯，煮取一杯服。

小承气汤方见上第七条

五十、阳明暑湿，口干不甚渴，腹不满，无汗，小便不利，

心中懊憹者，必发黄。发黄者，三黄清湿汤加茵陈主之。

此湿热三焦均受，惟中焦湿热更盛，与阳明阳土，两阳相搏，不得泄越。口干不甚渴者，以热重湿亦重也。若发热汗出，必为热越，不能发黄也。盖热越则邪不蓄而散，安能发黄哉？惟其无汗，则湿不能由表而泄；便涩，则热不得从里而清。湿蕴热蒸，斯心中懊憹而发黄矣。三黄清湿汤，是"湿淫于内，以苦燥之，以淡泄之，热淫于内，佐以甘苦"之法也。且黄连、黄柏、栀子，其色皆黄，以黄退黄，同气相求也。茵陈者，以其新药因陈干而生，故名茵陈，加之者，取其清芬可以解郁热，苦寒可以泄停湿也。

三黄清湿汤方见第二卷第三十六条

兹加绵茵陈三钱。

五十一、阳明暑湿，无汗，或但头汗出，身无汗，渴欲饮水，腹满，舌老黄厚腻，二便俱闭者，必发黄，四黄清湿汤加茵陈主之。

此与上条异者，在口渴、腹满耳。上条口不甚渴，腹不满，胃不甚实，故不可下。此则胃家已实，但头汗出而身无汗，故湿不得泄，热不得越，则其热之蓄于内者方炽，渴欲饮水，而湿之引于外者无已，湿热蒸署，邪无出表之理，故从事于下趋，由大小便去也。夫发黄，外闭也，腹满，内闭也，内外皆闭，其势不可缓。苦性最急，故以大黄之纯苦，急趋下焦，除实热而减腹满。黄因热结，如橘子色者为阳黄。泻热者，必泻小肠，小肠为丙火，亦非苦不通也。苟非湿热蕴积成实，断不可遽用下法。参《条辨》。

按：发黄一证，不外热湿、寒湿二端，又有宿食、蓄血，不可不知。寒湿发黄，见卷五《寒湿篇》第十一条。而热湿发黄，当权衡其偏胜。湿胜者，小便不利，凡发黄，必以二便为辨。腹中有水声，面、目、身俱黄，色兼黯淡，凡发黄，尤当辨其色。蓄水也，宜利水为主，兼表寒者，参用辛散。如仲景麻黄连翘赤小豆汤是也。热胜者，大小便俱不利，其色黄而鲜明，所谓如橘子色者是也，宜清热为主，秽热壅闭，必用大黄通腑，仅利小便无济也。至于宿食壅于胃脘，亦能发黄，必胸膈痞闷，其黄只在面目，不及周身，二便亦不甚闭，宜楂、曲、菔子辈，温通宣透为主。更有蓄血发黄，腹虽或满或痛，按之而软，小便自利，大便黑润，其黄兼微黑而润泽，宜逐瘀为主，如加减桃仁承气汤是也。方见第四卷第二十五条。

四黄清湿汤方见第二卷第三十六条
兹加绵茵陈四钱。

五十二、阳明暑湿，流布三焦，发热倦怠，目黄咽痛，胸痞脘胀腹闷，泄泻溺涩，肌肤瘾疹，苔黄而腻，津不甚干，湿热犹在气分，甘露消毒丹主之。

湿热流布三焦，所以上则目黄、咽痛、胸痞，中则脘胀腹闷，下则泄泻溺涩，外则肌肤瘾疹。然谛证审舌，皆暑湿纯犯气分，故药亦纯走气分。目黄者，湿热蕴遏，发黄之兆也，故宣之以茵陈；胸痞脘胀腹闷，湿浊用事也，故开之以菖蒲，化之以白蔻、藿香，通之以神曲；泄泻溺涩，湿热归于大肠也，故利之以木通、滑石，开膀胱即所以阖大肠也；肌肤瘾疹，湿热郁于皮毛也，故疏之以薄荷，而以黄芩、连翘，清湿中之热，以贝母、射干，解郁结，化痰涎，开喉痹也。

甘露消毒丹方天士原方，一名普济解疫丹

飞滑石十五两　绵茵陈十一两　淡黄芩十两　连翘四两　藿香
四两　石菖蒲六两　川贝母五两　木通五两　薄荷叶四两　射干四
两　白豆蔻四两

共生晒，忌火烘，研极细末，神曲糊为丸，每服三钱，开
水温服。按照原方，减分两作汤亦得。

方歌：甘露消毒丹治湿温，首主滑石与茵陈，黄芩翘藿菖
蒲贝，通薄射干白蔻神。

**五十三、暑湿蔓延三焦，舌滑微黄，邪在气分者，清气化
湿饮主之；邪气流连，舌绛苔少，湿留气分，暑搏血分者，清
荣化湿汤主之；神识不清，暑闭内窍者，先与紫雪丹，再与清
荣汤。**［批］气、血二字扼要。

蔓延三焦，则邪不在一经一脏矣，故以急清三焦为主。然
虽云三焦，以手太阴一经为要领。盖肺主一身之气，气化则暑
湿俱化，且肺脏受生于阳明，肺之藏象属金色白，阳明之气运
亦属金色白，故肺经之药多兼走阳明，阳明之药多兼走肺经也。
再肺经通调水道，下达膀胱，肺痹开则膀胱亦开，是虽以肺为
要领，而胃与膀胱皆在治中，则三焦俱备矣，是邪在气分，而
主以三石之奥义也。鹤按：三石色白，体重象金，体虽重而气反轻
清，故走气分。若邪气久羁，必归血络，心主血脉，荣之源也，
故以清荣热为主，而兼化余湿。内窍欲闭，则暑邪盛矣，紫雪
丹，开内窍而清暑最速者也。参《条辨》。

清气化湿饮方

生石膏五钱，打碎　寒水石三钱，一名凝水石　法半夏一钱五分
光杏仁三钱　金汁一酒杯半杯，冲　竹茹二钱，炒　银花露二酒杯，冲

白通草二钱　鲜菖蒲一钱五分　飞滑石三钱，包

水四杯煮成，冲入金汁、花露服。

方歌：清气化湿饮主石膏，寒水半夏杏仁曹，金汁竹茹银花露，通草菖蒲滑石包。

方论：《条辨》云：此微苦辛寒兼芳香法也。盖肺病治法，微苦则降，过苦反过病所，辛凉所以清热，芳香所以败毒而化浊也。按：三石，紫雪丹中之君药，取其得庚金之气，清暑化湿利窍，兼走肺胃者也；杏仁、通草为宣气分之用，且通草直达膀胱，杏仁直达大肠；竹茹以竹之脉络，而通人之脉络；金汁、花露，败暑中之秽毒。鹤按：三石汤，何物芳香？故加半夏治湿邪之正，菖蒲宣窍化湿，聊具芳香之气。易其名者，不过顾名思义之意耳。

清荣化湿汤方苦辛寒略兼咸寒法

犀角尖一钱，磨冲　元参三钱　细生地四钱　法半夏二钱　黄连八分　连翘心三钱　银花四钱　丹参三钱　麦门冬三钱　竹叶心三钱　赤小豆皮三钱，赤小豆，乃五谷中之赤小豆，味酸肉赤，凉水浸，取皮用，非药肆中之赤小豆。药肆中之赤豆，乃广中野豆，赤皮、蒂黑、肉黄，不入药者也　鲜菖蒲一钱五分

水四杯，煮取一杯服，渣再煎服。

方歌：清荣化湿汤犀角尖，元参生地半黄连，连翘银花丹参麦，竹叶赤豆菖蒲鲜。

方论：此暑重湿轻之剂也。暑热已内陷于荣分，而余湿犹留于气分，故以犀角、元参、生地等，直清荣分之热，然荣分由气分而来，故以连翘、竹叶等，又清气分也；半夏以化余湿，黄连清热中之湿，赤豆清湿中之热；暑邪陷入，诸窍欲闭，菖

蒲芳香，通窍宣闭，兼能化湿也。若湿邪化尽，暑热独存，即为暑热入荣，则清宫养荣汤，见第二卷第二十四条。乃为的剂，而此方之黄连、半夏、赤豆，皆在禁例矣。

五十四、暑湿三焦均受，舌苔黄白灰相杂，脉数，胸痞闷，潮热，呕恶，烦渴，自利，汗出溺短者，理胃化湿汤加芩、连、竹茹主之。［批］上二条湿轻热重，此条湿热两停。

胸中痞闷，自利呕恶，湿为之也。脉数，潮热烦渴，汗出溺短，热为之也。热处湿中，湿蕴生热，湿热交混，舌苔杂色现焉，非偏寒偏热可治。故以杏仁、二苓、通草，先宣肺气，由肺而达膀胱以利湿，厚朴苦温而泻湿满，芩、连、薏苡，清里而止湿热之利，川连不但清湿热之利，乃苦以降胃火之上冲而止呕恶。白蔻、藿梗，芳香而开闭结，姜、半强胃而宣湿化痰，合竹茹以止呕恶，俾三焦混处之邪，各得分解矣。略改《条辨》。

理胃化湿汤方见第二卷第三十四条
兹加黄芩一钱五分，黄连五分，鲜竹茹三钱。

五十五、阳明暑湿，湿未化尽，津液已伤，口燥咽干，舌苔老黄，胸腹无滞，小便不利者，甘苦合化，冬地三黄汤主之。

此暑湿久蕴，湿邪未清，而燥证又起。舌苔老黄，湿未化尽也；口燥咽干，津液伤而燥证又起也；小便不利，亦津液伤而兼湿热也。若但用救液则助湿，徒用燥湿则耗液。故以麦冬、元参、生地、花露等滋燥清暑，更以三黄燥湿而泻热，通火腑而利小便也。然冬地三黄汤，皆寒凉凝静之药，无宣通流动之品。倘胸腹有秽浊积滞者，当参入流走宣通为要。又此条之别于伤暑，全在舌苔老黄，未至于燥。若舌苔黄燥，是暑湿转为暑燥，宜尊伤暑法治之，而三黄皆在禁例矣。

冬地三黄汤方《条辨》原方，甘苦合化阴气法

麦冬四钱　细生地四钱　元参四钱　银花露半酒杯，冲　生甘草一钱　黄芩一钱　黄连五分　黄柏一钱　鲜苇根汁半酒杯，冲

水四杯，煮取一杯服，渣再煎服，以小便得利为度。

方歌：冬地三黄汤湿未清，热伤津液燥阳明，冬地元参花露入，甘草三黄鲜苇茎。

五十六、风寒暑湿，四气混淆，发热恶寒，身疼无汗，头痛咳嗽，心烦口渴，不欲多饮，胸痞脘闷，小便涩黄，舌苔黄白杂腻，脉数中兼浮者，四气并蠲饮主之。湿热盛，呕逆不止者，加黄连。

内蕴暑湿，外客风寒，杂感混淆，病非一端。既见发热恶寒、身疼无汗、头痛咳嗽之风寒表证，又见心烦口渴、不欲多饮、胸痞脘闷、小便涩黄之暑湿里证，舌苔黄白杂腻，脉数兼浮，均属杂感混淆之象。故以薷、桂、薄、桔，祛散风寒于外，而以栀、翘、半、朴等，清理暑湿于内，是为四气并除之法。暑湿甚者，复加黄连，以清暑燥湿而降逆也。夫暑湿大忌发汗，汗之名重暍，多致不救。兹以风寒在表，故以薷、桂等汗之。学者于此，可悟古人禁汗、发汗之理矣。

四气并蠲饮方辛温辛凉兼苦寒淡渗法

陈香薷一钱　桂枝八分　薄荷一钱，次入　桔梗八分　青蒿三钱　焦山栀三钱　连翘二钱　法半夏一钱五分　制厚朴一钱五分　泽泻三钱　飞滑石四钱，包

水四杯，煮取一杯服。

依本方加姜汁炒川连五分为君，名**加味黄连香薷饮**。

方歌：四气并蠲饮薷桂枝，薄荷桔梗青蒿栀，连翘半朴泻

滑石，加味黄连香薷饮君主之。

五十七、阳明暑湿，湿气已化，暑热独存，口燥咽干，渴欲饮水，面目俱赤，舌苔黄燥，脉沉数者，随其轻重，气血虚实，作伤暑、中暑治之，上、下焦同法。

暑湿二气，本有偏多偏少。其有体瘦质燥之人，感受暑重湿轻之证。湿先从热化尽，只余暑热，则清暑甘露诸方法，可因证而施矣。盖暑之伤人也，阴虚而多火者，暑即寓于火之中，为汗出而烦渴之燥热证，宜清热润燥；阳虚而多湿者，暑即依于湿之内，为身热而疼重之湿热证，宜清热燥湿。由是论之，其有暑去湿存者，作伤湿治；又有先暑湿，后变寒湿者，作寒湿治。皆可从此类推，不待言矣。［批］随机应变，不可胶柱。

卷四　中焦下焦篇

中暑　春温　风温　热病　伤燥　冬温

一、阳明伤暑久羁，或已下，或未下，暑热不杀，必陷入肝肾，耗其阴液。肾属水，肝属木，天一生水，水涵肝木，木主春生，乙癸同源，故主治亦同也。

暑热久羁阳明阳土，未有不克少阴癸水者，是为土燥水竭，土干而水亦干，水干而土亦干矣，干则阴竭矣，阴竭则阳不能独留，而阳亦脱矣。所以暑热证，处处必以救阴为主者，皆为留阳之地步耳。[批] 论阴竭阳脱之理，简而明显，约而该括，存阴即为留阳。语甚吃紧①，学者审之。或已下而阴伤，或未下而阴竭。盖暑热必先耗胃津，继灼肾液，阳明不治，陷入肝肾，势所必至耳。又胆与膀胱，亦处下焦，兹何不言？夫胆与膀胱，肝肾之腑也，言脏而腑在其中矣。且暑热陷入肝肾，凡下焦阴液，包大、小肠而言。均受销铄，无待言矣。

二、少阴之为病，面目俱赤，视听不了了，身灼热，咽干，口大渴，舌焦苔黑，或齿舌纯黑，苔刺如锋，鼻煤唇裂，心烦不安，大便闭，小便赤，手足心热甚，脉沉细而数者，少阴中暑也。或兼手足瘛疭，目张不合，两手握固，甚则发厥者，厥阴中暑也。

只言中暑者，概春温、热病、伤燥、冬温而言也。不曰伤

---

① 吃紧：重要。

而曰中者，暑热陷入肝肾，病势极深，不得复言伤也。凡温热病陷入肝肾者，皆以中热名之可也。后凡言少阴中暑、厥阴中暑者，指此条脉证而言也。［批］纲举目张。面赤，火炎上也，暑热之证，每多面赤。倘热甚而面不赤者，为气血两竭，则危；若现青黑者，必死；若绝证见，气喘面赤者，亦死，以浮阳尽露于外也。目为肝之窍，白睛属肺，目赤，肝火反克金也。瞳子属肾，耳为肾之窍，水涸则目睆睆如无所见，精脱者耳聋，二句本《灵枢》。故视听不了了也。灼热如烧灼，热自阴分骨髓中出也。咽干，口大渴，胃肾之阴并耗也。齿为骨之余而属肾，手足阳明之脉络于齿，舌焦苔黑，苔刺齿黑者，譬如赤日炎烈，则水竭土裂，物受火焚，则变为焦黑矣。鼻为肺之窍，火铄肺金则鼻煤；唇为脾之华，热灼脾阴则唇裂。心火自焚则烦。阳亢不入于阴，阴虚不受阳纳，故不得安卧也。大便闭，小便赤，大小肠、膀胱，均无阴以化也。肾脉发于涌泉，足心穴名。心包脉入于劳宫，手心穴名。暑热深入阴分，故手足心热甚也。沉细，少阴之本脉也。若沉细而微，与阴证并见者，是少阴中寒之脉，急投温肾回阳，仲景《伤寒论》少阴篇所以有四逆、附子等汤也；若沉细而数，与阳证并见者，是少阴中暑之脉，急投清暑救阴，仲景少阴篇所以又有大承气、黄连阿胶汤也。［批］以少阴中寒之证为陪衬，愈见精神跃出，真能善读仲景书者。然大承气，名虽救阴，其实但能逐秽，倘阴液将竭之时下之，是竭其津而速其死也。黄连阿胶汤，虽有胶、黄之润，而芩、连究竟苦燥伤阴之物。［批］芩、连苦寒伐胃，多服久服，反从火化，第可荡邪涤热，不能济弱扶虚，论中谆谆戒慎，不使阴虚者沾唇，用心精细，非他人可及。是以清暑救阴一法，不得不设也。手足瘛疭，肝阳扰动不宁也。目张不合，肝风内炽，阳不下交于阴也。《素问》曰：肝者，将军之官，在变动为握。两手握固，劲厥之象，以肝本刚脏也。厥阴热甚，每多发厥，阳极似阴也。

三、少阴中暑，不拘日数，诸证不必悉具，必审其热势充斥，已犯少阴，或未犯而势不能过者，清暑救阴丹主之。

暑热之邪，始自肺胃。热轻者，一清即解。若其人肾阴本亏，肝阳素旺，素有内热者，以药线发动其火药，内外煎熬，最为酷烈。不移时有过卫入荣，故三四日内，竟有燎原不可向迩之势，所以云"不拘日数"也。夫暑热之现证甚多，上条所例，举其大略，不必拘泥其证之悉具、不悉具，只要审其热势，果系充斥，已犯少阴者，投之洵无差误。设或未犯少阴，而势不能过，亦投之者，是思患预防之计，即叶氏所谓先安未受邪之地，恐其陷入易易耳。譬如用兵者，料贼之必扰其地，我先重兵以镇之，则居民自无焚掠蹂躏之患矣。〔批〕用药如用兵，洵夫用兵之要着，转为用药之要着。

四、厥阴中暑，亦同上法。左关脉弦劲而数者，清暑救阴丹倍羚羊角加钩藤主之。

肝属风木，应春而主升，在卦为巽，巽为风也。余谓肝犹龙也。龙，春分而登天，秋分而潜渊。二句本《说文》。肝居下焦，得肾水涵养，犹龙之潜于海底也。应春而主升，犹惊蛰至，龙应雷而升也，龙升则风随之矣。然当为初九勿用之潜龙，《象》①曰："潜龙勿用，阳在下也。"不当为上九有悔之亢龙，《象》曰："亢龙有悔，盈不可久也。"证现手足瘛疭等，承上第二条语。左关脉弦劲而数者，其亢龙有悔之象乎！清暑救阴丹，是介类以潜阳、导龙入海之法也，龙潜而风自熄矣。〔批〕绝妙

---

① 象：指《周易·乾卦·象》，下同。

譬喻，道人所未道。以《易》道比医道，其理愈彰，其病愈显，张景岳作《医易》，亦由是耳。

田按：寒暑二字，犹男女之连称，而前人只识得一半，将此一半留与斯人，作个绝大题目，畅发所怀，独开生面，岂非大快事哉？

清暑热**救阴丹**方甘寒救胃阴咸寒救肾阴法

治上中焦暑热不解，陷入下焦肝肾，热邪充斥十二经，是沃焦救焚之剂也。

真珠粉五分，调冲　犀角尖一钱，磨冲　羚羊角钱半，先煎　铁皮鲜斛四钱或一两，打汁冲　麦门冬四钱或一两，打汁冲　天门冬四钱或一两，打汁冲　天花粉四钱　丹皮三钱　玄参四钱　生鳖甲四钱　玄武板四钱　鲜生地一两，打汁冲　生石决五钱　北沙参三钱　金汁一两，冲入，如无金汁，以人中黄代之

另用银花一两，绿豆衣一两，芦根四两去须节、生石膏三两打碎，陈天水煎汤，代水煮药得宜，频频饮之。

加味法： 痰涎壅盛者，为热痰，加牛黄一分，或竹沥半杯、鲜菖蒲根汁一二匙；解热毒，加板蓝根四钱；血分热毒，加紫草三钱。

方歌： 清暑救阴丹珠粉犀，羚羊鲜斛麦冬天，花粉丹皮玄参共，鳖甲龟板生地鲜，石决沙参并金汁，银绿芦膏代水煎，中暑液竭神昏厥，急投连进莫迟疑。

方论： 此遵《内经》"热淫于内，治以咸寒，佐以甘苦"之法也。暑热之邪，猖獗煽炽，肆虐三焦，则人身之少火皆成壮火，而表里上下充斥燔爆。《经》曰：少火生气，壮火食气。少火者，阳和之生气，即元气也。壮火者，亢阳之暴气，故反

食其元气，食犹蚀也。暑热郁甚，使阳和之气，悉变为亢暴之气，而充斥一身也，有火炎崐冈、玉石俱焚之势。珠粉甘而咸寒，水精所蕴，水能制火，入心、肝二经，镇心安魂；犀角咸寒，凉心泻肝，清胃中大热，救肾水以济心火；羚羊角咸寒，泻心肝邪热，治惊痫搐搦、狂越僻谬、肝阳发动，至妙之品也；鳖甲、龟板、石决、玄参，皆属咸寒，以滋下焦肝肾之阴，所谓"壮水之主，以制阳光"是也。其余甘寒微苦，均为清暑存液之品。夫甘寒走胃，咸寒走肾。是方十二经八脉，虽无不周备，而扼要全在阳明、少阴，以二经为生命之源也，故重用甘咸以救其阴。或用汁者，取其力之全耳。比之古方专任苦寒，为泻火之法者，其孰得孰失，明哲自能辨之。

五、少阴中暑，热邪已退七八，诸证亦减，但虚热未清，手足心热，脉虚大者，益肾复阴煎主之。

此邪热少而虚热多之候也，故手足心热，脉象虚大，以复阴煎复肝肾之真阴，即所以留阳也。［批］复阴即为留阳地步①，防护殊属周密。

六、暑热耳聋，病系少阴，与柴胡汤者必死，六七日以后，热势已杀者，宜复阴辈复其精。

暑热无三阳经证、却有阳明腑证、第三卷已申明腑证之由矣。三阴脏证。盖脏者，藏也，藏精者也。暑热最善伤精，三阴实当其冲。如阳明结，则脾阴伤而不行，脾胃脏腑切近相连，夫累及妻，理固然也。有急下以存津液一法。土燥则水竭，浸假而累及少阴矣，耳聋、不卧等证是也。水竭则木强，即亢之意。浸假而累及厥阴矣，目闭、或目张不合。瘛厥等证是也。此由上

---

① 地步：回旋的余地。

及下，由阳入阴之道路，学者不可不知。按温热耳聋，《灵》《素》称其必死，岂少阳耳聋，竟至于死耶？《经》谓肾开窍于耳，精脱者耳聋。盖初则阳火上闭，阴精不得上承，清窍不通，继则阳亢阴竭，若再以小柴胡汤直升少阳，其势必至下竭上厥，不死何待！何时医悉以陶氏《六书》[①] 统治四时一切病证，而不究心于《灵》《素》《难经》也哉！瑭于温热六七日以外，壮火少减，虚火内炽耳聋者，悉以复阴得效。曰“宜复阴辈”者，不过立法如此。临时对证，加减尽善，是所望于当其任者。参《条辨》。［批］此吴氏独得之要，庸医往往以少阳经失之。

七、暑病已汗而不得汗，已下而热不退，六七日以外，脉尚躁盛者，重与复阴煎。

已与发汗而不得汗，已与通里而热不除，其为汗下不当可知。脉尚躁盛，邪固不为药衰，正气亦尚能与邪气分争，故须重与复阴，扶正以敌邪，正胜则生矣。参《条辨》。

八、暑热误用升散，脉结代，甚则脉两至者，重与复阴，虽有他证，后治之。

《条辨》云：此留人治病法也。即仲景里急，急当救里之义。

按：上二条脉证，本未入少阴，以亦用复阴，故附于此。然脉尚躁盛，倘热邪猖獗，证象未减，即投复阴，必不能杀其势，在阳明自有清暑甘露、清燥地黄等，在肝肾自有清暑救阴、三甲复阴等，择而用之可也。

清暑热**甘露饮**方见第三卷第五条

---

① 六书：即陶华著《伤寒六书》。

清燥地黄汤方见第三卷第三十三条

清暑热**救阴丹**方见上第四条

三甲复阴煎方见下第十条附方

九、暑热病，汗下后，口燥咽干，神倦欲眠，舌赤苔少，与复阴煎。

在阳明下后，与益胃复阴，复胃中津液，以邪气未曾深入下焦。若口燥咽干，舌赤苔少，乃少阴之液无以上供，神倦欲眠，有少阴但欲寐之象，故与益肾复阴，复肾中之阴也。参《条辨》。

按：《伤寒论》少阴篇首条曰："少阴之为病，脉微细，但欲寐也。"此仲景为寒中少阴而言，以阴寒之邪入于寒水之经，两阴相合，真阳衰微，故必有畏寒、但欲寐之状，脉见微细也。[批] 精细绝伦，读书别具只眼。若热邪陷入少阴，则烦躁不宁，必不能寐，故仲景又曰："少阴病，得之二三日以上，心中烦，不得卧，黄连阿胶汤主之。"其义可见。虽然热陷少阴，但欲寐，间亦有之，但其寐有昏昏迷闷之象，时或烦躁，似睡而不得睡，与少阴中寒之但欲寐大相径庭矣。[批] 以昏昏迷闷、时或烦躁之但欲寐为暑热，以无此而但欲寐为中寒，辨别病情，毫无遗义。然则此条之神倦欲眠，必有昏昏迷闷之象在其中矣。

十、暑热深入，或在少阴，或在厥阴，均宜复阴。

此言复阴，为暑热劫阴之总司也。盖少阴藏精，厥阴必待少阴精足而后能生，二经均可主以复阴者，乙癸同源也。参《条辨》。

益肾复阴煎方甘润微咸复肾阴法

治实热已退，肾阴伤耗，虚火内燔，金失滋养，不能生水，心神不宁，六脉虚数，一切阴虚内热等证。

干地黄六钱　云茯神三钱，朱衣　生白芍三钱　阿胶三钱，炖烊化入　熟枣仁三钱　霍石斛三钱　麦冬四钱　甘枸杞三钱　炙甘草一钱五分　鲨鱼翅四钱　血燕根三钱

水四杯，文火缓煎，取一杯服。剧者，日再服。

方歌：益肾复阴煎地茯神，白芍阿胶并枣仁，石斛麦冬枸杞共，炙草鲨鱼并燕根。

方论：此甘润微咸，治虚火之法也。虚中有热，故以石斛、麦冬清而滋之，麦冬益水之上源，谓肺金。石斛养胃，又入肾经，除虚热。热中有虚，故以地黄、枸杞此物纯甘多液，凡呼吸短促，根蒂欲离未离者，可加两许，殊胜熟地。养之。虚热宜敛，故以白芍、枣仁敛之。邪退宜和，故以甘草和之。虚则心神不宁，故以枣仁、茯神宁之。然下焦丧失，皆腥臭脂膏，故以腥臭脂膏谓阿胶、鱼翅、血燕根。补之。阿胶甘平，清肺养肝，滋肾补阴。鱼翅甘平益肺，清金滋阴，补而不滞；血燕大养肺阴，补而能清，甘淡开胃气，微咸能润下。二物虽属血肉有情，甚为清淡，为暑热已退，补虚之妙品也。夫上焦主气，法天之清；下焦主血，象地之浊。无形之气，补之以清芳，人参、於术之属是也；有形之血，补之以浊臭，血肉有情之属是也。本乎天者亲上，本乎地者亲下，各从其类也。

附方：

人参复阴煎，即于本方加人参三钱，以补元阳，藉生阴血。治邪退身不热、精神倦怠、脉虚甚带数者。

龙牡复阴煎，即于本方加生龙骨四钱，生牡蛎八钱，以收敛元神，藉龙骨镇魂，牡蛎清热。治汗出、心神无主、阴阳欲

离未离、脉浮欲散者。

一甲复阴煎，即于本方加生牡蛎八钱，以固下焦。牡蛎性涩，咸寒，既可敛汗，又涩大便，兼能清热。治下焦虚热、大便溏泻。

二甲复阴煎，即于本方加生牡蛎五钱，生鳖甲五钱，以滋肝肾之阴，藉以退热。治阴虚热不彻、口渴骨蒸、脉犹沉数者。

三甲复阴煎，即于本方加生牡蛎五钱，生鳖甲五钱，生龟板八钱，以壮水制火。治阴虚热甚、舌红脉数、瘈疭发厥。

十一、暑热误表，津液被劫，心中震震，舌蹇神疲，病系少阴，宜复阴煎复其津液，舌上津回则生；汗自出，中无所主者，龙牡复阴煎主之；元气虚甚，脉虚大欲散者，再加人参主之。

此足少阴兼手少阴之证也。误表动阳，心气伤则心震，心液伤则舌蹇，气液两伤，精神疲矣，故宜复阴煎复其津液也。若伤之太甚，阴阳有脱离之象，故加龙骨、牡蛎，以固脱留阳，庶几不至于死也。虚甚脉欲散者，非加人参不可。

龙牡复阴煎方见上第十条附方

元气虚甚，加人参三钱。

十二、劳倦内伤，复感暑热，六七日以外不解者，宜复阴法。服后身热减而倦甚，人参复阴煎主之。

此养正辟邪法也。甘能益气，凡甘皆补。素有内伤，复感暑热，存阴则宜复阴，扶阳则宜人参矣。

人参复阴煎方见上第十条附方

十三、少阴中暑，邪热已除，病势亦减，阴液被劫而大便

溏者，一甲复阴煎主之。

此条虽云热除病减，然阴液被劫，仍以救阴为急务。但救阴之药多滑润，因大便溏，故以一甲复阴煎，复阴之中，预防泄阴之弊。略参《条辨》。

一甲复阴煎方见上第十条附方

十四、少阴中暑，真阴欲竭，壮火复炽，心中烦，不得卧者，黄连阿胶汤主之，清暑救阴丹亦主之。

前复阴法，为邪少虚多之治。其有阴既亏而热邪正盛，甘草即不合拍。心中烦，阳邪挟心阳独亢于上，心体之阴，无容留之地，故烦杂无余；不得卧，阳亢不入于阴，阴虚不受阳纳，虽欲卧得乎！此证阴阳各自为道，不相交互，去死不远，故以黄芩从黄连，外泻壮火而内坚真阴；以芍药从阿胶，内护真阴而外扦亢阳。名黄连阿胶汤者，取一刚以御外侮，一柔以护内主之义也。其交关变化神明不测之妙，全在一鸡子黄。前人训鸡子黄，金谓鸡为巽木，得心之母气，色赤入心，虚则补母而已。理虽至当，殆未尽其妙。盖鸡子黄有地球之象，为血肉有情，生生不已，乃奠安中焦之圣品，有甘草之功能，而灵于甘草；其正中有孔，故能上通心气，下达肾气，居中以达两头，有莲子之妙用；其性和平，能使亢者不争，弱者得振；其气焦臭，故上补心；其味甘咸，故下补肾。再释家①有地水风火之喻，此证大风一起，荡然无余，鸡子黄镇定中焦，通彻上下，合阿胶能预熄内风之震动也。然不知人身阴阳相抱之义，必未能识仲景用鸡子黄之妙。谨将人身阴阳、生死、瘥寐图形，开列于后，以便学者入道有阶也。［批］原评：不知阴阳相抱之理，

① 释家：佛教。

亦不知伤寒必当救阳，伤暑必当救阴之妙。参《条辨》。

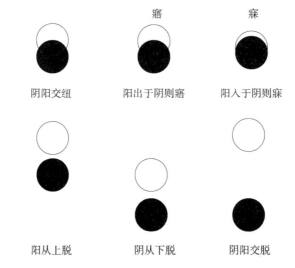

　　按：阳能吸阴，阴亦能吸阳，所谓交纽也。阳病则不能吸阴而阴离，阴病则不能吸阳而阳脱。地球之所以亘万古而不坠者，主尚吸力也。吸力者，即阴阳交纽之谓也。［批］至理。

　　黄连阿胶汤方仲景原方，苦甘咸寒法

　　黄连四钱　黄芩一钱　阿胶三钱　白芍二钱　鸡子黄二枚

　　水八杯，先煮三物，取三杯去滓，纳胶烊尽，再纳鸡子黄，搅令相得，日三服。

　　《条辨》云：此仲景治"少阴病，得之二三日以上，心烦不得卧"之祖方也。二三日以上，表寒传里变热之时也。少阴中寒，则但欲寐。兹以传里之阳邪灼阴，故不得卧，与少阴中暑确乎相合。

　　鹤按：黄连阿胶汤，《条辨》甚称鸡子黄之功用，其言未免过誉，只言其利，而不言其弊者也。鸡子黄诚然美品，但其性极滞，最能腻膈，况生用乎？无病人服之且易饱，而况于病在至危之候乎？更有芩、连之苦寒犯胃，阿胶之黐黏腻胃，能保

其中宫不隔断乎？［批］议论中的。凡百病全尚胃气，有胃气则生，无胃气则死。此证胃气一倒，虽仲景复生，无所施其技。凡寒凉药多犯胃，惟黄连尤甚，比之甘寒咸寒有数倍者，以其味极苦，一则苦能化燥，甘寒咸寒能润能滋，二则胃喜甘而恶苦故也，所以上中焦尚不取用，而况暑热深入下焦，真阴欲竭之时乎？故虽仲景祖方，未敢信以为至当不易，不若以清暑救阴，临时对证，加减得宜为要。故两主之，以俟明手择用之耳。

清暑救阴丹见上第四条

十五、暑热陷入阴分，夜热早凉，热退无汗，热自阴来者，青蒿鳖甲汤主之。

《条辨》云：夜行阴分而热，日行阳分而凉，暑热陷入阴分可知，热退无汗，邪不出阳分，而仍归阴分，更可知矣，故曰热自阴分而来，非上中焦气分之热。故以鳖甲蠕动之物，入肝经至阴之分，既能养阴，又能入络搜邪；以青蒿芳香透络，从少阳领邪外出；细生地清阴络之热；丹皮泻血中之伏火；知母者，知病之母也，佐鳖甲、青蒿，而成搜剔之功焉。再此方有先入后出之妙，青蒿不能直入阴分，有鳖甲领之入也；鳖甲不能独出阳分，有青蒿领之出也。

按：此条乃暑热陷入阴分之轻浅者，故尚有早凉之时，方亦清血分之轻浅者也。余加入地骨皮一味，除肝肾虚热，走表又走里，其味甘淡而寒，不伤胃气，良品也。李时珍曰："予尝以青蒿佐地骨退热，屡有殊功。"［批］读书非同草草。

青蒿鳖甲汤方天士原方，辛凉合甘寒法

青蒿三钱　鳖甲五钱　细生地四钱　知母二钱　丹皮三钱　地骨皮三钱

水五杯，煮取二杯，日再服。

十六、暑热深入下焦，脉沉数，舌干齿黑，手指但觉蠕动，急防瘛厥。热轻者，二甲复阴煎主之；热重者，清暑救阴丹加减主之。

此示人瘛厥之渐也。暑热七八日以后，热深不解，口中津液干涸，但觉手指掣动，即当防其瘛厥，不必俟其已厥而后治也。故以复阴法，加入介属潜阳，使阴阳交纽，庶厥可不作也。参《条辨》。

按：二甲复阴煎，治瘛厥之将作。热势轻者，故可治之，然必须加入羚羊角、丹皮、钩藤之属为得。若热势重者，非清暑救阴丹，临证加减不可。下条亦然。［批］历观辨病用药，已到十分火候。

二甲复阴煎方见上第十条附方

清暑热**救阴丹**方见上第四条

十七、暑热深入下焦，热深厥甚，脉促，心中憺憺大动，甚则心中痛者，三甲复阴煎主之；热盛者，清暑救阴丹加减主之。

前二甲复阴，防瘛厥之渐；即瘛厥已作，亦可以二甲复阴止厥。兹又加龟板名三甲者，以心中大动，甚则痛而然也。心中动者，火以水为体，肝风鸱张，立刻有吸尽西江之势。肾水本虚，不能济肝而发瘛，既瘛而水难猝补，心之本体欲失，故憺憺然而大动也。甚则痛者，阴维为病主心痛，此证热久伤阴，八脉丽于肝肾，肝肾虚而累及阴维，故心痛，非如寒气客于心胸之心痛可用温通。故以镇肾气、补任脉、通阴维之龟板止心痛，合入肝搜邪之二甲，相济成功也。参《条辨》。

《条辨》又曰：此心动，与水停心下之心动悸相反。心为丁火，所恶者客水，所喜者真水，故心与肾并主少阴也。一则水气上凌心，若薪炭之见水而爆沸也；一则水不济火，若游鱼之失水而腾跃也。一则通阳利水，一则潜阳补水，当于脉证辨之。

三甲复阴煎方见上第十条附方

十八、暑热铄阴，既厥且哕，俗名呃忒。**脉细而劲，小定风珠主之。**

《条辨》云：暑热久踞下焦，烁肝阴为厥，扰冲脉为哕，脉阴阳俱减则细，肝木横强则劲。故以鸡子黄实土，而定内风；龟板补任，谓任脉。而镇冲脉；阿胶沉降，补液而熄肝风；淡菜生于咸水之中而能淡，外偶内奇，有坎卦之象，能补阴中之真阳，其形翕阖，故又能潜真阳之上动；童便以浊液仍归浊道，用以为使也。名定风珠者，以鸡子黄宛如珠形，得巽木之精，而能熄肝风，肝为巽木，巽为风也。龟亦有珠，具真武之德而镇震木。震为雷，在人为胆，雷动未有无风者，雷静而风亦静矣。亢阳直上巅顶，龙上于天也，制龙者，龟也。古者豢①龙御龙之法，失传已久，其大要不出乎此。

小定风珠方《条辨》原方，甘寒咸法

鸡子黄一枚，生用　真阿胶二钱　生龟板六钱　童便一杯　淡菜三钱

水五杯，先煮龟板、淡菜得二杯，去滓，入阿胶，火上烊化，纳鸡子黄，搅令相得，再冲童便，顿服之。

---

① 豢（huàn 换）：喂养。

卷四 中焦下焦篇

二〇三

十九、暑热久羁下焦，吸烁真阴，或因误表，或因妄攻，神倦瘛疭，脉气虚弱，舌绛苔少，时时欲脱者，大定风珠主之。

《条辨》云：此邪气已去八九，真阴仅存一二之治也。观脉虚苔少可知，故以大队浓浊填阴塞隙，介类潜阳镇定。以鸡子黄一味，从足阳明，下安足三阴，上济手三阴，使上下交合，接续其一线之生机。阴得安其位，斯阳可立根基，俾阴阳有眷属一家之义，庶可不致绝脱欤！

大定风珠方《条辨》原方，酸甘咸法

鸡子黄二枚，生用　生白芍六钱　生牡蛎四钱　生鳖甲四钱生龟板四钱　干地黄六钱　五味子二钱　连心麦冬六钱　真阿胶三钱　炙甘草四钱　大麻仁二钱

水八杯，煮取三杯，去滓，纳阿胶烊化，再入鸡子黄，搅令相得，分三次服。自汗者，加人参三钱，小麦一撮，石龙骨四钱；悸者，加茯神四钱，小麦一撮，人参三钱；喘者，加人参三钱。

方歌：大定风珠鸡子芍，三甲地黄五味麦，阿胶甘草并麻仁，自汗参麦龙骨石，悸加茯神小麦参，喘入人参生气脉。

二十、暑热久羁，寝不安，食不甘，神识不清，阴液元气两伤者，三才汤主之。

《条辨》云：凡热病久入下焦，消烁真阴，必以复阴为主。其或元气亦伤，又必兼护其阳。三才汤两复阴阳，而偏于复阴为多者也。

三才汤方古人原方，甘凉法

天冬三钱　干地黄五钱　人参三钱

水五杯，浓煎两杯，分二次温服。

二十一、壮火尚盛者，不得用定风珠、复阴煎；邪少虚多者，不得用黄连阿胶汤、清暑救阴丹；阴虚欲痉者，不得用青蒿鳖甲汤。

此诸方之禁也。前数方，虽皆为存阴退热而设，其中有以补阴之品，为退热之用者；有一面补阴，一面搜邪者；有一面填阴，一面护阳者。各宜心领神会，不可混也。参《条辨》。

二十二、痉厥神昏，舌短，烦躁，手厥阴证未罢者，先与牛黄、紫雪辈，开窍搜邪，再与复阴煎存阴，三甲潜阳。临证细参，勿致倒乱。

痉厥神昏，舌蹇烦躁，统而言之，曰厥阴证。然有手经、足经之分。在上中焦以清邪为主，清邪之后，必继以存阴；在下焦以存阴为主，存阴之先，若邪尚有余，必先以搜邪。手厥阴证未罢，如寸脉大，神昏谵语，狂越喜笑之类。参《条辨》。

安宫牛黄丸方、紫雪丹均见第二卷第二十四条

二十三、暑热深入荣分，舌绛脉数，阴络损伤，逼血妄行，下血者，犀角地黄汤加紫草、银花、当归、黑栀、槐花、藕汁主之。

《经》曰：阳络伤则血外溢，如吐血、衄血之类。阴络伤则血内溢。如下血、溲血之类。盖心生血，肝藏血，脾统血。暑热逼迫，走窜脉络，络伤而统者失其统，藏者失其藏矣。所以大进凉血之剂，直清荣分，救阴而泄热，暑热得泄而血自止矣。血止之后，即参扶元养血为要。如归脾汤之类。

按：下血固属热逼荣阴，尤当辨其血色。鲜红者，清热为主，本条是也；若血色紫黯成块而下者，逐瘀为主，如加减桃仁承气汤是也，见下二十五条。须按腹胁有痛处，为瘀蓄征据，

始可用之。瘀清而元虚者，亦以扶元养血为主。

又有便脓血一证，与便血有燥湿之分。便血属燥热，凉润为主；便脓血属湿热，清热兼利湿为主。宜按证权衡施治可也。

犀角地黄汤 见下条

兹加紫草三钱，银花四钱，当归三钱酒炒，黑栀三钱，槐花三钱炒，藕汁半杯。

二十四、暑热搏血，时欲漱口不欲咽，大便黑而易者，有瘀血也，犀角地黄汤主之。

《条辨》云：邪在血分，不欲饮水，热邪燥液则口干，又欲求救于水，故但欲漱口，不欲咽也。瘀血溢于肠间，血色久瘀则黑，血性柔润，故大便黑而易。小便清长，大便色黑，实为瘀蓄之征。犀角味咸，入下焦血分以清热，地黄去积聚而补阴，白芍去恶血，生新血，丹皮泻血中伏火。此蓄血自得下行，故用此轻剂以调之也。

犀角地黄汤方《济生》原方，甘咸微苦法

治暑热伤血，致吐血、衄血、嗽血、便血、蓄血如狂，漱水不欲咽，及阳毒发斑。

犀角三钱　生地黄一两　生白芍三钱　丹皮三钱

水五杯，煮取二杯，分二次服，渣再煮一杯服。

二十五、暑热搏血，谵语昏狂，少腹坚满，小便自利，夜热昼凉，大便黑而易，或亦闭结，脉沉实者，蓄血也，加减桃仁承气汤主之，甚则抵当汤。

《条辨》云：热久入血，最多蓄血一证，致谵语昏狂，喜忘如狂，少腹坚满。然因溺塞者，法当小便不利，今反自利，则非膀胱溺闭可知。夜热者，阴分热也；昼凉者，邪气隐伏阴分

也。大便闭者，血分结也。故以桃仁承气加减，通血分之闭结也。若闭结太甚，桃仁承气不得行，则非抵当不可，然不可轻用，不得不备一法耳。略参拙意。

按：暑热入荣搏血，蓄血恒多，上二条聊具方法。惟其人本有内伤瘀滞，患暑热证，脉兼或芤或涩，其胸腹、胁肋、四肢，有痛不可按而濡者，即为夹瘀征验。宜于应用方中，酌加消瘀之品，如红花、桃仁、归尾、赤芍、玄胡之类，斯能取效。

又按：少腹乃厥阴部分，膀胱居前，大肠居后。热结下焦，有坚满而不痛，有坚满而痛，其因有三：一燥矢，二溺畜，三蓄血。燥矢宜逐秽，如调胃承气是也；溺畜宜利水；蓄血如本条是也。大便闭，满痛而有硬块，不可按者，属燥矢；小便闭，满痛如鼓，不可按而无硬块者，属溺畜脬中；小便利，大便黑易，满痛拒按而软者，见青紫筋者，属蓄血。宜细辨之。又有痛而不满，热伤血分，气滞血凝也，当于应用方中，加调气疏肝活血之品。又有满而不痛，只有寒象而无热证者，下焦寒湿胜而气滞也，当于寒湿门中求之。至于邪热已退，病势已减，或满而不痛，痛而不满，喜温喜按，是为下焦虚证，宜进温补培养为主。

加减桃仁承气汤方《条辨》原方，苦辛咸寒法

大黄三钱，生熟酌用　芒硝一钱　单桃仁三钱　当归三钱，酒洗　赤芍三钱　丹皮三钱

水三杯，煮取一杯服，不知再作服。

按：此方，《条辨》亦照吴又可《瘟疫论》原方。盖以仲景桃仁承气汤减桂枝、甘草，加当归、芍药、丹皮者也。故余以加减二字别之，庶不混杂古方。

抵当汤方仲景原方，飞走攻络苦咸法

大黄三钱　虻虫十枚，炙干为末　桃仁三钱　水蛭四分，炙干为末

水三杯，煮取一杯服，不知，再作服。

二十六、暑热久延，伤气及血，口不渴，声不出，与饮食亦不却，二便自通，默默不语，神识昏迷，不知所苦，进辛香凉泄、芳香逐秽俱不效。此邪在厥阴荣分，瘀凝血络，堵塞神明，非辛香气药所能开泄，宜行血通瘀，吴氏三甲散主之。

《湿热条辨》云：暑热先伤气分，若病久不解，必及于血，致气钝血滞，邪气淹留。然热势虽杀，而久延入络，络脉瘀凝，浊阴坐困清阳，升降尽失，心主阻遏，灵机窒塞，所以神识不清而昏迷默默也。用异类灵动之物，直入厥阴荣分，破滞通瘀，宣泄表里，斯络脉通而邪得解矣。略参拙意。

三甲散方又可原方

龟甲一钱　鳖甲一钱，并用酥炙黄，为末。如无酥，各以醋炙代之　穿山甲五分，土炒黄为末　地鳖虫三个，干者劈碎，鲜者杵烂，和酒少许，取汁入汤药同服，其滓入诸药同煎　白僵蚕五分，切，生用　当归五分　白芍七分，酒炒　蝉蜕五分，洗净，炙干　牡蛎五分，煅为末　甘草三分

水二杯，煎八分，滤去滓，温服。或加柴胡三分，桃仁泥一钱。

方歌：三甲散龟鳖穿山甲，地鳖僵蚕通络法，归芍蝉衣牡蛎甘，气钝血滞所当呷。

二十七、暑热烁阴，下利咽痛，胸满心烦者，猪肤汤主之。

柯氏云：少阴下利，下焦虚矣。少阴之脉上循喉咙，其支者出络心，注胸中。咽痛胸满心烦者，肾火不藏，逼液下走，

液燥则虚火上逆，循经而干于阳分也。阳浮于上，阴伤于下，火不下交于肾，水不上承于心，此未济之象。猪为水畜，而津液在肤，用其肤以除上浮之虚火，佐白蜜、白粉之甘，泻心润肺而和脾，滋化源，培母气，水升火降，上热自除，而下利自止矣。

猪肤汤方仲景原方，甘润法

猪肤一斤，用白皮，从内刮去肥，令如纸薄

上一味，以水一斗，煮取五升，去渣，加白蜜一升，白米粉五合，熬香，和令相得，温分六服。分两悉照原方。

妇人伤暑

二十八、妇人伤暑、中暑，及风温、伏暑、湿温等证，与男子同，悉依上中下三焦治法。但有经水适来适断，及崩漏、胎前、产后，为稍异焉。

经水适来适断，热入血室一证，《伤寒论》少阳篇及《金匮》已明言之，但伤暑与伤寒不同。仲景小柴胡汤，原为少阳伤寒、半表半里而设。盖热入血室，由伤寒转热而来，少阳寒邪，必未全解。故用柴胡升少阳之阳以散之，用黄芩以清里热，甘草、参、枣助正散寒。挟痰饮者，半夏、生姜涤饮止呕。所以加减法云，若胸中烦而不呕，去半夏、人参，加栝蒌实，此仲景活法也。今热入血室，由伤暑而来，本无寒邪，无取乎柴胡之升提；倘中气不虚，无取乎甘草、参、枣之助正；暑本燥热，无取乎半夏、生姜之辛燥辛温。此伤寒与伤暑之所以不同，只可用其法，而不可用其方也。

二十九、妇人伤暑，经水适来，热邪乘势陷入，与血搏结不行，胸胁下满，如结胸状，或少腹满痛，或谵语者，此为热入血室也。轻者，刺期门；重者，当破其血结，于应用方内，减去数味，加入红花、桃仁之属；血结甚者，山甲、大黄之属；凉血，如生地、丹皮之属；若兼气滞，加香附、乌药、枳壳之属。顺其势而利导之，俾热随血去可也。

曰妇人伤暑，统三焦而言也。不论上中下，凡经水适来，而现是证者，皆为热入血室也。血室者，即冲脉，下居腹内，所谓血海是也，为荣血停留之所，经血集会之处。其脉起于气街，并少阴之经，挟脐上行，至胸中而散，故其现证如此。夫血室虽冲脉所属，而心经实血室之主，心生血。为热所扰，故心神不清而谵语也。期门者，肝之穴也，在乳两傍，偏左右稍下。肝藏血，刺之所以泻血分之实热也。至于用药，不必另立主方，即于三焦篇择对证之方，减去不紧要者数味，加入破瘀通络，如归尾、牛膝、泽兰、丹参、赤芍、延胡等，皆可选用。瘀结甚者，当佐山甲、大黄、醉地鳖等，以逐血分瘀热。临证之时，随机应之可耳。

三十、妇人伤暑，经水适断，热邪乘虚陷入血室。搏血而结者，治如上条法；不结者，如下条法。但适来者为实，适断者为虚，不可不知。

此热邪因经水之断，乘虚陷入，亦为热入血室也。但经水适断，血室空虚，热邪乘虚陷入，邪胜正亏，且不从血泻，邪气何由即解？与适来者，有血虚、血实之分，自当照顾其元气，调养其荣血也。

三十一、妇人伤暑，经水适来，昼日明了，暮则谵语，如见鬼状者，亦为热入血室也，但与两清气血而热自解。

此热邪犯气分者轻，犯血分者重，故昼则明了，暮则谵语，如见鬼状也。是虽热入血室，却无胸胁下满，如结胸状，少腹满痛等证，为血不留结，只血分热耳，但与两清气血可也。

叶香岩曰：热陷血室之证，多有谵语、谵语、如狂之象，与阳明胃实相似，此种病机，最宜辨别。血结者，身体必重，非若阳明之轻旋便捷者，何以故耶？阴主重浊，络脉被阻，身之侧旁气痹，连及胸背，皆拘束不遂。故去邪通络，正合其病，往往延久，上逆心包，胸中痹痛，即陶氏①所谓"血结胸"也。

三十二、妇人伤暑，素有崩漏者，冲任多亏，元气必虚，应用方中，减去数味，佐以扶元养血主之。

素有崩漏之患，气血大亏，用药不得尽剂，当处处顾其元气为主，是扶元辟邪法也。

三十三、妊娠伤暑，大清气血。中暑者，禁用香窜。胃实者，承气可用。有病病当，但衰其半而止，勿过焉。

孕妇必多胎火。不受暑热，尚以清火凉血为主，况一受暑热，引动胎火。倘不大清气血，热逼胎升者有之，搏血殒堕者有之。然则清暑诸方，皆为安胎之要剂也。惟审其热在气分、血分，病之浅深、轻重而投之耳。若中暑者，只以清暑为主，不必佐以香窜，如牛黄丸等，皆芳香开窍，走窜入络，为犯胎之药，俱在禁例。若胃实，有不得不用承气者，亦当用之，邪去则胎自安也。惟在辨证明析，用法得当为要。《经》曰：妇人重身，毒之何如？谓可用毒药否。岐伯曰：有故无殒，亦无殒也。大积大聚，其可犯也，衰其半而止，过者死。然须步步保护胎元，恐正损邪陷也。

吴又可云：孕妇时疫，设应用三承气汤，须随证施治，慎

① 陶氏：指陶节庵。

毋惑于参、术安胎之说。病家见用承气，先自惊疑，或更左右阻挠，必致医者掣肘，为子母大不幸。若应下之证，反用补剂，邪火壅郁，热毒愈炽，胎愈不安，搏气搏血，胞胎必损。是以古人有悬钟之喻，梁腐而钟未有不堕者。惟用承气逐去其邪，火毒消散，炎熇顿为清凉，气和而胎自固。用药去病，又见大黄为安胎之圣药。若腹痛如锥，腰痛如折，此时未堕欲堕之候，服药亦无及矣，虽投承气，但可愈疾而全母。昧者以为堕胎，必反咎于医也。或诘其故，余曰：妊娠结粪瘀热，肠胃间事也，胎附于肠胃之外，子宫内事也。药先到胃，秽热才通，胎气始得舒畅，而得所养，是以兴利除害于顷刻之间，何虑之有？但投药之际，病衰七八，余邪渐解，慎勿过剂耳。历治历效，子母俱安。

按：芒硝最能软坚而损胎，万不得已用之可也，否则宜减，不如只用大黄为要，盖此一味，已足以荡涤其邪秽矣。

吴鞠通曰：孕妇温热初起，以速清为要，证重亦必用攻。余治黄氏温热，妊娠七月，胎已欲动，大实大热，目突舌烂，乃前医过于瞻顾所致。用大承气一服，热退胎安，今所生子二十一岁矣。

余师愚曰：母之于胎，一气相连，盖胎赖母血以养，母病热疫，毒火蕴于血中，是母之血即毒血矣。苟不亟清其血中之毒，则胎能独无恙乎？须知胎热则动，胎凉则安。母病热疫，胎自热矣。竭力清解以凉血，使母病去而胎可无虞。若不知此，而舍病以保胎，必至母子两不保也。至于产后以及病中适逢经至，当以类推。若云产后、经期禁用凉剂，则误人性命，即在此言。

三十四、产后伤暑，亦当清润，然多挟瘀、挟虚。挟瘀者，依热入血室法治之；挟虚者，依扶元辟邪法治之。

产后之法，按方书谓慎用苦寒，谓芩、连之属。恐伤其已亡之阴，又能凝血也。余谓苦寒之物，暑热尚且不用，而况产后乎！然产后不患暑热则已，倘患暑热，舍却寒凉，热何得而清？热不清，则瘀血何由而去？是清热亦为去瘀之地步也。然则苦寒固不可用，而甘寒、咸寒亦可用也，但不宜过剂耳。挟瘀者，加入破瘀之品；挟虚者，加入扶元之品。总之毋犯实实虚虚之禁。至于产后血虚发热，类白虎证，及一切杂证自有本门，兹不概赘。

徐洄溪曰：产后血脱，孤阳独旺，虽石膏、犀角对证，亦不禁用。而世之庸医，误信产后宜温之说，不论病证，皆以辛热之药，戕其阴而益其火，无不立毙，我见甚多，惟叶案中绝无此弊，足征学有渊源。

魏柳洲曰：近时专科及庸手，遇产后，一以燥热温补为事，杀人如麻。王孟英曰：不挟温热之邪者且然，况兼温热者乎？

吴鞠通曰：朱丹溪云：产后当大补气血，即有杂病，从末治之；一切病多是血虚，皆不可发表。张景岳云：产后既有表邪，不得不解；既有火邪，不得不清；既有内伤停滞，不得不开通消导，不可偏执。如产后外感风寒，头痛身热畏寒，无汗脉紧，此表邪实病也。又火盛者，必热渴烦躁，或便结腹胀，口鼻舌焦黑，酷喜冷饮，眼眵①，尿痛溺赤，脉洪大滑数有力，此内热实病也。又或因产过食，致停蓄不化，此内伤实病也。又或郁怒动肝，胸胁胀痛，大便不利，脉弦滑，此气逆实病也。

① 眼眵（chī 吃）：眼睛的淡黄色分泌物，俗称"眼屎"。

又或恶露未尽，瘀血上冲，心腹胀满，疼痛拒按，大便难，小便利，此血逆实病也。遇此等实证，若用大补，是养虎为患矣。愚按：二子之说，各有见地，不可偏废，亦不可偏听。如丹溪谓产后不可发表，仲景先师原有亡血禁汗之条，盖汗之则痉也。产后气血诚虚，不可不补，然杂证一概置之不问，则亦不可。张氏驳之，诚是。但治产后之实证，自有妙法。妙法为何？手挥目送是也。手下所治系实证，目中、心中、意中注定是产后。识证真，对病确，一击而罢；[批] 原评：执其两端，用其中于民。治上不犯中，治中不犯下，目中清楚，指下清楚，笔下再清楚，治产后之能事毕矣。如外感自上焦而来，固云治上不犯中，然药反不可过轻，须用多备少服法，中病即已，外感已，即护其虚，所谓无粮之兵，贵在速战。若畏产后虚怯，用药过轻，延至三四日后，反不能胜药矣。余治产后暑热，每用此法。如腹痛拒按则化瘀，喜按即补络，快如转丸，总要医者平日用功参悟古书，临证不可有丝毫成见而已。[批] 原评：胸中要有成竹，临证时却不可先有成见。

按：吴氏《解产难》一卷，论前人之阙略疵谬，皆可法可师，而此论尤为治产后要诀，故附录之，以为后学楷式。

愈后调理

三十五、暑热愈后，或一月，或十旬，面微赤，脉微数，暮热，常思饮，不欲食者，五汁饮主之，牛乳饮亦主之。病后肌肤枯燥，小便溺管痛，或微燥咳，或不思食，皆胃阴虚也，与益胃复阴及五汁辈。

此下二条，暑热愈后，阴亏液燥，虚热之治法也。凡调养病后虚热，宜养心荣，滋肾水，润肺燥，缓肝急，补脾阴，医者之能事毕矣。前益肾复阴煎等，复下焦之阴。此由中焦胃用之阴不降，胃体之阳独亢，故以甘润法，救胃用，配胃体，则自然欲食。断不可与俗套开胃健食之辛燥药，致令燥咳成痨也。参《条辨》。

王孟英曰：不欲食，病在胃，宜养以甘凉，如本条是也。食不化，病在脾，当补以温运。健运脾阳，芳香启胃是也。医者须分别论治。

五汁饮方见第二卷第二十二条

牛乳饮方见第三卷第四十二条

益胃复阴汤方见第三卷第三十四条

三十六、暑热伤及肝肾之阴，愈后阴液不复，上盛下虚，谓真水亏，虚火旺。**昼凉夜热，肌肤枯燥，或干咳，或不咳，精枯不大便者，三甲复阴煎主之，定风珠亦主之，专翁大生膏亦主之。**

《条辨》云：肾主五液而恶燥，或由外受暑热，久羁而伤及肾阴，或不由外感，而内伤致燥，其为燥热一也，均以培养津液为主。肝木全赖肾水滋养，肾水枯竭，肝断不能独治，所谓乙癸同源，故肝肾并称也。三方由浅入深，定风浓于复阴，皆用汤，从急治。专翁取乾坤之静，多用血肉之品，熬膏为丸，从缓治。盖下焦深远，草木无情，故用有情缓治。再暴虚易复者，则用二汤；久虚难复者，则用专翁。专翁之妙，以下焦丧失，皆腥臭脂膏，即以腥臭脂膏补之。较之丹溪之知柏地黄，云治雷龙之火而安肾燥，明眼自能辨之。盖凡甘能补，凡苦能泻，独不知苦先入心，其化以燥乎？再龙雷不能以刚药直折也。肾水足则静，自能安其专翁之性；肾水亏则动而躁，因燥而躁也。善安龙雷者，莫如专翁，观者察之。略参拙意。

专翁大生膏方《条辨》原方，酸甘咸法

人参二斤，无力者以制洋参代之　茯苓二斤　龟板一斤，另熬胶　乌骨鸡一对　鳖甲一斤，另熬胶　牡蛎一斤　鲍鱼二斤　海参二斤　白芍二斤　五味子半斤　麦冬二斤，不去心　羊腰子八对　猪脊髓一斤　鸡子黄二十圆　阿胶二斤　莲子二斤　芡实三斤　熟地黄三斤　沙苑蒺藜一斤　枸杞子一斤　白蜜一斤

上药分四铜锅，忌铁器，搅用铜勺。以有情归有情者二，无情归无情者二。文火细炼六昼夜，去渣，再熬三昼夜，陆续合为一锅，煎炼成膏。末下三胶，合蜜和匀，以方中有粉无汁之茯苓、白芍、莲子、芡实为细末，合膏为丸。每服二钱，渐加至三钱，日三服，约一日一两，期年①为度。每殒胎必三月，肝虚而热者，加天冬一斤、桑寄生一斤，同熬膏，再加鹿茸二十四两为末。

《条辨》又曰：此方不专治前证也。凡上盛下虚，肾液不足，及妇人血海干枯，八脉伤损等证，均可以此治之。其用宏矣。

三甲复阴煎方见上第十条附方

大、小定风珠方见上第十八、第十九条

三十七、暑热证，按法治之，诸证皆退，惟神思不清，倦语不思食，唇舌齿干，溲数不清者，是气液两亏，余热逗留，致胃液不输，肺气不布，清暑益气汤主之。

此暑热病后，肺胃气液两虚，余热逗留气分之证。只宜培

---

① 期年：一年。

补元气，兼清余热，养津，如上条之腻滞阴药，断不可用，又与脾阳虚之当用守补温运者亦异。

清暑益气汤方见第三卷第三十条

三十八、暑病愈后，不思食，倦怠欲寐，时恶风寒，舌淡不干，脉迟虚细，时时泄泻者，是转虚寒也，固肾补中汤主之。

此下数条，暑热转虚寒之治法也。夫伤寒传里变实热者固多，而伤暑末后转虚寒者，间亦有之。暑热病，始终用凉润，病之常者也，始凉后温，病之变者也，故备数方，以为应变之用。盖阳虚之体，即患暑热，愈后本真即露，或过用寒凉所致。此条脉证，虚寒之象显然。固肾补中汤，为补中健脾、固肠止泻之剂。曰固肾者，肾司二便，以肾为胃之关防也。《经》曰："肾者，胃之关也。"

固肾补中汤方甘温扶中辛温固下法

制於术三钱　吉林参须三钱　白芍钱半，酒炒　菟丝子四钱，酒炒　熟枣仁三钱　怀山药四钱　建莲肉十粒，去心　扁豆皮三钱　炙甘草一钱　焦谷芽四钱　煨肉果一钱

水四杯，煮取一杯服，渣再煎服。虚甚者，当用大参三钱。

方歌：固肾补中汤於术参，白芍菟丝与枣仁，山药白莲并扁豆，甘草谷芽肉果温。

三十九、暑病脉，法当数，今反不数而濡小者，热撤里虚也。里虚下利稀水，或便脓血者，桃花汤主之。服后利不止，合固肾补中汤主之。

《条辨》云：暑病之脉本数，因用清热药撤其热。热撤里虚，脉见濡小，下焦空虚则寒，即不下利，亦当温补，况又下利稀水脓血乎？便脓血固多属热，然亦有因虚寒滑脱者。盖内热则

溢出鲜血，内寒则下紫黑如豚肝也。宜明辨之。故用少阴自利，关闸不藏，堵截阳明法。

鹤按：桃花汤，能涩下焦之滑脱，不能补中焦之元气。[批] 精当。服后下利仍在，脾阳衰惫可知，非补中兼固涩法不可。

桃花汤方仲景原方，甘温兼涩法

赤石脂一两，半整用煎，半为细末调　干姜八分　白糯米一合

水三杯，煮取一杯，去渣，纳石脂末调和服。虚甚者，加人参。

按：此条当与上第二十三条便脓血参看。彼属湿热，此属虚滑。临证之际，须将脉证详参，庶无实实虚虚之误。

四十、暑病七八日以后，脉虚数，舌绛苔少，下利日数十行，完谷不化，身虽热者，桃花粥主之。

《条辨》云：上条以脉不数而濡小，下利稀水，定其为虚寒而用温涩。此条脉虽数而日下数十行，至于完谷不化，其里邪已为泄泻下行殆尽。完谷不化，脾阳下陷，火灭之象；脉虽数而虚，苔化而少，身虽余热未退，亦虚热也，纯系关闸不藏见证，补之稍缓则脱。故改桃花汤为粥，取其逗留中焦之意。此条认定"完谷不化"四字要紧。

桃花粥方《条辨》原方，甘温兼涩法

人参三钱　炙甘草三钱　赤石脂六钱，细末　白粳米二合

水十杯，先煮参、草得六杯，去渣，再入粳米煮得三杯，纳石脂末三钱，顿服之。利不止，再服第二杯如上法，利止停后服。或先因过用寒凉，脉不数，身不热者，加干姜一钱。

汪瑟庵曰：一甲煎，见第三卷第三十七条。为下后滑泄者设。

此二方，为阳虚而关闸撤者设，当审证用之。此外有虽下利而邪未净，如热结旁流之类，仍当下。又邪热不杀谷，亦有完谷不化一证，不可不察，当于脉之虚实，并兼现之证辨之。

四十一、暑病愈后，中气不足，心液暗亏，神志不宁，惕惕悸动，夜不得寐者，安神补中汤主之。中气未虚，肝肾阴亏，神魂不藏者，安神镇魂汤主之。

《经》云：神气舍心，精神毕具。又云：心者，生之本，神之舍也。心藏神，暑热既伤液，又伤气，气液两伤，神亦伤矣，故虽愈而一时难复。惕惕悸动，夜不得寐，皆心不藏神之象。心为君主，主不明则精气乱，神不藏则魂魄散。治之者，必以安神补中为首务。俾心血足，则肝得所藏而魂自安；心神藏，则肺得其职而魄自宁也。若中气不虚，但心肝肾三脏之阴亏损，致心不藏神，肝不藏魂，不得安寐，或睡中惊觉，心惕惕然如人将捕之状，故又用养阴，参以重镇和肝一法。

亦有因痰热未清，阻于胃中，以致惊惕怔忡，梦寐不安者，所谓胃不和则卧不安也，宜豁痰化热。中无阻滞，斯阳得下交于阴而病自除。徒用安神补中，亦无益也，不可不知。又有寒湿痰阻滞于中，亦令人不寐，宜祛寒化湿开痰。然察舌审脉，与气液两亏者，迥然不同也。

安神补中汤方甘温扶中酸敛心神法

制於术三钱　蒸玉竹三钱　白芍二钱，酒炒　茯神三钱，辰砂拌　远志肉钱半，去心，炙，辰砂拌　熟枣仁三钱　炒柏子仁三钱　当归身二钱，酒炒　合欢皮二钱，一名夜合　建莲肉十四粒，去心　龙眼肉七枚

水四杯，煮取一杯服，渣再煎服。依本方减去於术、玉竹、莲肉，加制首乌三钱，龙齿三钱，代赭石三钱，玫瑰花七朵，

名**安神镇魂汤**。治心肾阴虚、肝不藏魂、惊惕悸动、神魂飞越等证。

方歌：安神补中汤於术竹，白芍茯神远志肉，枣仁柏子并当归，夜合白莲龙眼属。安神镇魂汤乌齿赭玫入，减却术竹并莲肉。

四十二、暑病愈后，中阳衰弱，卫气不固，脉迟，身凉如水，冷汗自出者，固卫补中汤主之。

此亦阳气素虚之体质。热邪甫退，即露阳虚。故以术、草扶中阳；桂枝得芪皮而固表，又以白芍收之；枣仁、柏仁、浮麦，皆能止汗；麻黄能发汗，根则止汗，能行周身肌表，引药至卫分，而固腠理也。

愈后自汗、盗汗，固属虚象，宜分阴虚、阳虚而补益。然又有余热未清，心阳内炽，或肝肾虚热者，宜清余热，兼养心阴。骤进补益，则余烬复燃而汗愈出矣，亦不可不知。

固卫补中汤方甘温扶中兼固表法

制於术三钱　熟枣仁三钱　生芪皮三钱　桂枝一钱　炒白芍二钱　麻黄根钱半　炙甘草一钱　柏子仁三钱，炒　浮小麦一撮

水四杯，煮取一杯服。若大汗不止，气随汗泄，有亡阳之虑，加人参以助正，龙骨、五味以敛汗镇摄。

方歌：固卫补中汤术枣仁，芪皮桂芍并麻根，甘草柏仁与浮麦，大汗人参龙味增。

四十三、暑病愈后，中气衰弱，面色萎黄，舌淡，不欲饮水，脉迟而弦，食少进者，宜胃补中汤主之。

此亦阳虚之质也，故以小建中法，小建其中焦之阳气。加於术培土生金；佛手、谷芽、松子，皆芳香启胃，所以防枣、

饴之滞也；扁衣调脾和胃。胃和阳复，自然能食，能食则诸阳皆可复也。

宣胃补中汤方甘温补中芳香启胃法

制於术三钱　桂枝一钱　炒白芍钱半　炙甘草一钱　姜汁二三匙　佛手一钱　谷芽三钱，炒　扁豆衣三钱，炒　大枣三枚，去核　胶饴五钱　松子仁十四粒，打碎

水四杯，煮取一杯，去渣，纳胶饴，上火烊化，再点姜汁服。

方歌：宣胃补中汤于潜术，桂枝芍药草姜汁，佛手谷芽白扁衣，大枣饴糖松子入。

四十四、愈后诸复者，随其证而调之。

凡病愈后，有劳复、食复、女劳复、自复等证。劳复者，因劳动而复；食复者，因伤食而复；女劳复者，因御女而复；自复者，不因他故而自复，为余邪未尽。各随其证因而调之。第劳复、食复、自复皆可治，惟女劳复最为难治。又有阴阳易病，考之方书自悉，兹不赘。

《条辨》云：吴又可谓"病后与其调理不善，莫若静以待动"，是不知要领之言也。夫病后调理，较易于治病，岂有能治病，反不能调理之理乎？但病后调理，不轻于治病。若其治病之初，未曾犯逆，处处得法，轻者三五日而解，重者七八日而解，解后无余邪，病者未受大伤，原可不必以药调理，但以饮食调理足矣。若病之始受既重，医者又有误表、误攻、误燥、误凉之弊，遗殃于病者之气血，将见外感变而为内伤矣。全赖医者善补其过。谓未犯他医之逆。或其人阳素虚，阴素亏；或前因邪气太盛，攻剂不得不重；或本虚邪不能解，须随清随补之类。而补

人之过，谓已犯前医之治逆。退杀气，谓余邪或药伤。迎生气，或养胃阴，或护胃阳，或填肾阴，或兼固肾阳，以迎其先后天之生气。活人于万全，岂得听之而已哉！万一变生不测，推委于病者之家，能不愧于心乎？至调理大要，暑热病后，一以养阴为主。饮食之坚硬浓厚者，不可骤进。盖暑热解后，脉静身凉，然而炎威虽退，余焰犹存，略与甘温，燎原复炽。叶氏所谓炉烟虽熄，灰中犹有余火故也。饮食尚能助邪，况参、术、姜、桂之类乎？但体质不同，或平素阳虚，或寒凉过当，热病一退，即露旧亏，又不可固执养阴之说，而灭其真火。倘不扶其阳，则气立孤危，故列益阳数法于上，以备采用。所谓"有者求之，无者求之"，学者不可不知有此法，然非见之真确，断不可冒昧轻投也。寒湿湿温，病后化燥，有当用凉润者，可以隅反。

暑 湿

四十五、伤湿胁痛，或咳，或不咳，无寒，但潮热，或竟寒热如疟状，无可误认柴胡证，香附旋覆花汤主之。久不解者，间用控涎丹。［批］原评：此证亦有兼眩冒，或渴或呕，或有时烦躁者。

《条辨》云：湿邪积留支饮，悬于胁下，而成胁痛之证甚多，即《金匮》水在肝而用十枣之证。彼因里水久积，非峻攻不可。此因时令之邪，与里水新搏，其根不固，不必用十枣之太峻。只以香附、旋覆，善通肝络，而逐胁下之饮；苏子、杏仁，降肺气而化饮，所谓建金以平木；广皮、半夏，消痰饮之正，茯苓、薏仁，开太阳而阖阳明，所谓治水者，必宣上，中流涨者，开支河之法也。用之得当，不过三五日自愈。其或前医不识病因，不合治法，致使水无出路，久居胁下，恐成悬饮内痛之证，为患非轻。虽不必用十枣之峻，然不能出其范围，故改用陈无择之控涎丹，缓攻其饮。

香附旋覆花汤方《条辨》原方，苦辛淡合芳香开络法

生香附三钱　旋覆花三钱，绢包　苏子霜三钱　杏仁霜三钱　广皮二钱　法半夏三钱　茯苓三钱　薏仁五钱

水四杯，煮取一杯温服。腹满者，加厚朴；痛甚者，加降香末。按：是方无清热之品，为治伤湿痰饮之轻剂。控涎丹，治湿热痰饮之重剂。

控涎丹方陈氏原方，苦寒涤湿热法

甘遂去心，制　大戟去皮，制　白芥子

上等分为细末，神曲糊为丸，梧子大，每服九丸，姜汤下，壮者加之，羸者减之，以知为度。

四十六、上中暑湿，留恋气分，烦渴引饮，流及下焦，膀胱不化，水湿内停，小便不通，少腹胀满，舌苔黄滑者，桂苓甘露饮主之。

此暑湿始终在气分者也。暑湿壅于上中焦，则津液不能舒布，故烦渴引饮也。膀胱不化，小便不通，则所饮之水停积，而湿愈盛矣。故以桂苓甘露饮，使浊阴出下窍，而清阳之在上者，自能宣化矣。

又按：湿流下焦，不挟暑，必挟寒，而纯伤于湿者甚鲜。

桂苓甘露饮方河间原方，微苦辛寒兼甘淡法

茯苓三钱　猪苓三钱　泽泻三钱　白术三钱，炒　肉桂五分，表寒用桂枝　生石膏五钱　寒水石三钱　飞滑石三钱，包　甘草一钱

水四杯，煮取一杯服。依本方除去石膏、寒水石、滑石、甘草，即仲景**五苓散**。治寒湿。

方歌：五苓散治太阳膀，二苓泽术肉桂方。桂苓甘露饮石膏入，寒水滑石甘草当。

方论：上中暑湿，传入膀胱，故口渴而便不通。《经》曰"淡味渗泄为阳"，二苓甘淡，入肺而通膀胱，咸味涌泄为阴，泽泻甘咸，入肾、膀胱，同利水道。益土所以制水，故以白术苦温，健脾去湿。三石轻清气分之暑湿，使之下行。滑石得甘草，名天水散，专泻暑湿者也。膀胱者，州都之官，津液藏焉，气化则能出矣。故以肉桂辛热为使，寒因热用，引入膀胱，以化其气，使暑湿之邪，皆从小水而出也。

四十七、暑湿壅于下焦，口不渴而小便闭者，通关丸主之。

经曰：气口大于人迎四倍，名曰关。关则不得小便。小便者，足太阳膀胱所主，生于肺金。肺中蕴热，不能通调水道，致膀胱不化。渴而小便不通者，肺气不得下降也，当用清燥金及气薄淡渗之品，如上条桂苓甘露饮是也。若湿热在下焦血分，便闭而不渴，乃湿热耗其真水，膀胱干涸，无阴则阳无以化，须用气味俱厚，阴中之阴之品治之，通关丸是也。上条在气分而渴，此条在血分而不渴，上条为隔二之治，此条为正治也。

通关丸方 又名滋肾丸，东垣原方，苦辛寒法

黄柏酒炒，一两　知母酒炒，一两　肉桂一钱

蜜丸服。

方论：此足少阴药也。真水不能胜湿火，法当壮水，兼泻湿火。黄柏苦寒微辛，入肾经血分，泻膀胱相火，更能燥湿；知母辛苦寒滑，上清肺金而降火，下润肾燥而滋阴，入肾经气分。故二药每相须而行，为下焦热多湿少之主剂。肉桂辛热，假之反佐，为少阴引经，寒因热用也。佐以肉桂之辛热胜湿，为

治湿热两停之剂。

四十八、湿热证，五六日后，忽大汗出，手足冷，脉细如丝或绝，口渴茎痛，而起坐自如，神清语亮，乃汗出过多，卫外之阳暂亡，湿热之邪仍结，一时表里之气，不相承接，故肢冷脉伏，非真阳外脱也。五苓散去术，加滑石、酒炒川连、生地、芪皮主之。

《湿热条辨》云：此条脉证，全似亡阳之候，独于举动、神气中得其真情。以口渴茎痛，知其湿热仍结；以神清语亮，知非真阳外脱。

王孟英曰：卫阳暂亡，必由误表所致，湿热仍结，阴液已伤。故以四苓加滑石导湿下行，川连、生地清湿热，养阴液，芪皮固其卫气，用法颇极周密。

鹤按：若湿热已清，而见此脉证，则固卫补中汤，见上第四十二条。可因证而施矣。

五苓散方见上第四十六条

兹减白术，加滑石四钱_包，酒炒川连五分，细生地五钱，黄芪皮三钱。

四十九、暑湿久羁，三焦弥漫，秽浊阻窍，少腹硬满，大便不下，宣清导浊汤主之。

《条辨》云：此湿久郁结于下焦气分，闭塞不通之象。故用能升、能降、苦泄滞、淡渗湿之猪苓，合甘少淡多之茯苓，以渗湿利气。寒水石色白性寒，由肺直达肛门，宣湿清热，盖膀胱主气化，肺开气化之源，肺藏魄，肛门曰魄门，肺与大肠相表里之义也。晚蚕砂化浊中清气，大凡肉体未有死而不腐者，蚕则僵而不腐，得清气之纯粹者也，故其粪不臭不变色。得蚕之纯清，虽走浊道而清气独全，既能下走少腹之浊部，又能化浊湿而使之归清，以己之正，正人之不正也。用晚者，本年再生之蚕，取其生化最速也。皂荚辛咸，性燥而滑，入肺与大肠，宣壅导滞，燥能除湿，辛滑能通上下关窍，子更直达下焦，通大便之虚闭。合之前药，俾郁结之湿邪，由大便而一齐解散矣。二苓、寒石化无形之气，蚕砂、皂子逐有形之湿也。此条为暑少湿多之候。

宣清导浊汤方天士原方，苦辛淡法

猪苓五钱　茯苓五钱　寒水石六钱　晚蚕砂四钱，包　皂荚子三钱，去皮

水五杯，煮成两杯，分二次服，以大便通快为度。

卷五　寒湿篇

表伤寒湿

一、寒之为邪也，其伤于表者，皮毛受之，而太阳经为一身之表，皮毛为肺之合；其中于里者，足三阴受之，而湿则蕴于脾胃，故其与湿互也。在表与太阳肺脾合，中焦与脾胃合，下焦与肝肾膀胱合。

此统言寒湿伤人之大纲也。本论以伤暑名，而并列寒湿者，以寒湿与暑湿相对，言寒湿而暑湿更易明析。且寒者，暑之对也，湿者，燥之对也，载寒湿所以互证暑燥也。[批] 天地阴阳，如有对待。此论以对待之法辨病情，最为得诀处，如离照当空，无遁情矣。寒者，水之气，湿者，水之质，异出同源，最易互合，其伤人也，无处不合者也。寒邪伤表，则足太阳先受之。然自表伤者，不能舍却皮毛，而皮毛为肺之外合，肺为皮毛之内应，然则不与太阳及肺经相合得乎？夫肺与脾皆属太阴，肺主一身之气，脾为生气之源。表伤寒湿，则肺气不得化，有云雾之象，向之土生金者，今反累及土矣，是表病则肺病，而脾亦病矣。故表伤寒湿，一以宣肺气，开太阳，理脾化湿为治。中焦与脾胃合者，脾属湿土，为受湿之区，故中焦湿证最多。脾与胃为夫妻，脾病而胃不能独治。湿本伤阳，再兼乎寒，中阳益衰，向之土克水者，今反水没土矣。故开沟渠，运中阳，崇刚土作堤防之治，悉载中焦。中焦不治，其势必流于下焦，或寒湿直中下焦。少阴属癸水，寒湿水之类，其性趋下，焉得不与肾水相合？寒湿中于下焦，邪水旺一分，其火反亏一分，真火愈亏而邪水愈旺，不可为矣。夫肾之真火，生于两肾中间，坎中满也。故治少阴之寒湿，一以回肾阳，使真火蒸动脾土为主，土旺自能制其邪水矣。膀胱为肾之腑，泄膀胱之积水，从下治，亦所以安肾中真阳也。脾为肾之上游，升脾阳，从上治，亦所以使邪水不没肾中真阳也。其病厥阴也奈何？盖真水能生木，邪水能坏木，犹"壮火食气，少火生气"之意。壮火者，邪火也；少火者，真火也。寒湿浸淫，木无生气，自失其疏泄之职。故治厥阴，亦以温肾扶脾为主，逐邪水，存真水，以复其畅茂条达之本性，使遂其疏泄之职而已。略参《条辨》。

二、寒客太阳皮毛，肺气被郁，不得宣化，因而停湿，脉紧无汗，头痛身痛，恶寒，咳嗽稀痰，胸闷，舌白滑，恶水不欲饮者，加味麻黄汤主之。

此手太阴累及足太阴之证也。凡肺经寒邪，皆从太阳皮毛外入者也。帝曰：肺之令人咳，何也？岐伯曰：皮毛者，肺之合也，皮毛先受邪气，谓寒邪。凡五气，惟寒邪、风邪，则从皮毛入，义见第一卷《六气辨》。邪气以从其合也。盖肺受寒邪，气不宣化，失其通调水道、下输膀胱之令，而欲湿之不停得乎。故肺病而脾亦病矣。脉紧无汗，头痛身痛，恶寒，咳嗽，寒邪外客也；痰稀，胸闷，舌白，不欲饮，寒湿内停也。然寒与湿虽同属阴邪，而寒清湿浊，清者易散，浊者黏滞。故用仲圣麻黄汤。麻黄通其阳气，外发寒邪；加白芍与桂枝，调其荣卫，和其经络；干姜佐二陈，温中化湿，流畅其中焦之气；苏子佐杏仁，利肺消痰，宣化其上焦之气，且预夺其喘满之路。使阴阳表里之气周流，则其内湿随三焦气化，由小便而去，表寒随荣卫流行，化汗而解矣。

加味麻黄汤方辛温，外发寒邪内涤寒湿法

麻黄八分，去节　桂枝一钱　甘草八分，炙　杏仁三钱，去皮尖

干姜五分　法半夏一钱五分　茯苓三钱　白芍一钱五分，酒炒　陈皮

一钱五分　炒苏子三钱

水四杯，煮取一杯服。

依本方去麻黄，加细辛四分，名**加减小青龙汤**，主治略同。细辛虽散少阴经之寒邪，然亦走肺络，而散表寒，但辛香开窍甚速，故亦不宜多用。且地土风气，东南与西北不同。西北禀厚，风气刚劲，故用麻、辛，必以钱计；东南禀薄，风气柔弱，即受寒邪，宜从缓散，不得过用也。然当权衡其邪之轻重，以为活法，不可固执。

方歌：麻黄汤麻桂甘草杏，加味干姜半夏苓，白芍陈皮苏子共，加减青龙汤麻易辛。

三、湿饮内蕴，寒邪外加，证如上条，加以喘满，甚则倚息不得卧，舌苔白腻，腹中微胀者，加减小青龙汤再加厚朴、白蔻主之。有汗，去细辛，大汗出者，加麻黄根。

上条为肺病而累及脾，此条为内先蕴湿，而加以外感也。证如上条，脉紧无汗，头痛身痛，恶寒，咳嗽稀痰，胸闷，不欲饮，复加以喘满不得卧，苔腻，腹中微胀，是中宫湿饮，比上条为甚。故用小青龙法，外发寒而内蠲饮。龙行而火随，故寒可去；龙动而水行，故饮可蠲。加厚朴，内可以温寒化湿，除满宽膨，而外可以散寒，一举两得，以代麻黄之用，而功偏在里；白蔻芳香化浊。以自汗为表不固，不可过汗伤阳，使饮无畏忌，故去细辛，汗甚则以麻黄根收表疏之汗也。略参《条辨》。

加减小青龙汤方见上条

再加厚朴一钱五分姜汁炒，白蔻仁八分。有汗去细辛，加麻黄根一钱五分。

按：湿之为物，由外感者固多，自内发者亦复不少。内发者，皆由饮食不慎所致，餐寒饮冷，内伤寒湿，则病脾肺，使客邪易感，故《经》曰："其寒饮食入胃，从肺脉上至于肺则肺寒，肺脉起于中焦，下络大肠，还循胃口，上膈属肺，故胃受寒，则从肺脉上至于肺也。肺寒则内外合邪，因而客之，则为肺咳。"此条脉证，正合《经》义，且是证甚多，四时常有。而鞠通以《经》有"秋伤于湿，冬生咳嗽"之语，故以秋湿内伏、冬寒外加为文，果尔，则此证惟冬令有之，余令则无之矣，未免泥古太甚。又责喻氏擅改《经》文。余谓喻氏改湿为燥，不为无见。《经》曰春伤于风、夏伤于暑、冬伤于寒，皆主令气而言，独至秋乃不言令气之燥，而反言湿乎？夫古经代远年湮，能无一字之差讹，而谓擅改乎？凡字之差讹，本当改正，不必过责，如《伤寒论》《金匮要略》，赖《医宗金鉴》改正者，不一而足，否则徒滋学者之惑。古书中讹字甚多，竟有不成句者，有令人不可解者，安知非断简残编、差错使然耶？故尽信书，则不如无书也。即如《条辨》卷六《痉因质疑》，鞠通亦疑《素问》"诸痉项强，皆属于湿"之"湿"字，为"风"字之误。又谓："《灵枢》《素问》二书，非神圣不能道，然多述于战国、汉人之笔，可信者十之八九，其不可信者一二，且代远年湮，不无脱简错误之处。"观此一节，吴氏亦未敢尽信古书。其责喻氏，何乃明于彼而昧于此乎？又谓《经》所言之"秋"，指秋分以前；喻氏所言之"秋"，指秋分以后。总之，秋伤于湿者有之，秋伤于燥者有之，秋分以前亦有伤燥，秋分以后亦有伤湿，惟病湿即为湿，病燥即为燥，最为切当。若以字义而论，喻氏所改为正，非若《云笈七签》，以"冬伤于寒"，为"冬伤于汗"。钱氏"冬伤于寒"，解为伤寒水之脏，为可议也。

又：从来医书治六淫之病，必专主令气。余谓令气虽所当主，然不可拘泥。盖有时当暑令而病反寒，时当寒令而病反暑，时当湿令而病反燥，时当燥令而病反湿。故毋论四时，惟以人身所发之病，切其脉，审其证，定其为风、为寒、为暑、为湿、为燥，为二气、三气、四气相兼，为伏气所发，为新邪所伤，为外感而兼内伤，按证用药，无偏陂，无倚着，因物付物，最为确切。若泛论时令之气，岂非舍诸近而求诸远哉？又辨伏气、新邪，亦有要诀。其病若应气候，如气候寒而得寒病，气候热而得热病，是属新邪；其病不应气候，如上所云，病与令反者，定属伏气。评曰：语必中繁，由于阅历功深，经验充足所致。

四、暴感风寒，郁于会厌，咳嗽音哑，舌白津润，脉不数，右寸浮紧，是为金遏不鸣，加味麻黄汤减茯苓、半夏、干姜，加薄、桔、蝉衣等主之。内挟寒湿者，仍加苓、半等主之。

肺属金而主声，居于上焦，中空有窍，若悬钟然，叩之则鸣。倘有物遏住，虽叩之而无声焉。今风寒郁于肺经、喉嗌之间，以致咳嗽音哑，犹钟被遏而无声焉。因暴感而得，故舌白津润，脉不数，里未化热，断不可用寒凉。故以加味麻黄汤，加薄、桔、蝉衣等，轻宣上焦，祛风散寒，以撤其遏金之物，而音自出矣。内无寒湿者，当去苓、半、干姜，以避温燥。此条当与第二卷第十三条参看。彼为暑风，故用辛凉；此为寒风，故用辛温。同一音哑，而治法各殊者，全在阴阳寒暑之辨耳。

加味麻黄汤方见上第二条

兹加薄荷八分次入，桔梗八分，蝉衣一钱。内无寒湿，去茯苓、半夏、干姜。

五、感冒风寒挟湿，郁于肺胃，头微痛，恶寒，咳嗽稀痰，鼻塞，嗌塞，脉弦，无汗，杏苏散主之。

风寒客于皮毛，肺金应之，故头微痛、恶寒也，微痛者，不似伤寒之痛甚也。阳明之脉，上络头额，故头亦痛也。咳嗽稀痰者，肺气郁也；肺为风寒所搏，不能通调水道，故寒饮停而咳也。鼻塞者，鼻为肺窍。嗌塞者，嗌为肺系也。脉弦者，寒兼饮也。无汗者，寒搏皮毛也。按杏苏散，减小青龙一等。今世金用杏苏散，通治四时伤风咳嗽，不知杏苏散辛温。辛温只宜风寒，略兼湿饮，不宜风热。若冒寒冒寒轻于伤寒，犹冒暑轻于伤暑也。兼湿之咳，正为合拍。若伤寒夹饮之咳，则有小青龙；若风热之咳，则有清肺宣风、清暑祛风等方。略改《条辨》。

杏苏散方《条辨》原方，苦辛温法

杏仁三钱　苏叶一钱五分　苦桔梗一钱　前胡一钱五分　橘皮一钱五分　枳壳一钱五分　制半夏一钱五分　茯苓三钱　甘草一钱　大枣四枚，去核　生姜三片

水四杯，煮取一杯服。

加减法：无汗脉弦甚，或紧者，加羌活，微透汗，汗后咳不止，去苏叶、羌活，加苏梗；头痛兼眉棱骨痛者，加白芷；兼泄泻腹满者，加厚朴、茅术。

方歌：杏苏散桔梗前胡橘，枳壳半苓甘枣姜。寒甚羌活头痛芷，湿泻腹满朴术良。

方论：《条辨》云：此苦温甘辛法也。外感风寒，故以苏

叶、前胡辛温、辛凉之轻者达表；无汗脉紧，故加羌活辛温之重者，微发其汗。甘、桔从上开，枳、杏从下降，则嗌塞、鼻塞宣通，而咳可止。橘、半、茯苓，逐湿饮而宣肺胃之阳。以白芷易原方之白术者，白术，中焦脾药也，白芷，肺胃本经之药也，且能温肌肉而达皮毛。姜、枣为调和荣卫之用。若表寒退而里邪未除，咳不止者，则去走表之苏叶，加降里之苏梗。泄泻腹满，太阴湿甚也，加朴、术以化湿也。

六、饮家反渴，必重用辛。上焦加干姜、桂枝，中焦加枳实、橘皮，下焦加附子、生姜。

《条辨》云：《金匮》谓干姜、桂枝为热药也，服之当遂渴，今反不渴者，饮也。是以不渴定其为饮，人所易知也。又云：水在肺，其人渴。是饮家亦有渴证，人所不知。今人见渴投凉，轻则用花粉、冬、地，重则用石膏、知母，全然不识病情。盖火咳无痰，亦有胶痰者，不可以无痰而即为火咳也，当参脉证定之。劳咳胶痰，饮咳稀痰，兼风寒则难出，不兼风寒则易出，深则难出，浅则易出。其在上焦也，郁遏肺气，不能清肃下降，反挟心火上升烁咽，渴欲饮水，愈饮愈渴，饮后水不得行，则愈饮愈咳，愈咳愈渴，明知其为饮而渴也，用辛何妨？《内经》所谓"辛能润"是也。以干姜峻散肺中寒水之气，而补肺金之体，使肺气得宣，而渴止咳定矣。其在中焦也，水停心下，郁遏心气，不得下降，反来上烁咽喉，又格拒肾中真液，不得上潮于喉，故嗌干而渴也。重用枳实，急通幽门，使水得下行，而脏气各安其位，各司其事，不渴不咳矣。其在下焦也，水郁膀胱，格拒真水，不得外滋上潮，且邪水旺一分，真水反亏一分。藏真水者，肾也。又肾脉入心，由心入肺，从肺系上循喉咙，平人之不渴者，全赖此脉之通调，开窍于舌下玉英、廉泉，今下焦水积，而肾脉不得通调，故亦渴也。附子合生姜为真武法，补北方司水之神，使邪水畅流，而真水滋生矣。大抵饮家当恶水，不渴者，其病犹轻，渴者，其病必重。如暑热应渴，渴者犹轻，不渴者甚重，反象也。所谓加者，于应用方中，重加之也。

七、暑月乘凉饮冷，阳气为阴寒所遏，肌肤发热，身形拘急，凛凛畏寒，头疼，遍身肢节疼痛，无汗，口不渴，脉浮弦，或浮紧，舌苔薄白者，名曰暑月伤寒，又曰寒疫，义见第二卷第四十二条《寒疫辨》。**逐寒香薷饮主之。**

暑月天应热而反凉，有感之而即病，如此条脉证者，名曰暑月伤寒，是因乎天也；或纳凉于深堂大厦，大扇风车，受寒而病，亦见此脉证，此由避暑而得，亦曰伤寒，是因于人也；或不慎口腹，饮冷食瓜，致腹痛吐泻者，又为里伤寒湿。[批] 感受虽有天时、人事之不同，而病名、治法则一。盖此等证，虽病于暑月，实非暑病。昔人不曰暑月伤寒、寒湿，而曰阴暑，以致后人淆惑，贻误非轻，今特正之。[批] 正名定义，学归统一，而今而后，学者自有准则可循，庶几不惑于不通之谬论，而无歧路之悲乎。阴寒郁遏于表，使周身阳气不得伸越，故虽发热而仍畏寒；身形拘急者，言其畏寒之状；头痛身疼无汗，皆寒邪外束，肌腠不通之征；口不渴，内无热也；浮弦浮紧，伤寒脉也；薄白，伤寒苔也。故用香薷之辛温走窜，外逐阴寒为主，夏月之香薷，犹冬月之麻黄。寒散而阳气得伸矣；厚朴、藿香，苦辛而温，外可以疏表，内可以通滞；苏叶佐香薷以发汗；荆、薄亦解表而清头目；其余皆宣化疏通、透达肌腠之品。然本方总为阴寒外袭而设，若内伤寒湿者，则大顺散、温中饮，见下第十八条。乃为的方。倘系暑热病，香薷断不可用，况大顺散乎？而世俗每谓香薷清暑，岂不谬哉？

逐寒香薷饮方苦辛温疏解法

陈香薷一钱 制厚朴一钱五分 薄荷一钱，次入 藿香二钱 大豆卷三钱 广橘红一钱五分 苏叶一钱 荆芥穗一钱五分 卷荷叶一条 扁豆花一枝

水三杯，煮取一杯服。

挟食者，胃脘必胀闷，依本方加楂肉炭三钱，炒神曲三钱，焦麦芽三钱，以疏通其中宫，名**通宫逐寒饮**。

方歌：逐寒香薷饮厚朴荷，藿香豆卷橘红苏，荆芥卷荷与扁豆，通宫逐寒饮楂曲麦芽疏。

中焦寒湿

八、足太阴寒湿，痞结，胸满，不饥，不食，舌白滑，或带灰，不欲饮水，脉迟缓者，温中化湿饮主之。若噫腐吞酸，胃脘或胀或痛，或呕或泻，舌白腻厚，左关脉或滑或涩者，挟食也，加楂、曲、麦芽辈。

此中焦内伤寒湿之总纲也。后凡言足太阴寒湿者，指此条脉证而言也。痞结胸满，仲景列于太阴篇中，乃湿郁脾阳，足太阴之气，不为鼓动运行；脏病而累及腑，痞结于中，故亦不能食也；白滑或灰，寒湿苔也；寒湿困于中焦，自然不欲饮水也；迟缓，寒湿脉也。故以茅术、半夏、朴、蔻等，温中化湿，所谓运中阳、崇刚土、作堤防也；以二苓、滑石等，导水湿从膀胱出，所谓开沟渠也。至于寒湿挟食，十居八九，以寒湿凝滞中焦，饮食势必不化而易兜。口气通于胃，食伤于中，酸腐之气出于口也；胃脘阻滞，则气机不流畅而胀痛；胃伤则呕，脾伤则泻；挟食舌苔必腻厚，脉多滑或涩者，中宫不通之象也。

加楂、曲、麦芽，消通中宫，使塞者开，而通者指呕泻。自阖。曰麦芽辈者，举一反三之意，如木香、沉香、丁香、降香、藿香、茴香、香附、香栾、乌药、良姜、枳实、枳壳、青皮、菔子、草蔻、益智、砂仁、槟榔、薤白、川椒、吴萸、鸡内金、荜澄茄等，一切辛温流利之品，皆可随证选用。或消其食而气机畅，或调其气而食自消，或温其中而寒、湿、食均化，惟神而明之，存乎其人耳。

温中化湿饮方苦辛温淡渗通小便法

制厚朴一钱五分　茅术一钱五分　陈皮一钱五分　姜半夏一钱五分　煨草果八分　白蔻仁八分　茯苓块三钱　猪苓三钱　飞滑石四钱，包　焦薏仁四钱

水四杯，煮取一杯服。

方歌：温中化湿饮朴术陈，半夏草果白蔻仁，二苓滑石薏仁共，加减权衡以意神。

方论：此中焦寒湿之主剂也。惟在用之者，随机应变，以尽神化之妙。厚朴苦温，以泻湿满；茅术苦温辛烈，燥胃强脾，止吐泻，逐痰水，为湿证之要药；草果温太阴独胜之寒，燥湿破滞；白蔻温中，除寒燥湿，芳香达窍，驱浊生清；陈皮利气，导滞消痰；半夏、茯苓培阳土，以吸阴土之湿；猪苓、滑石、薏仁，以利水道，使邪有出路也。

九、足太阴寒湿，兼腹胀，小便不利，大便溏而不爽，若欲滞下者，温中化湿饮加桂枝主之。

《经》谓太阴所至，发为䐜胀，又谓厥阴气至为䐜胀，盖木克土也。太阴之气不运，以致膀胱之气不化，故小便不利；寒湿下注大肠，故便溏；清阳不升，故欲滞下。以二苓等甘淡渗

湿，使膀胱开而邪出，以厚朴等温中泻胀，加桂枝以和肝，通利三焦，而行太阳之阳气，盖中阳运，表阳行，则清阳自升，而浊阴自降，否转为泰矣。略参《条辨》。

温中化湿饮方见上条

兹加桂枝一钱。

十、足太阴寒湿，兼四肢乍冷，自利，目黄，神倦不语，邪阻脾窍，舌蹇语重者，温中化湿饮，茅术换於术，加木瓜主之。虚寒甚者，再加附子。

脾主四肢，脾阳郁，故四肢乍冷。湿渍脾而脾气下溜，故自利。目白睛属肺，足太阴病寒湿，则手太阴不能独治，两太阴同气也，且脾主地气，肺主天气，地气寒湿上蒙，则天气阴霾不化，故目睛黄也。湿困中焦，则中气虚寒，中气虚寒，则阳光不治，主正阳者心也，心藏神，故神倦。心主言，心阳虚，故不语。脾窍在舌，湿邪阻窍，则舌蹇而语声迟重。湿以下行为顺，故以二苓等驱湿下行，加木瓜以平木，治其所不胜也。寒湿为阴凝之气，非温不开，厚朴、草果等，开阴凝，驱湿浊，换於术培脾阳也。虚寒甚者，必加附子，补火生土，而运坤阳，使足太阴之浊气，不上干手太阴之清气，斯阳光治而阴霾扫除矣。略参《条辨》。

温中化湿饮方见上第八条

兹去茅术，加於术三钱，木瓜三钱。虚寒甚者，再加制附子一钱。

十一、足太阴寒湿，兼面目俱黄，温中化湿饮加茵陈、腹皮主之。甚则四肢常厥者，回阳化湿汤加茵陈主之。

湿滞痞结胸满，不饥不食，舌白灰滑，不欲饮水，脉迟缓，兼发黄，色黄而晦暗如熏，是为阴黄，非温通而兼宣泄不可。故以温中化湿加茵陈，透达利水、表里兼通之品，以宣湿退黄；腹皮以皮行皮，外佐茵陈以通表，内佐厚朴以泻痞。若加四肢厥逆，不特脾阳虚，下焦肝肾之阳亦惫矣，前汤必不能济，非回阳化湿加味，不能回厥逆而化浊阴焉。

温中化湿饮方见上第八条

兹加茵陈三钱、大腹皮三钱。

回阳化湿汤方见下第二十条

兹加茵陈三钱。

十二、足太阴寒湿，兼不寐，大便窒塞，浊阴凝聚，阳伤腹痛，痛甚则肢逆，椒附白通汤主之。

《条辨》云：此足太阴寒湿，兼足少阴、厥阴证也。不寐者，中焦湿聚，阻遏阳气，不得下交于阴也。鹤按：当与暑热病心烦不得寐对看。大便窒塞，脾与大肠之阳，不能下达也。鹤按：当与暑热病阴伤闭结者对看。阳为湿困，返逊位于浊阴，故浊阴得以蟠踞中焦而为痛也。凡痛皆邪正相争之象，虽曰阳困，究竟阳未绝灭，两不相下，故相争而痛也。椒附白通汤，齐通三焦之阳，而急驱浊阴也。

椒附白通汤方天士原方

生附子三钱，炒黑　川椒二钱，炒黑　淡干姜二钱　葱白三茎

猪胆汁半烧酒杯，去渣后冲入

水五杯，煮成二杯，分二次凉服。

方论：《条辨》云：此苦辛热法复方也。苦与辛合，能阳之通，非热不足以胜重寒而回阳。附子益太阳之标阳，补命门之真火，助少阳之阳气。盖人之命火，与太阳之阳、少阳之阳旺，

行水自速。三焦通利，湿不得停，焉能聚而为痛。故用附子以为君，火旺则土强。[批] 原评：寒湿系阴证，中阳素弱者，病此尤多，虽盛暑犹宜姜、附，不可畏而不用。干姜温中逐湿痹，太阴经之本药，川椒燥湿除胀消食，治心腹冷痛，故以二物为臣。葱白由内而达外，中空通阳最速，亦主腹痛，故以为之使。浊阴凝聚不散，有格阳之势，故反佐以猪胆汁。猪，水畜，属肾，以阴求阴也；胆乃甲木，从少阳，少阳主开泄，生发之机最速。此用仲景白通汤，与许学士椒附汤，合而裁制者也。

十三、足太阴寒湿，兼肠鸣便泄，畏寒腹痛，舌白胖者，温中化湿饮，草果换肉果，加干姜、附子主之。虚甚者，再加人参。

此寒湿凝聚，火不生土之候也。水渍肠间则肠鸣，脾阳不伤不泻，胃无湿浊亦不泻，邪正不争不痛，肠胃通畅亦不痛，故便泄腹痛，阳虚而兼湿浊阻滞也。真阳不得宣布，则畏寒。寒湿浸淫，则舌白胖。故以附子补火生土，合干姜温运坤阳；换肉果温中止痛，关闸阳明；茅术崇土，厚朴破滞，二陈化浊，白蔻宣胃。然足太阳不开，则手阳明不阖，以二苓辈开太阳，正所以阖阳明也。元气虚者，非加人参扶正不足以辟邪也。

温中化湿饮方见上第八条

兹去草果，加肉果一钱五分，干姜八分，制附子一钱。虚甚者，再加人参三钱。

十四、足太阴寒湿，兼感表寒，发热恶寒无汗，头痛项强，身疼腰背痛者，属太阳，温中化湿饮，加羌活、防风；目痛鼻干，眉棱骨痛，肌肉痛者，属阳明，加葛根、白芷；头角痛，目眩耳聋，胁痛，寒热往来者，属少阳，加柴胡；寒着于四肢，

痛而麻痹者，加桂枝、威灵仙。

此表里两解法也，里寒宜温，表寒宜散。阳气被表寒郁遏，不得宣畅，故发热无汗。寒湿内盛，阳必衰微，故仍恶寒也。足太阳之脉，起于目内眦，上额交巅，下后项，行身之背，抵腰中。足阳明之脉，起于鼻，上额络于目，循于面，行身之前，又胃主肌肉。足少阳之脉，起于目锐眦，上抵头角，下耳后，入耳中，循胸胁，行身之侧。寒为肃杀之气，主闭主痛，受之则经脉所过之地，无不病也。羌、防、葛、芷、柴胡，皆属表散寒邪之物，惟分经络而施。威灵仙丛须数百，有脉络之象，善通经络；桂枝枝也，取以枝入肢之义，引威灵仙直入四肢而疏散之，则寒去而麻痹自已矣。

温中化湿饮方见上第八条

寒邪兼伤太阳，加羌活一钱，防风一钱五分；兼伤阳明，加葛根一钱五分，白芷一钱；兼伤少阳，加柴胡八分；兼伤四肢，加桂枝八分，威灵仙二钱。

十五、中焦寒湿，脉短而涩，无表证，无下证，胸痛，腹胁胀痛，或呕，或泄，苦温甘辛以和之。

中焦虽伤寒湿，既无表寒证，又无里实证，不得误汗、误下，但以苦温甘辛和之足矣。《脉诀》"短则气病"，寒湿伤中气也；涩主寒湿，气机滞而不宣畅也。胸痛者，浊邪干清阳之分也；腹痛者，土病木克也；胁痛者，土病而肝木抑郁也；呕者，胃阳伤也；泄者，脾阳伤也。或者，不定之辞，有痛而兼呕与泄者，有不呕而但泄者，有不泄而但呕者，有不兼呕与泄而但痛者。病情有定，病势无定，故但出法，而不立方，学者随证化裁可也。药用苦温甘辛者，苦能燥湿，温能胜寒，甘能缓痛，辛能宣滞。若病深坚结，介然成块，非下不可。故下条即言下法。改《条辨》。

十六、阳明寒湿挟滞，里实而坚，未从热化，下之以苦温，感应丸主之；已从热化，下之以苦寒，三承气汤主之。

寒湿伤中，泄泻者固多，亦有因中宫冷积，凝滞不通而泄泻者，当用温下，通其积滞，而泄泻自止，即《内经》通因通用之法，如下李时珍所云是也。[批]着眼。又有挟食滞，凝结肠胃，坚硬成块，名曰阴结者。寒结曰阴结，热结曰阳结。夫寒湿证，有虚实之分。寒湿挟虚，法宜温补；寒湿挟实，法宜温攻；不实不虚，法宜温和。此一定不易之治法也。[批]提纲挈领，可谓要言。凡阳明里实而坚满，今人用下法，多以苦寒，不知此证当别已化、未化，用温下、寒下两法，随证施治，方为的确。未从热化之脉，必仍短涩，涩即兼紧也，或滑而不数，面必青黄。苦温下法，感应丸是也。已从热化之脉，必数而坚或数而滑，面必赤，舌必黄，再以他证参之。苦寒下法，如三承气之类，见第三卷第五、第七、第八条。而小承气无芒硝，轻用大黄或酒炒，重用枳、朴，则微兼温矣。改《条辨》。

感应丸方古方，苦辛温急攻法

木香两半　肉豆蔻两半　丁香两半　干姜一两，炮　百草霜一两　杏仁一百四十粒，去皮尖　巴豆七十粒，去心皮膜，研去油

巴豆、杏仁另研，用前药末和匀，用好黄蜡六两，溶化，重绢滤去渣，好酒一升，于砂锅内煮数沸。候酒冷蜡浮，用清油一两，入铫①熬热，取蜡四两，同化成汁，就铫内和前药末，乘热拌匀。丸如绿豆大，每服三十丸，空心姜汤下。

---

① 铫（yáo 遥）：一种带柄有嘴的小锅。

　　方论：此手足阳明药也。肉蔻逐冷消食，下气和中；丁香暖胃助阳，宣壅除癖；木香升降诸气，和脾疏肝；杏仁降气散寒，润燥消积；炮姜能逐锢冷，而散痞通关；巴豆善破沉寒，而夺门宣滞，寒积深锢，非此莫攻；百草霜和中温散，亦能消积，以为佐也。《医方集解》。

　　李时珍曰：一妇年六十余，溏泻五载，犯生冷、油腻肉食，即作痛。服升涩药，泻反甚，脉沉而滑。此乃脾胃久伤，冷积凝滞，法当以热下之。用蜡匮巴豆丸五十粒，服二日遂愈。自是每用治冷积泻痢，愈者近百人。

　　十七、中焦饱闷，胃脘或胀或痛，或呕或泻，或噫气酸腐，或发热恶寒头痛，舌白腻厚，右关脉或滑或涩者，此为伤食，温通破滞饮主之。

　　此条专言伤食之证也。伤食之为害最盛，百病多因于食，以中焦不通，而诸邪得以依附也。中焦阻隔，脾胃之阳，郁遏不宣，清气在下，浊气在上，是以饱闷胀痛，呕泻噫气，在所不免。脾胃者，荣卫之源。中宫不通，则荣卫不和畅，故发热恶寒头痛。舌白腻厚者，胃中浊，舌苔亦浊也。伤食之脉，右关多滑。涩者，凝滞不通之象，或涩者，中焦凝滞，脉亦凝滞也。温通破滞饮，是壅者通之、闭者开之、滞者破之、结者解之之法也。

　　温通破滞饮方苦辛温通降法

　　广木香八分，次入　建神曲三钱，炒　鸡金炭三钱　炒青皮一钱五分　制川朴一钱五分　光杏仁三钱　焦麦芽三钱　炒枳实一钱五分　炮楂肉三钱　白蔻仁八分　莱菔子三钱，炒　花槟榔一钱五分

　　急流水四杯，煮取一杯服。胃脘痞闷隔断，水入即吐者，

乃食滞秽浊，壅闭中焦，当饮一二口暂停，待药性入胃不吐，再饮一二口，使其胃中秽浊，渐渐开通，然后再饮，则不吐矣。若顿服之，势必一涌而出。凡病呕吐而欲止呕，此为要法。

方歌：温通破滞_饮木香神，金炭青皮朴杏仁，麦芽枳实山楂蔻，莱菔槟榔共一门。

附：伤食辨

伤食一证，十常七八，如此条脉证，显而易辨。然既类伤寒、中寒，又类伤暑、中暑。如发热恶寒、头痛等证，极类伤寒，若误作伤寒治，病在内而发其表，则变证百出矣。及至食填胃脘，胸膈闭郁，阳气不通，往往有脉沉，手足冷，并无发热头痛等证，极类中寒，惟胸脘痞塞闷满，舌苔白而厚腻，或微兼淡黄为可辨，当开通胸膈。若系新食，宜用吐法，以宣布阳气，自然脉起肢温。倘误认阴证，投以热剂，病必增剧。又有中焦闭结，郁积之火上升，以致自汗灼热，_{里不通则表不和，故自汗而灼热。}舌燥苔黄，口渴，_{食滞阻中，则胃气不宣布，津液不上渐，故舌燥苔黄而口渴。}或面赤，_{面赤是浮阳，非实火也，与暑热实火之面赤迥殊。}神昏，_{心包与胃相近，神昏者，胃中浊滞之气熏蒸也，与暑热闭窍之神昏相似，不可不细辨。}谵语，_{胃中实则谵语，《内经》、仲景俱有明文，但彼所谓实，指燥矢也。然非关燥矢，而胃中因食滞而实，亦有谵语者，不可不知。}或舌红燥刺，苔黑唇焦，_{舌红燥刺，苔黑唇焦，均属食滞中州，壅塞脾胃，致津液不上渐，郁积之火充斥。}嗜冷等证，极类伤暑、中暑，其辨之之法，全在口虽渴而不欲多饮，或水入即吐，_{以内非真热，故口渴不欲多饮；以中焦隔断，故水入即吐。若真暑热，必能消水矣。}嗜冷物而不能多食，或食入即痛，_{嗜冷物，假热也，故不能多食。内本凝滞，再以冷物凝之，自然食入即痛。与实热之嗜冷而能消化者，迥然不同也。}

谷食不纳，暑热病，大都谷食不纳。然伤食之谷食不纳，必与噫气饱闷胀痛相兼者。气不舒畅，食伤中气，自然气不舒畅。或呕，或噫气作酸，或饱闷，胃脘或胀或痛，即自觉不痛，他人按之则痛，大便泄泻，或闭结不通，暑热病，多有大便闭结，或泄泻，或呕者，而伤食之便闭呕泻，必兼噫气饱闷胀痛为异。脉右关滑数，或沉紧，或涩为异，宜投温消，以通中宫，中宫通畅而郁积之火自平。禁用寒凉黏膈，即夹热者，消克中佐以清凉泄热。倘误认伤暑、中暑，纯用清润，或兼开窍，治非所治，食滞愈结，中州愈塞，变端蜂起，病必危矣。盖世医以暑热误认为伤寒，而投温散以杀人者固多；以伤食误认为暑热，而投凉润以杀人者，亦复不少。临证之际，失之毫厘，谬以千里，可不辨哉？

十八、暑月饮冷过多，寒湿内留，但恶寒，面黄，口不渴，舌白，水谷不分，上吐下泻，腹痛，肢冷脉伏，里寒盛者，大顺散、温中饮主之。里证尚轻，更兼表证者，温中祛寒饮主之。

暑月过于贪凉，寒邪外袭者，有逐寒香薷饮。见上第七条。寒湿内侵者，古方有大顺散，余拟温中饮同义。但恶寒，不发热，无表证也；面黄，口不渴，寒湿阻中也；吐泻腹痛，肢冷脉伏，是脾胃之阳，为寒湿所蒙，不得伸越。故宜温热之剂，调脾胃，利气温中，盖中温寒散而湿亦化。若无吐泻、肢冷脉伏者，里寒犹轻，更兼发热恶寒、头疼身痛之表寒证，法宜表里兼顾，温其中又当祛散表寒矣。夫暑月热燥伤阴，灼烁阳明，宜清宜滋，是治暑之正法。寒湿伤阳，弥漫太阴，宜温宜燥，是舍时从证之变法。乃天然一定不易之法也。

王孟英曰：夏月此等证候甚多，因畏热贪凉而反生寒湿之病，虽在暑令，实非暑证，忌用寒凉。昔贤虽知分别论治，惜不能界画清厘，而以阴暑名之，遗误后学不少。譬如避火而溺于水，拯者但可云出之于水，不可云出之于阴火也。

王孟英又曰：若肢冷脉伏，而有苔黄烦渴、溲赤便秘之兼证，即为暑热致病，为内真热而外假寒之证。误投热剂，祸不旋踵。

温中祛寒饮方苦辛温，温里寒兼散表寒法

制川朴一钱五分　干姜八分　白蔻仁八分　砂仁一钱，炒　桂枝八分　藿香二钱　煨草果一钱　苏叶一钱五分　新会皮一钱五分　薄荷一钱，次入

水三杯，煮取一杯服。

只有里寒，无表寒证，本方去苏叶、薄荷，桂枝易肉桂五分，名**温中饮**。

方歌：温中祛寒饮厚朴姜，白蔻砂仁桂藿香，草果紫苏新会薄，里伤冷气表寒凉。温中饮无表去表药，桂枝易桂用之良。

大顺散方《局方》原方，辛热温中除寒法

治暑月中寒，或饮冷过多，脾胃伤于寒湿，水谷不分，脏腑不调，清阳不升，浊阴不降，霍乱腹痛等证。

干姜　肉桂　杏仁去皮尖　甘草

等分，先将甘草同白砂炒，及八分黄熟；王晋三云：白砂即河砂，或云是白砂糖，非。次入干姜同炒，令姜裂；次入杏仁又同炒，候不作声为度，筛去砂，后入肉桂，捣为散。每服二钱，水煎温服。

按：夏令病暑热，冬令病寒冷，道其常也。然夏令每多寒湿证，冬令每多暑燥证，何也？其故有二：一因乎天，一因于人。盖夏令外阳而内阴，河水热而井水冷，合离卦☲之象，且湿土令行，有湿则难化燥热，此因乎天也。又以避暑之故，不

论安逸劳苦之人，若恣情任性，乘凉浴水，不避风寒，饮冷茹瓜，不慎口腹，必易患寒湿，是因于人也。以暑热逼人者，畏而可避，可避则犯之者少；阴寒袭人者，快而莫知，莫知则犯之者多。故曰夏令暑热病少，而阴寒寒湿，居其七八者为此也。尤当察其天时，如亢旱无雨，酷暑炎蒸，人身津液，久被煎烁，一旦病发，其热燥有难言喻者。若夫天时多雨，暑令反凉，寒湿潜滋，隐伏脾胃，夜间露卧，阴寒直中三阴，一时猝发，吐泻并作，腹痛绞肠，肢冷脉伏，恶候蜂起，致成不救者多矣！岂非阴寒之袭人，快而莫知者乎？又有暑湿内伏，复感寒凉，或伤饮食，触动伏邪，陡起霍乱，与寒中三阴之霍乱，阴阳判别，治法迥殊。此王孟英《霍乱论》，专论阴阳二证，为万世法程，学者不可不细玩也。其在冬令，外阴而内阳，河水寒而井水温，合坎卦☵之象，且有风燥而无湿，无湿则易化燥热，亦因乎天也。又以御寒之故，富贵者，红炉暖阁，羔酒狐裘，贫贱者，椒姜火酒，辛辣是恣，若素有积热伏邪者，触之而病发，亦因于人也。故医者于寒、暑二字，当看得活，毋拘拘①于时令可耳。

十九、中焦寒湿伤食，依法治之。邪已去，食已化，脉已和，惟脾不运，胃不开，饮食不思者，温脾启胃饮主之。

此病邪已去而脾胃未和，中气虽亏而犹有余滞，故以温运脾阳，芳香启胃，兼化余滞为主。

温脾启胃饮方辛温芳香轻淡和中法

土炒於术三钱　九香虫一钱，去足翅，炒　扁豆衣三钱，炒　砂仁八分，炒　白蔻仁五分，研冲　广橘白一钱五分　姜半夏一钱五分

_____

①　拘拘：拘泥貌。

焦薏仁四钱　云茯苓三钱　佛手柑一钱五分　焦谷芽四钱　荷叶边一圈

水四杯，煮取一杯，冲白蔻末服。

方歌：温脾启胃饮术香虫，扁豆砂仁白蔻冲，橘白半夏薏苡茯，佛手谷芽荷叶同。

下焦寒湿

二十、足少阴寒湿，真阳衰微，火不生土，湿浊弥漫，下利清谷，畏寒腹痛，四肢厥冷，蜷卧欲寐，舌白或灰，脉沉细弱者，回阳化湿汤主之。

此下焦内中寒湿之总纲也。后二条凡言足少阴寒湿者，指此脉证而言也。凡寒湿中于下焦，皆属真阳衰微，火不生土所致。火不生土，则土不能制水，而水湿弥漫，有阴霾四塞、六合皆昏之象。真火不能腐化水谷，故下利清谷，形如鸭溏也。阳衰则恶寒，邪踞则腹痛，阳不能温其四肢，故厥冷，甚者冷过肘膝。寒为冬之气，主闭藏收束，蜷卧者，闭藏收束之象也。少阴中寒，则但欲寐，中湿者，亦必疲倦嗜卧。脉者，阳气主之也，阳气不鼓，故沉细而弱。回阳化湿汤，为下焦寒湿之主剂也。

回阳化湿汤方辛甘苦热化浊阴法

上肉桂五分，或研末冲　制附子一钱　於术三钱，土炒　姜半夏一钱五分　干姜一钱　炙甘草一钱　茯苓三钱　川草薢三钱　五加皮三钱　艾叶一钱

水四杯，煮取一杯服。寒邪甚者，重用桂、附，轻者，减桂、附，加川椒、吴萸亦可；湿甚者，於术换茅术。

方歌：回阳化湿汤桂附於，半夏干姜甘草须，茯苓萆薢五加艾，轻减桂附入椒萸。

方论：《经》曰：寒淫于内，治以甘热，佐以苦辛；湿淫于内，治以苦热，以苦燥之，以淡泄之。桂、附辛甘，大热纯阳，入肝肾命门，回坎中一画之真阳，生土化湿，夫寒湿者，阴惨肃杀之气也，非离照当空，生机几乎息矣；桂、附合甘草，是治以甘热也；艾叶苦辛热，纯阳之性，通十二经，回元阳，逐寒湿，合五加、姜、半，是治以苦热，以苦燥之也；茯苓、萆薢，以淡泄之也；於术能补能燥，使脾阳升，湿浊降，"金浆玉液"之誉，洵不诬也。

二十一、足少阴寒湿，中气衰微，脉微欲绝者，回阳化湿汤加人参主之。

少阴寒湿，多属虚证，不比太阴寒湿，有虚有实。盖太阴与阳明为表里，若脾阳虚而生湿，胃无浊滞壅闭，则为寒湿虚证，宜温中扶阳而热自化；倘胃有浊滞壅闭，则为寒湿实证，宜温通降浊而湿始开。至于下焦则不然。盖肾阳不衰者，即患寒湿，不过盘踞中焦，必无下陷之理。惟其肾阳衰微，火不生土，所以寒湿得以弥漫。故治之者，一以温肾回阳为主，少佐淡渗，以化其湿。兹因中气大虚，脉微欲绝，故更加人参，以益气生脉也。

回阳化湿汤方见上条
兹加人参三钱。

二十二、足少阴寒湿，兼腰痛甚，骨节胫股疼痛，肾气本虚，湿流经络也，回阳化湿汤加枸杞、杜仲、狗脊、独活主之。

腰为肾之府，又肾主骨，肾气本虚，寒湿伤之，安得不痛？

寒湿流及经络，故胫股亦痛也。加枸杞、杜仲以补肾，狗脊、独活走经络，散寒邪，通湿痹，而疼痛可已矣。

回阳化湿汤方见上二十条

兹加枸杞子四钱，厚杜仲三钱盐水炒，金狗脊三钱酒炒，独活一钱五分。

二十三、湿久不治，伏足少阴，舌白身痛，足跗浮肿，鹿附汤主之。[批]原评：此治寒湿伤肾阳一法。

《条辨》云：湿伏少阴，故以鹿茸补督脉之阳。督脉根于少阴，所谓八脉丽于肝肾也。督脉总督诸阳，此阳一升，则诸阳听令。附子补肾中真阳，通行十二经，佐之以菟丝，凭空行气，而升发少阴，则身痛可休。独以一味草果，温太阴独胜之寒，以醒脾阳，则地气上蒸，天气之白苔可除；且草果，子也，凡子皆达下焦。以茯苓淡渗，佐附子开膀胱，小便得利，而跗肿可愈矣。

鹿附汤方天士原方，苦辛咸法

鹿茸五钱　附子三钱，制　草果一钱，煨　菟丝子三钱　茯苓五钱

水五杯，煮取二杯，日再服，渣再煮一杯服。

二十四、湿久，脾阳消乏，肾阳亦惫者，安肾汤主之。
[批]原评：此治湿伤脾而并及于肾者又一法。

《条辨》云：凡肾阳惫者，必补督脉。故以鹿茸为君，附子、韭子等补肾中真阳；但以苓、术二味，渗湿而补脾阳，釜底增薪法也。其曰安肾者，肾以阳为体，体立而用安矣。

安肾汤方天士原方，辛甘苦温法

制附子二钱　鹿茸三钱　茅术二钱　菟丝子三钱　韭子一钱

茯苓三钱　胡芦巴三钱　补骨脂三钱　大茴香二钱　核桃肉五枚

水八杯，煮取三杯，分三次服。大便溏者，加赤石脂。久病恶汤者，可用二十分作丸。

方歌：安肾汤用附子鹿，茅术菟丝韭子茯，胡芦补骨大茴桃，便溏石脂加煎服。

二十五、暑月寒湿中于太、少二阴，畏寒胸痞，脘疼腹痛，吐泻并作，四肢厥冷，舌白腻，口不渴，脉沉细迟，或伏者，浆水散主之。

寒湿中于太阴、少阴，所以现证，一派阴寒弥漫，湿浊用事。故用桂、附、干姜，祛阴起阳；良姜、半夏，辛通化湿；炙草调脾和胃。地浆降浊升清，施于暑令，亦舍时从证之法。然药皆纯刚，比之大顺散、冷香饮子，其性尤热，若非寒湿纯阴之证，断不可冒昧轻投也。

浆水散方洁古原方，苦辛热，温中燥湿法

附子炮，一钱　肉桂五分　干姜五分　半夏钱半，醋炒　高良姜钱半　炙甘草钱半

浆水煎，去渣冷服。

王孟英曰：石顽云：浆水乃秫米和曲酿成，如醋而淡。今人点牛乳作饼用之，或用澄绿豆粉之浆水尤佳。余谓地浆亦可用。

二十六、暑月腹痛下利，胸痞烦躁口渴，脉数大，按之豁然空者，冷香饮子主之。

《湿热条辨》云：此不特湿邪伤脾，抑且寒邪伤肾。烦躁口渴，极似阳邪为病，惟数大之脉，按之豁然而空，知其躁渴等证，为虚阳外越，而非实热内扰。故用此方冷服，以真寒假热

之病，必治以真热假寒之剂，俾下咽之后，冷气既消，热性乃发，庶药气与病气无扞格①之虞也。

王孟英曰：此证亦当详审。如果虚阳外越，则其渴也，必不嗜饮，其舌色必淡白，或红润而无干黄黑燥之苔，其便溺必溏白而非秽赤。苟不细察，贻误必多。

冷香饮子方古人原方，苦辛热，温中除寒法

附子炮，一钱　陈皮一钱　草果煨，一钱　炙甘草一钱五分　生姜三片

水一钟，煎滚即滤，井水顿冷服。

方论：王孟英曰：此方与大顺散、见上第十八条。浆水散，皆治阴寒冷湿之气客于太、少二阴而为霍乱吐下之方也。多由畏热而浴冷卧风，过啖冰瓜所致，乃暑月中寒、寒湿之证，非病暑也。苟谛审②未确，切须慎之，万一误投，噬脐奚及③。洄溪云：如有暑邪者，姜断不可用，虽佐芩、连，不可救也。况姜、附同用，而无监制之品者乎？俞东扶云：昔罗谦甫治商参政与完颜小将军二案，俱用热药，俱不名曰暑病。又吴球治远行人一案，虽在暑月，直曰中寒。盖恐后世误以热药治暑，特举病因以称之，可谓名正言顺矣。盖寒暑者，天地一定之阴阳，不容混淆，隆冬既有热病，盛夏岂无寒病？故辨证为医家第一要务，辨证既明，自然不惑于悠悠之谬论，而无倒行逆施，遗人夭殃之虑矣。

---

① 扞（hàn 汉）格：互相抵触。

② 谛（dì 帝）审：仔细审核辨认。

③ 噬脐奚及：语出《左传·庄公六年》。噬脐，自啮腹脐。喻后悔不及。

二十七、寒邪延入下焦，搏于血分，瘀而成癥者，无论男妇，化癥回生丹主之。

大邪伤表之寒证，感而即发者，是为伤寒，遵仲景伤寒法治之。此以小邪中里，深入下焦血分，积瘀成癥，为坚结不散之痼疾。若不知络病宜缓通治法，或妄用急攻，必犯瘕散为蛊之戒。此蛊乃血蛊也，在妇人更多，为极重难治之证，学者不可不预防之也。化癥回生丹，法从《金匮》鳖甲煎丸，与回生丹脱化而出。此方以参、桂、椒、姜通补阳气，白芍、熟地守补阴液，益母膏通补阴气，而消水气，鳖甲胶通补肝气，而消癥瘕，余俱芳香，入络而化浊瘀。且以食血之虫，飞者走络中气分，走者走络中血分。凡极香、极臭之物，皆能通利，麝香以极香而通，阿魏以极臭而通，可谓无微不入，无坚不破。又以醋熬大黄三次，约入病所，不伤他脏，久病坚结不散者，非此不可。或者病其药味太多，不知用药之道，少用独用，则力大而急；多用众用，则功分而缓。古人缓化之方皆然，所谓有制之师不畏多，无制之师少亦乱也。改《条辨》。

化癥回生丹方《条辨》原方

人参六两　安南桂二两　两头尖二两　麝香二两　片姜黄二两　公丁香三两　川椒炭二两　虻虫二两　京三棱二两　蒲黄炭一两　藏红花二两　苏木三两　桃仁三两　苏子霜二两　五灵脂二两　降真香二两　干漆二两　当归尾四两　没药二两　白芍四两　杏仁三两　香附米二两　吴茱萸二两　元胡索二两　水蛭二两　阿魏二两　小茴香炭二两　川芎二两　乳香二两　良姜二两　艾炭二两　益母膏八两　熟地黄四两　鳖甲胶二斤　大黄八两，为细末，以高米醋一斤半，熬浓，晒干为末，再加醋熬，如是三次，晒干，为末

共为细末，以鳖甲、益母、大黄三胶和匀，再加炼蜜为丸，

重一钱五分，蜡壳封护。同时温开水和，空心服。瘀甚之证，黄酒下。

一、治癥结不散不痛。

二、治癥发痛甚。

三、治血痹。

四、治妇女干血痨证之属实者。

五、治疟母左胁痛而寒热者。

六、治妇女经前作痛，古谓之痛经者。

七、治妇女将欲行经而寒热者。

八、治妇女将欲行经，误食生冷腹痛者。

九、治妇女经闭。

十、治妇女经来紫黑，甚至成块者。

十一、治腰痛之因于跌扑死血者。

十二、治产后瘀血，少腹痛，拒按者。

十三、治跌扑昏晕欲死者。

十四、治金疮、棒疮之有瘀滞者。

二十八、寒湿久伏下焦，不与血搏，老年八脉空虚，不可与化癥回生丹者，复亨丹主之。

寒性凝涩，湿性黏腻，久而不散，自非温通络脉不可。既不与血搏成坚硬之块，发时痛胀有形，痛止无形，自不得伤无过之荣血，而用化癥矣。复亨大义，谓剥极而复①，复则能亨也。其方以温养、温燥兼用，盖温燥之方，可暂不可久，况久病虽曰阳虚，阴亦不能独足，至老年八脉空虚，更当豫护其阴。

---

① 剥极而复：语出《易经》，六十四卦卦名。剥卦阴盛阳衰，复卦阴极而阳复。剥极而复，意为物极必反，否极泰来。

故以石硫黄补下焦真阳，而不伤阴之品为君，佐之以鹿茸、枸杞、人参、苁蓉补正，龟板滋阴，亦化癥瘕，而但以归、茴、椒、桂、丁香、萆薢、茯苓，通冲任与肝肾之邪也。盖任为天癸生气，故多有形之积。大抵有形之实证宜前方，无形之虚证宜此方也。略改《条辨》。

复亨丹方《条辨》原方，苦温甘辛法

倭硫黄十分。按：倭硫黄者，石硫黄也，水土硫黄断不可用 鹿茸八分，酒炙 枸杞子六分 人参四分 淡苁蓉八分 安南桂四分 全当归六分，酒浸 小茴香六分，酒浸，与当归同炒黑 川椒炭三分 公丁香三分 炙龟板四分 川萆薢六分 云茯苓八分

益母膏和为丸，小梧桐子大。每服二钱，日再服；冬日渐加至三钱，开水下。

二十九、寒湿愈后，元阳大虚，一时不复者，温肾扶阳汤主之。

寒湿愈后，阳不足而虚寒，应用温肾扶阳，与暑燥愈后，阴不足而虚热，当用滋肾养阴，其理一也。惟运用之妙，存乎一心耳。

温肾扶阳汤方甘温，大补脾肺兼扶肾命元阳法

人参二钱 鹿角胶三钱，酒炖，冲 制於术三钱 炙黄芪三钱 甘枸杞三钱 云茯苓三钱 菟丝子四钱，微炒 淡苁蓉三钱 益智仁一钱，煨 炙甘草一钱 大黑枣四枚 核桃肉五枚，去壳

水四杯，煮取一杯，冲鹿角胶服，渣再煎服。

方歌：温肾扶阳汤人参鹿，於术黄芪枸杞茯，菟丝苁蓉益智仁，甘草大枣核桃肉。

秋燥胜气论

《条辨》云：胜复之理，与正化对化、从本从标之道，近代以来，多不深求，注释之家，亦不甚考。如仲景《伤寒论》中之麻、桂、姜、附，治寒之胜气也，治寒之正化也，治寒之本病也；白虎、承气，治寒之复气也，治寒之对化也，治寒之标病也。余气俱可从此类推。《经》谓"寒淫于内，治以甘热，佐以苦辛"，是治寒之胜气也。又曰"以咸泻之"，是治寒之复气也。复气者，郁而化火也。

沈目南《医征·温热病论·秋燥论》曰：《天元纪大论》云："天以六为节，地以五为制。"盖六乃风寒暑湿燥火为节，五即木火土金水为制。然天气主外，而一气司六十日有奇；地运主内，而一运主七十二日有奇，故五运六气合行而终一岁，乃天然不易之道也。《内经》失去长夏伤于湿、秋伤于燥，所以燥证湮没，至今不明。先哲虽有言之，皆是内伤津血干枯之证，非谓外感清凉时气之燥。然燥病起于秋分以后，小雪以前，阳明燥金凉气司令。《经》云："阳明之胜，清发于中，左胠胁痛，溏泄，内为嗌塞，外发㿗疝。大凉肃杀，华英改容，毛虫乃殃。胸中不便，嗌塞而咳。"据此经文，燥令必有凉气感人，肝木受邪而为燥也。惟近代喻嘉言，昂然①表出，可为后世苍生之幸；奈以诸气膹郁，诸痿喘呕，咳不止而出白血者，谓之燥病。此乃伤于内者而言，诚与外感燥证不相及也。更自制清燥救肺汤，皆以滋阴清凉之品，施于火热刑金，肺气受热者宜之。若治燥病，则以凉投凉，必反增病剧。殊不知燥病属凉，

---

① 昂然：特出鲜明貌。

谓之次寒，病与感寒同类。经以寒淫所胜，治以甘热。此但燥淫所胜，平以苦温，乃外用苦温辛温解表，与冬月寒令而用麻、桂、姜、附，其法不同。其和中攻里则一，故不立方。盖《内经》六气，但分阴阳主治，以风、热、火三气属阳同治，但药有辛凉、苦寒、咸寒之异；湿、燥、寒三气属阴同治，但药有苦热、苦温、甘热之不同。仲景所以立伤寒、温病二论为大纲也。盖《性理大全》谓燥属次寒，奈后贤悉谓属热，大相径庭。如盛夏暑热熏蒸，则人身汗出溅溅，肌肉潮润而不燥也；冬月寒凝肃杀，而人身干槁燥冽。故深秋燥令气行，人体肺金应之，肌肤亦燥，乃火令无权，故燥属凉，前人谓热，非矣。

《条辨》云：先生此论，通达正大，可谓独具只眼，不为流俗所汩没①者。然间有偏胜不圆之处，因详辨之。先生责喻氏补燥论，用甘寒滋阴之品，殊失燥淫所胜，平以苦温之法，亦甚有理。但谓诸气膹郁、诸痿喘呕、咳不止、出白血，尽属内伤，则与②理欠圆。盖因内伤而致此证者固多，由外感余邪在络，转化转热而致此证者，亦复不少。瑭谓清燥救肺汤，治燥之复气，断非治燥之胜气，喻氏自无从致辨。若谓竟与燥不相及，未免各就一边谈理。盖喻氏之清燥救肺汤，即《伤寒论》中后半截之复脉汤也。伤寒伤于寒水之气，故初用辛温甘热，殆郁而化热、化燥，继用辛凉苦寒，终用甘润，因其气化之所至而然也。至谓仲景立伤寒、温病二大纲，如《素问》所云"寒暑六入"，暑统风火，寒统燥湿，一切外感，皆包于内，其说尤不尽然。盖尊信仲景太过而失之矣！若然，则仲景之书，

---

① 汩（gǔ 谷）没：埋没。
② 与：《温病条辨·卷一·秋燥胜气论》作"于"。疑误。

当名六气论，或外感论矣，何以独名《伤寒论》哉！盖仲景当日著书，原为伤寒而设，并未遍著外感，其论温、论暑、论湿，偶一及之也。即先生亦补《医征·温热病论》，若系全书，何容又补哉？瑭非好辨，恐后学眉目不清，尊信前辈太过，反将一切外感，总混入《伤寒论》中。此近代以来之大弊，祸未消灭，尚敢如此立论哉？

汪瑟庵曰：谓善读仲景之书，不独可以治伤寒，并可以治六气则是；谓仲景之书，已包六气在内，则非。

按：燥气既属次寒，治法与寒邪无异。观《条辨》所列数方，燥伤于表，不脱柴、桂、苏叶等；燥伤于里，不脱椒、萸、硫、桂等，与治寒邪有何分别？故本论将其应用之方，载入寒湿门，而独存此论者，不过使学者知燥气之属凉而已。或曰：《条辨》谓轻则为燥，重则为寒，燥之与寒，自有分别，何可混乎？曰：此《条辨》名似分而实则同也。其意以为小青龙汤，治表伤寒湿之重剂，故载入寒湿门；杏苏散，治表伤寒湿之轻剂，故载入秋燥门。而不知寒邪固有重轻，所以有伤寒、冒寒之名，其为寒气一也，无必以重为寒、轻为燥乎？盖"燥"字从火，以燥为热燥之燥，则其言顺，以燥为寒燥之燥，则其言不顺，不若"寒"字、"冷"字、"凉"字之醒豁也。故本论只言属热之燥，不言属寒之燥。观此论者，但当识其义理，毋为所拘可耳。

田按：本论虽名伤暑，然六淫病情治法，勘切详明，无微不入，且傍拷侧击，故将伤寒一门，跃然纸上。学者苟能隅反，可应变于无穷矣。

卷六　正误篇

　　方书自《本经》《灵》《素》《难经》而下，名贤辈出，而仲景《伤寒论》《金匮》二书，为方药之祖。然断简残编，错误甚多，赖《御纂医宗金鉴》逐条改正，大有功于后学。然而历代医书，汗牛充栋，其立言之误，指不胜屈。今举其大端数十条，阅者由是而上溯各家之言，其得失是否，自能不破而解。盖立论首在正名，夫子曰："名不正，则言不顺。"余谓名正而后言顺，爰作《正误篇》以正之。

　　一、尝读《三家医案》，薛生白先生案中曰："暑者，热中之阴邪也。"而药用桂枝、半夏、白芍、甘草，以为仿古大顺散之义。余反其语以驳之曰："寒者，冷中之阳邪也。"盖此等立言，一经道破，令人捧腹。〔批〕妙语绝驳，真能令人解颐。噫！以先生之明，为我朝之表表，而犹有斯不通之语，下此者故无论矣。且大顺散为治寒湿之剂，非治暑之方也。谚云"一差百错"，此之谓也。〔批〕本论于古人之言，是□□□而非□非，无人云亦云之弊。不避擅改，嫌知此志也，斯能识作者之心矣。

　　王孟英曰：《内经》云："在天为热，在地为火，其性为暑。"又云："岁火太烈，炎暑流行。"盖暑为日气，其字从日，曰炎暑，曰酷暑，皆指烈日之气而言也。夏至后有小暑、大暑，冬至后有小寒、大寒，是暑即热也，寒即冷也。暑为阳气，寒为阴气，乃天地间显然易知之事，并无深微难测之理。人皆知寒之即为冷矣，何以不知暑之为热乎？而从来歧说偏多，真是冷热未知，岂不可笑！更有调停其说者，强分动得、静得为阴阳。夫动静惟人，岂能使天上之暑气，随人而判别乎？况《内经》有阴居避暑之文，武王有樾荫暍人①之事，仲景以白虎汤为热病主方，同条共贯，理益彰彰，何后贤之不察，而好为聚讼以紊道，深文以晦道耶？若谓暑必兼湿，则亢旱之年，湿难必得，况兼湿者何独暑哉？盖湿无定位，分旺四季，风湿寒湿，无不可兼，惟季夏之土为独盛，故暑湿多于寒湿。然"暑"字从日，日为天气，"湿"字从土，土为地气，霄壤不同，虽可合而为病，究不可谓暑中原有湿也。又曰：在天为暑，在地为热，故暑即热也。昔人谓有阴暑者，可笑已极，其分中热、中暑为二病者，是析一气而两也。又谓暑合湿热而成者，是并二气而一也，奚可哉！鹤按：夏月暑令，正湿旺之时，谓暑病每多兼湿，是二气为病，各曰暑、湿则可。若谓热与湿合，始名为暑，是并二气为一气也，则不可。

王孟英又曰：所谓六气，风、寒、暑、湿、燥、火也。分其阴阳，则《素问》云："寒暑六入。"张隐庵注曰：六者之气，皆入于地中，故令有形之地，受无形之虚气，而化生万物也。暑统风、火，阳也；寒统燥、湿，阴也。言其变化，则阳中惟风无定体，有寒风，有热风，阴中则燥、湿二气，有寒有热。至暑乃天之热气，流金烁石，纯阳无阴。或云阳邪为热，阴邪为暑者，甚属不经。《经》云："热气大来，火之胜也。"阳之动，始于温，盛于暑。盖在天为热，在地为火，其性为暑，是暑即热也，并非二气。或云暑为兼湿者，亦误也。暑与湿原是二气，虽易兼感，实非暑中必定有湿也。譬如暑与风亦多兼感，岂可谓暑中必有风耶？若谓热与湿合，始名为暑，然则，寒与风合，又将何称？更有妄立阴暑、阳暑之名者，亦属可笑。如果暑必

---

① 樾（yuè月）荫暍人：即将中暑之人置于树荫下。语出《淮南子·人间训》。樾，两木交聚而成的树荫；暍人，中暑的人。

兼湿，则不可冠以"阳"字，若知暑为热气，则不可冠以"阴"字。其实彼所谓阴暑，即夏月之伤于寒湿者耳。设云暑有阴阳，则寒亦有阴阳矣。不知寒者，水之气也，暑者，火之气也。水火定位，寒暑有一定之阴阳。寒邪传变，虽能化热，而感于人也，从无阳寒之说。人身虽有阴火，而六气中不闻有阴火之名。徐洄溪云：天有阴暑，人间有阴热矣。可谓一言破的。暑字从日，日为天上之火；寒字从冫，冫为地下之水。暑邪易入心经，寒邪先犯膀胱，鹤按：膀胱为肾之腑，与肾俱属水。伤寒必先犯膀胱，中寒必先中肾者，同气相求也。霄壤不同，各从其类。故寒暑二气，不比风、燥、湿有可阴可阳之不同也。况夏日酷热，始名为暑，冬春之热，仅名曰温。鹤按：在时令，则以"温为热之渐，为轻；暑为热之极，为重"则可。在人身，则温病无异于暑病，暑病无异于温病，但以伤暑热浅为轻，中暑热深为重，不可以温病轻于暑病也，学者不可不知。又曰：寒、暑、燥、湿、风，乃五行之气合于五脏者也。惟暑独盛于夏令，火则四时皆有，析而言之，故曰六气。《时病论》泥杀时令者，其巧拙为何如耶？然三时之煖燠，虽不可以暑称之，鹤按：亦可以暑称之。若不可以暑称之，则"寒"字但可称于冬令，而春、夏、秋三时之清凉，不可以寒称矣。［批］本论将寒、暑二字，直贯四时，看得甚活，比之以"清凉"二字对"煖燠"，最为精妙，宜着眼。"煖燠"二字从火，"清凉"二字从水，古人制字之义可思也，本论正于此处入手。亦何莫非丽日之煦照乎？须知暑即日之气也，日为众阳之宗，阳燧承之，火立至焉。以五行论，言暑则火在其中矣，非五气外另有一气也。

余深知古人谬立"阴暑"二字之病，其意以为暑令之病，皆属暑证，而不知因暑热而乘凉饮冷，乘凉则寒伤于表，饮冷则寒湿伤于里。以致伤寒、中寒、寒湿之证者甚多，或应热而反凉，受之为暴感寒疫，正与暑热证相反。古人不正其名曰夏月伤寒、中寒、寒湿、寒疫之证，而误指为阴暑，此古人谬立"阴暑"二字之病源也。孟英反复详辨，为学者之指南，庶几得所遵循，不至惑于多歧。而雷少逸《时病论》，又言阴暑，仍承前弊甚矣！积习之难反也。其论暑杂乱纷纷，或以寒为暑，或以湿为暑，如浆水散、冷香饮子、大顺散等方，明明是治夏月阴寒之剂，而皆标曰治中暑。惟方后辨明治暑月阴寒，非治阳暑，曷不直标曰治夏月中寒，使人一览了然，而多此曲折耶？又解"阴暑"二字。阴，阴寒也；暑，暑月也。暑月伤于阴寒，故名阴暑。或曰：何不以伤寒名之？曰：寒乃冬令之气，在暑月不能直指为寒，盖恐后学不明时令。先贤之用心，亦良苦矣。夫以寒乃冬令之气，在暑月不能直指为寒，拙者斯言也。且与其自拟挽正回阳法，自相矛盾。挽正回阳法，用东洋参、白茯苓、於术、炙草、安桂、附子、炮姜、吴萸等味，谓治中寒腹痛、吐泻肢冷，或昏不知人，脉微欲绝。方后注曰：参、茯、术、草挽其正，炮姜、桂、附回其阳，更佐吴萸，破中下之阴寒，阴寒一破，有若拨开云雾见天日。余谓若此注解，言简意该，何等明晰，能处处如是，岂尚有遗议耶？惜乎拘拘于时令，不能放开眼界，而为古人所束缚，反赞先贤之用心良苦，何其谬哉！［批］《时病论》一书，泥杀时令，是其短处。

二、药性自《本经》以下，其表著者不下数十家，而以李氏《纲目》为集大成，其中亦有疵谬。踵其后者，则《本草从新》为最佳。然香薷一味，犹有语病，今取其原文而改正之。

香薷宣通利湿，散表寒，寒散则表里和而热退。辛散皮肤之感寒，原本"蒸热"二字，今改正。温解心腹之凝结，属金水而主肺，为表寒原本"清暑"二字，今改正。之主药，寒散而肺气清，则小便行而热降。治呕逆水肿，熬膏服，小便利则消。脚气口气，煎汤含漱。单服治霍乱转筋。香薷乃夏月解表寒之品，表无寒邪者戒之。陈者良，宜冷服。经所谓治温以清凉而行之也。热服作泻。

李时珍曰：有处高堂大厦而受寒原本"中暑"二字，今改正。者，因纳凉太过，饮冷太多，阳气为阴寒所遏，反郁于内，人身真阳之气，为寒所郁，不得畅达。原本曰"反中入内"，语意不合。遂病头痛恶寒、霍乱吐泻之证。用香薷以发越阳气，散水和脾则愈。若伤暑汗出如雨，烦躁喘渴，或吐或泻者，宜用清凉。若用香薷，是重虚其表而益之热矣。

又曰：香薷乃夏月解表之药，犹冬月之用麻黄，气虚者尤不可多服。今人谓能解暑，概用代茶，是开门揖盗也。

李士材曰：香薷乃夏月发汗之药，其性温热，只宜于感受阴寒原本"中暑"二字，今改正。之人若中热之人，误服之，反成大害。

三、李东垣升阳散火汤，此"火"字大谬，当改"寒"字。试思其方中羌、独、柴、葛、升、防，无非升阳散寒之品，既曰升阳，又曰散火，惟风寒可云祛散。若壮火可曰清、曰泻，少火可曰畅、曰达，断不可曰散也。谬矣。使汪讱庵辑《医方集解》，不收入发表门，而收入泻火门，其方解曰：柴胡以发少阳之火，升、葛以发阳明之火，羌、防以发太阳之火，独活以发少阴之火。若诸经果有火邪，初学误会而用此发之，是犹抱薪救火，其人必自焚死矣。嗟夫！立名一误，遂致再误、三误而不自觉，宜乎使后学如入迷途而莫知其路矣，不得不改正于下。

升阳散寒汤

治寒伤肌表，阳气被遏，致恶寒肌热，四肢发热，盖人身阳气上行，若被寒郁而阳气不得达，故肌表四肢皆发热也。此方升真火，散寒郁。《经》曰："火郁发之。"与下火郁汤同义也。火郁者，谓人身真火，为寒所郁，故用升散之品，发其寒，畅达其真火而病愈，非谓邪火被郁。若邪火为寒所郁，即寒包热，治法见第二卷第二十八条伏暑门。真火者，即人身真阳之火，少火也，《经》曰："少火生气。"邪火者，即外感六淫之火，壮火也，《经》曰："壮火食气。"少火宜畅达，壮火宜凉泻，知此可以言火矣。

柴胡八钱　防风二钱五分　葛根五钱　升麻五钱　羌活五钱
独活五钱　人参五钱　白芍五钱　炙甘草三钱　生甘草三钱

每服五钱，加姜、枣煎。药味分两，悉照原方。

此三阳兼少阴药也。柴胡以发少阳之寒，为君。升、葛以发阳明之寒，羌、防以发太阳之寒，独活以发少阴之寒，为臣。此皆味薄气轻，上行之药，所以升举其阳，使三焦畅，遂而寒邪皆散矣。人参、甘草，益脾土而助正达邪，芍药敛阴，甘草甘缓，散中有收，不致有损阴气，为佐使也。

按：此方原注，并治胃虚过食冷物，饮食抑遏阳气。夫过食冷物，饮食抑遏阳气，即胃虚，亦当温理其中州，岂可用发表药以戕其外乎？可用人参、甘草以补塞其中乎？何谬妄乃尔。盖此方治表寒郁其少火，中气虚而无湿滞者，斯为合拍。中宫有湿滞者，参、草即为禁药，况伤食乎？［批］驳正古方，毫无遗义。

又：本方除人参、独活，加葱白，名火郁汤，治同。火郁者，外寒郁其真火，取《内经》"火郁发之"之义。［批］《经》曰"火郁发之"一语，当认定人身真阳之火，为寒所郁，故发其寒，而真火畅达，非谓六淫邪逆之火，为寒所郁，方合《经》旨，而无倒行逆施之弊。用字精细，非古人所及，读者宜致思焉。

又：陶节庵亦有升阳散火汤，其方用人参、白术、茯神、甘草、陈皮、麦冬、当归、芍药、柴胡、黄芩，加姜、枣，金器煎。按此方，人参、白术补气，当归、芍药益血，甘草、姜、枣和中，黄芩、麦冬清热，陈皮化滞，茯神安神，金器平肝，仅柴胡一味，难尽升阳之名，而"散火"二字，尤为谬妄，是不待细辨而明者也。

四、又：吴又可自序《温疫论》曰：温疫之为病，非风、非寒、非暑、非湿，乃天地间别有一种异气所感。其所谓异气，即秽浊毒厉之气，此语诚然。谓疫病非风、非寒、非暑、非湿，不无语病。盖外感不外六淫，舍却六淫治病，如何下手？［批］确切。试思夫六淫中，但曰暑，不曰温，盖暑与温原属一气，今曰非暑，则温疫之"温"字，先无着落，［批］驳之得当。吴君殆不知暑之为义耳。要之吴君论疫，其意首重疏利逐秽，是湿温之疫也。湿温必归阳明，阳明属土，土者，万物之所归也，故阳明为受纳糟粕污秽肠胃中糟粕污秽皆属形质，湿邪亦属形质，往往互相依附。故达原饮中之槟、朴、草果，为此而设。之区。所以首例达原饮，直达阳明，疏利宣通，参以化热，使胃中湿热污秽一齐溃散，则里气通而表气和，自然汗出而解。［批］理明辞达，要言不烦。是达原者，即达胃也。然不曰胃而曰膜原者，其意以邪入胃为深，入膜原为浅耳。膜原者，外通肌肉经络，内近胃腑，为内外交界之地。杨素园云：膜原乃人脂内之膜也。在外之邪必由膜原入内，则在内之邪必由膜原达外也。至于三阳加法，不曰外挟寒邪者，当分经加羌活、葛根、柴胡，而曰热邪游溢三阳而加，又是语病。宜乎见驳于鞠通也。如果热邪游溢三阳而见表证，但当清理其里而表证自除，何可复加表药煽其内热乎？[批]语必中的。然则，达原饮非治暑湿而何？三阳加法，非治表寒而何？其用白虎汤，非治纯乎暑热而何？其用三承气，非治暑热秽浊之结于阳明者乎？其用猪苓汤，非治湿邪之蕴于膀胱者乎？其用清燥养荣汤，明将"燥"字点出。由是言之，疫邪不出六淫之外，其所谓非风、非寒、非暑、非湿，岂非语病者哉？至其论杂气，皆属影响①之谈，无从捉摸。道迩求远，空言无补，不若论六气为实，尚有凭据可征验焉。

五、冬温者，冬令之纯热病也。冬令当严寒，而反温暖，人感其气而病热，名曰冬温。即冬令严寒，而其人初病，即见里热口渴，无表寒证，乃伏气所发，亦名冬温。冬温之与伤寒异者，冬温初病即热，伤寒初病见表寒之证，后渐传里而化热。故治冬温，即用清凉，大忌升、柴表药。伤寒始用辛温表散，大忌清凉，倘病不解，渐渐化热，然后可用清凉。而古人治冬温，用补中益气带表药，本属大谬。叶天士深明温热，其《医效秘传》叙冬温仍不改正，是为谬以承谬。又钱仲阳升麻葛根汤，本治阳明伤寒及非时寒疫，若用以治温热，未见其利，徒见其害也。而叶氏以之治温毒斑疹及温病，又以陶节庵柴葛解肌汤治温病，皆承前人之弊，不可为训。

六、又：以晚发、时行为二证。以清明后、夏至前而发者，为晚发；故雷少逸《时病论》亦有晚发之名，殊属不必。以春应暖而反寒，夏应热而反凉，秋应凉而反热，冬应寒而反温，为时行。余谓晚发、时行，皆是笼统混语，不可以作证名。方书中又有"时证"二字，故世医往往混称曰时证，甚属可笑。彼所谓时者，

---

① 影响：影，影子；响，回声。指空泛无据。

究竟风耶？寒耶？暑耶？湿耶？燥耶？故泛言时者，避风捉影，定无着实。所以本论务除此等名目，处处靠着六气，自然处处着实，处处醒豁。盖外感不脱六淫，夫晚发、时行，或风，或寒，或暑，或湿，或燥，或二气，或三气，或四气，皆可照伤风、伤寒、伤暑、伤湿、伤燥，及数气兼感法治之，何必多立名目，致学者眩惑哉！

七、又：伤寒门有阳毒、阴毒。阳毒者，阳邪独盛，失清失下，阴气暴绝所致也。或阳证误服温热之药，或吐下后，变成阳毒。热邪充斥，其人壮热发躁，或狂言骂詈，妄见鬼神，或逾垣上屋，登高而歌，弃衣而走，或昏嗜咬牙，或口吐脓血，药入即吐，身发锦斑，舌捲焦黑，鼻如烟煤，或咽喉肿痛，下利黄赤，六脉洪大而数，或滑促。叶氏谓轻者阳毒升麻汤，《活人》① 方。方用升麻、黄芩、犀角、射干、人参、甘草；重者青黛一物汤。只青黛一物，水和服。夫以热邪熏灼三焦，犹如烈炎焮②天，上项诸证，为热极无加，毒火有升无降，常度尽失，故名之曰阳毒。方书谓五日可治，六七日不可治，言迟则阴液告竭也。当用大剂甘寒、咸寒，如清暑救阴丹之类，泻阳救阴，犹虑其难挽，而仅以阳毒升麻、青黛一物二汤主治，是犹杯水救车薪之火。况热证最忌升麻，禁人参。以热邪必先聚于阳明，然后散布于诸经，故治热证，必先泻阳明之阳，救阳明之阴为主，然后旁及诸经。而升麻性温，反升阳明之阴，所以最忌；人参甘温补阳，实火亦禁。《活人书》言瘀热在里，吐衄血者，犀角地黄汤乃阳明圣药，如无犀角，代以升麻。二药性味相远，

---

① 活人：指宋代朱肱《类证活人书》。
② 焮（xìn 信）：烧灼。

何以云代？盖以升麻能引诸药同入阳明也。朱二允^①曰：升麻性升，犀角性降。用犀角止血，乃借其下降之气，清心肝之火，使血下行归经耳。傥误用升麻，血随气升，不愈涌出不止乎！噫！《活人书》之言，或误后学，得朱氏辨正为幸，所谓言之当，则为济世之航，不当，即为殃民之刃。洵夫！

八、阴毒者，肾本虚寒，或伤冷物，或中寒邪，阴邪独盛，阳气暴绝所致也。或阴证误服寒凉之药，或吐泻后，变成阴毒。其人脐腹搅痛，身体倦怠，蜷卧欲寐，身如被杖，或四肢厥冷，或额上、手背有冷汗，或郑声呕逆，六脉沉细微弱。叶氏主以阴毒甘草汤，方用甘草、升麻、鳖甲、当归、桂枝。夫以寒邪盘踞三阴，譬如天地不通，闭塞而成冬，上项诸证，为寒极无加，故名之曰阴毒。方书亦谓五日可治，六七日不可治，言迟则阳气告竭也。当用大剂甘热、辛热，如陶节庵回阳救急汤之类，祛阴救阳，或挽十中一二。而仅以阴毒甘草汤主治，我知其必不救矣。

九、阳毒、阴毒之名，始于仲景书，然仲景所叙阴毒，王氏谓感天地恶毒异气，入于阴经，故曰阴毒，与后人所叙以阴寒极盛为阴毒，自是两般，不可混论。惟用升麻鳖甲汤治阳毒，方中蜀椒一味，以为必有错简。余谓不仅蜀椒，即升麻岂阳毒所宜哉？况以之为君而重用之乎？至于《肘后》《千金方》，阳毒用升麻汤，无鳖甲有桂，尤为谬误。方书中此类甚多，不可不明辨。或曰："紫雪丹，亦用升麻，能治一切邪火，何也？"夫紫雪丹中，诸药大半凉降，反佐升麻一味，固属无妨。若与补药、热药为互，而用于阳毒，其弊可胜道哉！昔随园先生患

---

① 朱二允：清代医家，生平不详。

疟，早饮吕医药。至日昳①，忽呕逆，头眩不止。遂扶坐，觉血气自胸偾起，性命在呼吸间。忽有同征友赵藜村来访，赵亦知医，乃延入诊脉，看方笑曰："容易。"命速买石膏，加他药投之。甫饮一勺，如以千钧之石，将肠胃压下，血气全消。未半盂，沉沉睡去，颡②上微汗。睡须臾醒，赵犹在坐，问思西瓜否，曰："想甚。"即命买瓜，曰："凭君尽量，我去矣。"食片许，如醍醐灌顶，头目为轻，晚便食粥。次日赵复来，曰："君所患者，阳明暑疟也。吕医误为太阳经寒疟，以升麻、羌活二味升提之，将君妄血逆流而上，惟白虎汤可治，然亦危矣。"凡暑热证，误用升提者，往往如此，若阳毒之火尤有甚焉，误升之即不可救，岂止病变而已哉！［批］观此数语，与第二卷第四条之论，若合符节。

十、又论舌苔。谓夏月人病黑苔者，因时火与邪火，内外炎烁，尚有可生，未可断其死证。若冬月黑苔者，必死。以为必传之妙，余谓不然。学者泥此，恐轻弃人命。凡暑热温病，或伤寒传里化热，以致舌苔变黑，若其人体实脉实，阴欲竭而阳未竭者，无论冬夏，虽齿舌纯黑，重用甘寒、咸寒沃之，均可回生。惟体虚脉虚，阴竭而阳亦竭者，无论冬夏，虽未至纯黑，已为必死之候。学者不可不知。

十一、仲景《伤寒论》一书，专为伤寒而设，论中或言风与温，或言湿与暍者，所以互证伤寒，非遍及诸气也。若遍及诸气，则如鞠通所谓，其书当名《六气论》，或《外感论》矣，何以独名《伤寒论》哉？然三阳伤寒，起初虽伤寒邪，应用辛

---

① 日昳：太阳偏西。

② 颡（sǎng 嗓）：额头。

温表散，逮夫郁久变热，与温热之病无异，故《经》曰："热病者，皆伤寒之类也。"是伤寒之与温热，殊途同归，然初病断断不可相混。至于三阴伤寒，寒证十居七八，后人以中寒别之。间有三阴热证，亦由阳经陷入之热邪所致，若温热病，但一于热耳，或肺胃先病而由中及下，或阴分伏邪先发而由内达外，从无寒证。而《难经·五十八难》曰："伤寒有五，有中风，有伤寒，有湿温，有热病，有温病。"夫以温、热、风、湿之不同，而总以伤寒有五混称，遂令王叔和将一切风、热、暑、湿，皆叙于《伤寒例》中，实开后世蒙混之弊，明明将阴阳两大法门混而为一。盖自叔和而下，非以治伤寒之法治温热，即将温热认作伤寒。惟守真刘氏，深知温热，不囿于伤寒六经之说，而以三焦立论，可谓别具只眼。至我朝天士叶氏出，发《温病论》《温病续论》，是叶氏之于温热病，尤得其要者也。然其《医效秘传》，不以风温、暑暍、湿温等证，另为纲领条目，而仍统于伤寒十六种，承叔和之旧例，是为智者一失。殿其后者，鞠通吴氏，师承其意，揭出诸温证名，另为纲领条目，而作《温病条辨》，悉从三焦立论，与《伤寒论》为对待文字，宜其为近今脍炙之言也。惜其书中不无疵谬处，略摘数条于后。

十二、仲景桂枝汤，虽主中风，然其所谓风者，乃寒中之风。故鞠通《温病条辨·上焦篇》第二条，谓《伤寒论》中言中风，此风从西北方来，乃觱发之寒风也。又卷四《杂说·风论》中曰：桂枝汤在伤寒书内，所治之风，风兼寒者也。此言甚当。然则仲景麻黄、桂枝二汤，总为伤于风寒而设，惟寒甚风微，表实无汗之证，则用麻黄汤，风甚寒微，表虚有汗之证，则用桂枝汤，为一定不易。所以风寒为病，可以桂枝汤发汗而愈。若用桂枝汤治风温，夫风为阳邪，温即热也，桂枝、生姜皆属辛温，以温助温，势必液为热迫而汗大出，液去则热愈灼。风温且然，况不夹风之温热病，尤为禁例也。而鞠通用以治温病初起恶风寒，外寒搏内热之证。夫外寒搏其内热，即寒包热，在夏令为伏暑证，药宜发表清里，而桂枝汤亦不合拍，且与上二语自相矛盾乎？

王孟英曰：汪谢城云：吴氏《温病条辨·上焦篇》首引《伤寒论》原文：太阳病，但恶热，不恶寒而渴者，名曰温病，桂枝汤主之。检《伤寒论》，却未见此数语，使此语真出仲景耶？亦当辨其简误。若系吴氏误记，尤不可不为之辨正。余谓非误记也，因喻氏尝云，仲景治温证，凡用表药，皆以桂枝汤，以示微发于不发之意。尤在泾《读书记》云：此喻氏之臆说，非仲景之旧章。鞠通自问跳出伤寒圈子，而不觉已入嘉言套中，又不甘为人下，遂肆改原文，捏为圣训，而不自知其误，亦可慨已。

尤拙吾曰：桂枝汤为伤寒表病而里和者设。若温病热从里发，少阴之精已被劫夺，而表且未病，即有新旧合邪，新邪谓新感寒邪，旧邪谓伏寒变热。不可更用桂枝辛温助热耗液，绝其本而资其脱也，吴氏殆未之闻耶？

十三、鞠通又议吴又可，开首立一达原饮，谓其方中用厚朴、槟榔、草果为君，以为上焦温病，岂有用中下焦苦温雄烈，劫夺之品，先劫少阴津液之理？方中知母、黄芩，亦皆中焦苦燥里药，岂可用乎！施于藜藿壮实人之温疫病，容有愈者；若施于膏粱纨绔，及不甚壮实人，未有不败者。余谓鞠通所议未当，又可有知，必不心服。盖又可首例达原饮，主治湿温也。湿为有形质之浊邪，再兼乎热，为之湿温。湿温必归脾胃，故以中焦为扼要。治之者，必以通降辟秽为主，参以化热，其善用硝、黄，亦是此意。鞠通首例银翘散，主治风温也。风为无形质之清邪，再兼乎热，为之风温。风温必归肺经，故以上焦为扼要。治之者，必以轻宣疏解为主，参以化热。立意是分两途，不可因此而议彼也。［批］辨论详明，能使古人心折。至于膏粱虚体，常须照顾其元气，而湿温之与风温治法，一定不易，固无分于膏粱、藜藿也。若不论其病情，而徒议其药之可否，未免偏见。惟又可之书，不分三焦，不辨六气，谓温疫病，非风、非寒、非暑、非湿，是天地间别有一种异气。又有热邪游溢三阳之说，而有羌活、葛根、柴胡三阳经之加法，不曰外夹寒邪者，当分经加羌活、葛根、柴胡，而曰热邪游溢三阳而加，见上第四条。是其立论不明处。

十四、《条辨》载《金匮》太阳中暍，发热恶寒一条，而以东垣清暑益气汤主治。细按此条脉证，与清暑益气汤，正为合拍。但《金匮》此条，本非中暍，清暑益气，本非清暑，以名义不正之方，治名义不正之证，恰乎相合。然所取张石顽注解，甚不明白，且有自相矛盾之处，试略言之。鞠通于方后言：虚者得宜，实者禁用，汗不出而但热者禁用。斯言是也。又谓《金匮》此条身重疼痛，证兼寒湿也，驳正沈目南所注"当用辛凉甘寒，实于此证不合"云云，斯言亦是也。而张氏注曰：发热恶寒，身重疼痛，此因暑而伤风露之邪。余谓：是因避暑而伤风露之邪耶？果尔，则当疏散矣。抑内伤暑热而外伤风露之邪耶？果尔，则当表里两治矣。继而曰：小肠、心包二经，皆能制金烁肺，肺受火刑，所以发热恶寒。是又以发热恶寒，因于火烁金矣。果尔，又当清心包与小肠之火矣。再则曰：脉见弦细芤迟，小便已，洒然毛耸，此热伤肺胃之气，阳明本证也。温针则发热甚者，重伤经中之液，转助时火，肆虐于外也；

数下之则淋甚者，劫其在里之阴，热势乘机内陷也。是又以诸证皆属于热矣，果尔，当如沈氏所注，宜用辛凉甘寒矣，奈何可用益气升阳燥湿之剂乎？如此自相矛盾，何足为后学楷式？故特揭出，载在《中下焦篇》暑湿门，见第四十五条，此条脉证，本应入《中下焦篇》，而《条辨》载在上焦，未当。不避僭妄①，增易数字，以正名义，聊为注解，虽未能尽合仲景立证本意，惟于理路，稍觉清楚。而东垣清暑益气汤，方内惟麦冬一味，治暑伤元气，可云清暑，然与茅术等温燥药并用，难尽清暑名义。其余乃补气燥湿、升阳化滞之物，所谓只有清暑之名，而无清暑之实，故易其名曰益气升阳除湿汤。庶使用斯方者，顾名思义，得其真实矣。

益气升阳除湿汤

治元气本虚，当长夏湿热炎蒸，感受湿邪，以致四肢困倦，精神减少，胸满气促，身热心烦。

十五、王海藏消暑丸，其方半夏、茯苓、甘草。半、苓理湿，甘草和中，何物消暑？而以名方，当易其名曰消湿丸，名义斯正。方见第二卷第三十四条。

十六、凡脾胃不伤，必不吐泻，中宫通畅，亦不吐泻。霍乱一证，大都寒湿阻中，兼伤饮食，以致中宫隔断，脾胃之阳，郁伏不行，成否塞之象，清浊淆乱，升降失常，于是上吐下泄，腹中疼痛，甚至转筋厥逆，变证叠出，伤性命于顷刻。治之者，必先温通化湿，俾中宫通畅而吐泻可止，即《内经》通因通用之法。病因中宫否塞，何以云通？所谓通者，指吐泻也。初病断断不可骤用补守之药，而鞠通于《中焦篇》寒湿门，特采《金

---

① 僭（jiàn 建）妄：越分而狂妄。

伤暑论

二七二

匮》原文，按：《金匮》无霍乱篇，惟《伤寒论》有霍乱篇，而理中丸在太阴篇，而鞠通云《金匮》原文，想是吴氏误记。虽系先圣成规，然理中汤之参、术、甘草，全是脾胃补守之药，若吐泻频，脾胃伤，而中宫无滞者，原可用之，若施于初起，寒、湿、食交阻之时，是塞之又塞，使邪无出路而毙不终朝矣。至方后加减，谓腹中痛者，加人参足前成四两半。若虚寒痛，固可加人参，然霍乱腹痛，每多实痛，况本文只言腹痛，并无虚实之明文，又属语病。学者于此，当体察其所以然，毋以先圣成规而拘守之也。或曰：仲景所言霍乱，乃伤寒转为霍乱，非时下所谓霍乱也，故用药乃尔。曰：既系伤寒转为霍乱，尤不可援引。附于寒湿门，致后人以霍乱均属阴寒，惟以热药从事，虽日杀人而不自觉，是谁之咎哉？

十七、再霍乱由寒湿阻中，兼伤饮食而发者固多，间有暑湿内伏，兼伤饮食而发者，亦复不少。既系暑湿，食消之后，暑湿未清，证见发热不恶寒，渴欲饮水，脉数舌黄之候，即黄连、麦冬、西瓜等，未尝不可用。吴氏一偏之说，断不可泥。必如王孟英先生《霍乱论》，专论霍乱属寒属热，立法精详，治多中窾，学者宜潜心玩索，庶几临证时无偏执之害矣。

十八、叶氏《指南医案·暑门》，治万姓案云：暑邪不解，陷入厥阴。舌灰消渴，心下板实，呕恶吐蛔，寒热，下利血水，最危之证。方用黄连、黄芩、干姜、白芍、川椒、乌梅、人参、枳实。又治江姓案云：暑邪深入厥阴，舌缩，少腹坚满，声音不出，自利，上下格拒，危期至速。勉拟暑门酸苦泄热，辅正驱邪一法。方用黄连、干姜、乌梅、白芍、半夏、人参、枳实。夫以暑邪深入厥阴，灼烁阴液，以致舌缩舌灰消渴，呕恶吐蛔，下利血水，皆属水火内燔；心下板实，少腹坚满，均为邪实；

声音不出，自利，上下格拒，亦由热邪壅闭所致。想叶氏当日，遇此危证，亦无妙法，故立此补泻、酸敛、辛热、苦寒错杂之剂，名虽仿仲景乌梅丸，实则技穷，束手之方也。[批] 此非诋毁叶氏，的是当日真情，细玩其语自知。而鞠通不察，遂将二案合为一条，两方并为一方，名之曰椒梅汤，奉以为下焦暑门规矩准绳，而不知其非，盖由尊信叶氏太过之失也。

徐洄溪曰：此等证，总有蕴热在内，立此等方，贻误后人不少。又曰：暑邪深入，必有闷乱烦躁等证，近于霍乱，此则更有治法。至于病重证危，属热邪横逆，不但人参不可轻用，而桂、附、干姜，服之无不立毙。乃亦仿仲景伤寒坏证治法，轻于一试，当时不知有害与否。而耳食①之徒，竟以为必用之药，托名本于此老，我见死者甚多，伤心惨目，不得不归咎于作俑之人也。

十九、来复丹，善开寒湿，中脘闭结，并非治暑，已辨正于下。而叶氏《幼科要略》亦谓热闭神昏，用至宝丹；寒闭，用来复丹。然其《指南医案》用来复丹治何姓暑湿云云，是不自知其言之龃龉②也。而鞠通又采其案语，略为删节，载在《下焦篇》暑温门，岂知欲奉以为法则者，正其承误处也。

二十、《条辨》分寒湿、湿温为二门，本严其界限，常恐张冠李戴也。然其《下焦篇》，如麻杏石甘汤、葶苈大枣泻肺汤，反载在寒湿门；如半硫丸，及疟、痢、扶阳、参茸诸剂，反载在湿温门，岂非自乱其例？

廿一、春温者，春令之纯热病也，即温病也，以其温热之

---

① 耳食：谓轻信别人的话。语出《史记·六国年表序》。

② 龃龉（jǔyǔ 举羽）：上下牙齿对不齐。比喻意见不合，互相抵触。

邪发于春，故曰春温，犹温热发于冬为冬温也。纯热者，为冬温，若兼风者，仍为风温，治须分别。其证或由冬令伏藏寒邪化热而发，是为伏邪；或吸春令温暖之气而发，是为新邪。由伏邪发者，其病重；由新邪发者，其病轻。其为温病一也。自立春以后，立夏以前，而见纯热，不兼他气之病，皆为春温。而雷少逸《时病论》分春温、温病为二证，实足眩惑后学。其意以为冬受微寒，伏于肌肤，或伏于少阴而不即发，待来春更感外寒，触动伏气乃发，成外寒郁其内热之证。果尔，当名曰寒包热，曰伏热，不当曰春温也。既曰外寒触动伏邪，法当清凉以化伏邪，佐辛温以散外寒矣，乃仍用辛温解表，全是风寒治法，恐其引动伏邪，势必化为燥热，不但名义不合，且与春温初起治法甚悖。

廿二、又风温者，是温热病外兼风邪，即风热也，在暑令即为暑风也，盖二气为病也。其证或由伏邪化热，复触风邪而发，是为新邪引动伏气，或由暴感风热而发，亦为新邪，亦以伏气为重，新邪为轻，其为风热一也，不过分风甚热微，热甚风微为要。是证春冬为多，深秋次之，夏令、初秋间亦有之，故陈平伯曰：春月、冬季居多。谓春月风邪用事，冬初气暖多风也。而少逸谓风温发于当春，冬令如有风温，亦在大寒一节，以"冬初"二字，大为不妥。何其泥也！又于第二卷，又载风热，与风温分为两途，然观其叙证治法，与风温无异，然则分为两途，殊属多事。

廿三、又：葳蕤汤，古人主治风温初起，大谬。盖方中有麻黄、羌活、葛根、川芎之辛温升散，全是伤寒之药，最为风温所禁；又有木香之燥，亦为风温所忌；葳蕤为补剂中和平君子，然初起元气未虚，亦未可用；虽有石膏、白薇，不敌诸药温燥。惟寒包热之表寒盛，内热微者可用。若风温则断不可用，学者审之。

廿四、又：设或问曰：时医每逢春令，见有寒热咳嗽，并无口渴之证，便言风温，可乎？少逸曰：可。谓春令之风，从东方而来，乃解冻之温风。其初起治法，仍不出辛凉解表云云。噫！此误矣！夫实现风温证，即为风温。若纯伤于风而不兼热，是为伤风，不得谓之风温矣。清凉之品，即不可参入。若风兼于寒，即为风寒，宜投辛温疏散。况春令伤寒甚多，果系伤寒，桂、麻、柴、葛，当按经施用。且湿温证有之，中寒、寒湿证亦有之，诸气杂感更有之，惟当一一辨之真确耳。奈何见寒热咳嗽，并无口渴之证，便言风温，而用辛凉解表耶？若是，是医时令，非医人之疾病也，此盖泛论时气之失。学者于此，当猛省其非，毋为所惑。

廿五、少逸两解太阳法，以为治风湿之证，岂知是治寒湿的方。其方中桂枝、羌活、防风皆为散表寒之味，并非祛风之品，必如本论第二卷第三十五条，斯可谓之风湿也。<small>古人每以寒湿为风湿，不一而足。如仲景桂枝附子汤、桂枝附子去桂枝加白术汤、甘草附子汤、《金匮》术附汤等方，观其药味，均是寒湿之剂，而仲景云治风湿相搏，遂致后人风寒二气笼统不清矣。</small>

廿六、又：立阴暑名目，遗误后学，已辨正于上。其所拟用诸法，及引用古方，皆笼统注解，风寒暑湿，辨别不清，使人无所适从，其最可笑者，六一散谓治伤寒中暑，究竟六一散，能治伤寒乎？能治中暑乎？不但自相矛盾，且属隔靴搔痒。古人方书中注解，大率类此，不能枚举。惟王孟英注方，绝无此病。

廿七、暑厥即热厥也，以热极而手足反冷为暑厥证，见第二卷第二十六条。而少逸用苏合香丸与来复丹，为治暑厥，然查其所谓暑厥，非真正暑厥，乃寒湿浊痰闭窍，阳气不达于四肢之证。盖苏合香丸，会集诸香，辛温宣散，最能豁痰通窍，虽有犀角咸寒，其力甚微，不敌诸药之辛温。来复丹用硫磺、硝石，又名火硝、焰硝。皆大热有毒，用玄精石之咸寒，取阴阳相济之意，然究竟性热，善开寒湿，中脘闭结，阴阳升降失常，挥霍变乱。此药能通利三焦，分理阴阳，与苏合香丸，均非治暑之方也。方书谓来复丹治伏暑泄泻，盖误以寒湿为暑也。阅者审之。

廿八、又：立秽浊、霉湿为二证。夫秽浊者，湿热熏蒸，将肠胃中宿滞渣滓酝酿成浊。盖万物若被湿热蒸暑，未有不秽浊霉腐者，是以湿热、伤湿之证，未有不兼秽浊者。故言湿证，而即寓秽浊在内，不必另立秽浊也。［批］论湿暍之证必兼秽浊，语甚透辟。且湿土寄旺四隅，湿字直贯四时，不必拘于时令。见纯湿证，即为伤湿；见湿兼热证，即为暑湿；见湿兼寒证，即为寒湿。既有伤湿、湿热等证，又立霉湿名目，叠床加屋，令人生厌。

廿九、又：分湿热、湿温为二。犹分风热、风温为二，已辨正于上。夫湿热即湿温，湿温即湿热，又为暑湿。分之者已为重叠，且不知暑即热之谓，又谓湿热夹暑，更属画蛇添足。然考其所论湿温，谓不热不寒，不比寒湿之病，辛散可瘳，湿热之病，清利乃解。名虽标湿温，叙证实非湿温也。其用清宣温化法，去连翘，加厚朴、豆卷一节，为轻宣气分，治湿甚热微之法，尚可以湿温名之。其用宣疏表湿法，加羌、葛、神曲一节，全是寒湿伤表之的方，与"温"字无涉。其用宣阳透伏法，去草果、蜀漆，加陈皮、腹皮一节，全是寒湿伤里之的方，又与

"温"字无涉。其用宣透膜原法，为湿浊阻滞阳明之的方，虽有黄芩一味，为清湿热，然与姜、半、草果等辛热并用，又不得谓之清热也。至用祛热宣窍法，加羚角、钩藤、元参、生地一节，又为湿去热邪转燥之治，更与"湿"字无涉。至用润下救津法，以生军易熟军，更加枳壳，谓治湿热化燥，仍将"湿热"二字点出。然则分湿热、湿温为二证者，徒滋学者之惑耳。

三十、仲景《伤寒论》一书，专为伤寒而设，诚如吴氏所云，盖太阳主以麻黄汤，阳明主以葛根汤，少阳主以小柴胡汤，寒中三阴，轻者理中汤，重者四逆汤，其主意在寒可见。而少逸谓《伤寒论》统治六气，谓首列桂枝汤以治风，白虎汤以治暑，五苓散以治湿，炙甘草汤以治燥，大、小承气以治火。殊不知桂枝汤，治寒中之风，仍是风寒，非治伤风之证，以桂枝、生姜皆属辛温故也，方书中大都蒙混，如用麻、桂、羌、防、辛、葛者，谓治伤风，不一而足，必如本论第二卷第十二条，为治伤风之的方。白虎汤，治伤寒传里化为燥热，盖寒邪化为燥热，与暑无异，故白虎汤即可治暑。五苓散，治伤寒夹湿，是为寒湿，以方中用桂，表寒用桂枝，里寒用肉桂，其立意可知。炙甘草汤，治气液两虚而致燥，原为伤寒门中应变之方，非时令燥气之剂也。至于伤寒转热转燥，无非是火，一切寒凉之剂，皆为火而设，不仅大、小承气而已。总之，仲景立意本在伤寒，故首列六经温剂、热剂，为治伤寒之正药，其余均属应变之方。少逸又谓六淫之邪，无不由表而入，皆必先伤于寒水之经，故金可称为伤寒，盖解"伤寒"二字，为伤于足太阳寒水之经，非伤于寒冷之谓。夫膀胱为寒水，主表，而肺主皮毛，亦主表，倘或寒邪伤于肺经者，又将何谓？学者细观其论，其穿凿附会、自相矛盾之处，不待辨而自明。此等谬解，不仅少逸，而且今荒谬甚于少逸，余深恶□□□其谬，见下第三十五条。

三十一、□岩画界限，分清门径，犹虑多歧之惑，而方书大都□读之，每多目眩神迷，难于领会。即以《温热经纬》《湿热条辨》□中有属伤湿者，有属伤湿而外兼风寒者，有属热燥者，有□湿者，而总以"湿热证"三字标于首，未免张冠李戴矣。若不经孟英辨□学者安得而入其门哉！惜乎六气界限门径，犹未画清。如第二条，用□苍术、荛、薄等味，以为阴湿伤表之候。彼所谓阴湿，实伤湿而外兼□□也。然既曰阴湿，不可首标湿热。如第五条、第七条，用犀、羚、玄、地、金汁、花露、□□、紫草等味，此为热燥之证，不得复言湿热也。如第八条，用柴胡、槟、朴、草果、苍术、藿、半、菖蒲、六一散等味，是伤湿而兼表寒也，与湿热之"热"字无□。□第十条、第十二条，用藿、蔻、枳、桔、苍术、半、朴、草果、菖蒲、佩兰、六一等味，俱□伤湿，又与湿热之"热"字无涉。如第二十五条，用参、术、附子、茯苓、益智□□，□属寒湿，不得冠以湿热。杨素园讥其自乱其例，甚当。方书中□□甚多，今举一端，以概其余，学者于此，往往眩惑。余少时亲尝斯味，故不觉□。夫定证犹立案也，用药必对案语。倘药不对案，可乎哉？

三十二、□六气辨，谓风邪最属轻浅云云①。

三十三、暑湿燥寒，皆能入内□即是热，热即是暑云云②，俱在中医杂志投稿。

---

① 三十二……云云：此条内容疑与卷一《辨论篇·风寒暑湿燥火六气辨》有关。

② 三十三……云云：此条内容疑与卷一《辨论篇·辨热即暑之证据》有关。

三十四、以翕翕发热为表寒，而用升阳散寒之法，如仲景《伤寒论》，风寒犯太阳用桂枝与麻黄汤、犯阳明用葛根汤之类，自然说理明而注解清，所谓名正而后言顺也。惺其有表热之误解，而又有东垣升阳散火汤，名义不正之方出矣。已辨正于上第三条。所以一误则再误，一差而无不差。此等似是而非，最足贻误后学，不可不为辨正。惺本论于阴阳表里寒热等字，界限画清，注释甚严，绝无此弊，慧心人自能辨之。

三十五、《瘟疫①明辨》辨明气色神舌，兼证夹证，可称精细。谓麻黄汤、桂枝汤、芎②苏饮、十神汤、神术散等方，皆散寒之剂，非解热之☐；又谓大青龙汤、六神通解散、九味羌活汤、葳蕤汤、大羌活汤、人③参败毒散等方，皆解热之剂，非散寒之方则否。夫大青龙☐治寒包热，而偏重散寒，稍解内热者也。若第云解热，而不言☐☐，殊失立方本意，用者多致贻误。至于人参败毒散，全是发散☐☐之药，彼谓解热，尤属悖谬，不可不辨。又有瘟疫兼暑一条。夫暑☐以瘟疫为热证，复云兼暑，是热以兼热，犹之头上安头，有是☐细按其兼暑之脉证方药，实为兼湿，前人往往混湿为暑，☐见矣。又谓发斑发疹，热皆在经而不在胃。夫疹属手太阴肺，☐☐☐毛；斑属足阳明胃，胃主肌肉。故发疹多咳嗽，发斑多热渴，而☐不在胃，亦属语病。《松峰说疫》亦有瘟疫兼暑之条，说来极无分晓，不过含糊而已，总为头上加头、叠床加屋之故。

三十六、《松峰说疫④·述古》中曰：暑湿热三气鹤按：暑

① 瘟疫：原书缺，据后文内容当为《瘟疫明辨》。
② 桂枝汤芎：原书缺，据《瘟疫明辨·辨时行疫病与风寒异气》补。
③ 活汤人：原书缺，据《瘟疫明辨·辨时行疫病与风寒异气》补。
④ 松峰说疫：原书缺，据后文内容当为《松峰说疫》。

即热，原一气，与湿为二气，如何云三气？门中，推人参败毒散方为第一。鹤按：人参☒风寒之剂，用于寒疫，乃为的方。☒之如炉烟之得风箱矣，不死必殆。三气合邪，岂易当哉，其气互传，则为疫矣。方中①所用皆辛平，鹤按：方中羌、独、川芎、生姜岂辛平者耶？更有人参大力者，扶正☒人参加入表散队中，能扶正气，助表药外散风寒，☒里气本无暑湿及他病阻滞，是表病而里未病，故可用也。若暑湿内☒滞，肺胃受邪，再投人参，暑邪愈炽，湿邪愈滞，是以实填实，☒柴等，☒病者日服二三剂。鹤按：是欲速其死耶！斯何人之言，而贻误若此。

三十七、☒羌活汤，又名羌活冲和汤。方用羌、防、苍、此物能燥能散。细、芎、芷、姜、葱，以散表寒；生地、黄芩，☒而☒和诸药。元素曰：有汗不得用麻黄，无汗不得用桂枝，鹤按：此二句为伤寒表虚、表实而言，☒。若未瘥，则其变不可言，鹤按：麻、桂二方，若误投于温热，自然其变不可言。故立此方，使不犯三阳禁忌②，鹤按：本方治外寒包其内热，而偏重散寒。若病系伤寒，生地、黄芩当禁；病系温热，羌、防、苍、芷等，皆禁药也。况羌、防，太阳表药；白芷，阳明☒☒；☒☒，少阳升药；苍术，太阴燥药；细辛，少阴散药；而生姜、葱白，皆属辛散。必诸经表☒，方可用之，否则未免太杂，有宜于此而忌于彼矣。为解表神③方，冬可治寒，鹤按：但云治寒未妥，当云治寒包热。夏可治热，鹤按：热即暑也。寒与热，阴阳对待也。凡治寒之药，不可以☒☒；☒☒☒☒，不可以治寒。既云治寒，又曰☒至，注方者，此等☒者，每为所惑。春可治温，鹤按：温即热也。本方治寒包热，而偏重散

---

① 为疫矣。方中：原书缺，据《松峰说疫·述古》补。
② 三阳禁忌：原书缺，据《医方集解·发表之剂·九味羌活汤》补。
③ 为解表神：原书缺，据《医方集解·发表之剂·九味羌活汤》补。

寒。而曰可治夏热春温，贻误☑。秋可①治湿，鹤按：方中苍术一味，可以治湿。若羌、防、芎、芷等，皆属升散，惟寒湿伤表者可用。若湿邪在里，得此而上腾，蒙闭其清窍，病必重矣。是诸路之应②兵，代麻黄等诚为稳当，鹤按：既可治寒，又可治热，又可治温，又可治湿，洵为佳方，□□□□。但阴虚气弱③之人，在所禁耳。

　　☑书，不下数百家，而其中疵谬，难以枚举，安得如徐洄溪☑之哉！至于暑热一门，尤多谬误，即如上数家，均为近今胗☑，犹不免承误袭谬之处。故是篇本洄溪之意，将此数家先为辨正，则其余是非得失，概☑。

---

① 秋可：原书缺，据《医方集解·发表之剂·九味羌活汤》补。
② 是诸路之应：原书缺，据《医方集解·发表之剂·九味羌活汤》补。
③ 但阴虚气弱：原书缺，据《医方集解·发表之剂·九味羌活汤》补。

校注后记

　　《伤暑论》作者徐鹤，字子石，又字仁伯，成书于民国十一年（1922）。现仅存民国十一年稿本，藏于上海中医药大学图书馆。至今尚未发现关于《伤暑论》的版本流传及相关研究文章。

　　书名《伤暑论》，有其独到见解，徐鹤认为暑字，按字典作热字解，而《内经》平列六气，但言"热淫于内"，不言"暑淫于内"，可知暑即热，热即暑。以暑为温热之纲，以伤暑统之，则暑、热、温、火四字作一字读，省却无数笔墨，而其理反觉明显。不论四时，初病见里热证，应用甘凉清化者，即为伤暑，轻为冒暑。若见热甚燥渴，窍闭神昏，应用咸寒壮水，芳香开窍者，即为中暑。此乃徐鹤对暑病的创解，并以概温病的诊治。碍于此创解可能不为他人理解，尤其是病家，因此徐鹤在书中有以"热"替代"暑"之处，如方名写为"清暑（热）白虎汤"，他解释道："暑令热病可名伤暑，诸方可名清暑，若余令则名温病、热病，诸方则名清热，所以从俗，宜也。假令冬得热病，病家问：是何证？答曰：是冬温，当用清热白虎汤，彼必以为然。倘答曰：是伤暑，当用清暑白虎汤。其人必然骇异，反生疑虑，虽反复明辨，彼终不信。此人情之常，无足怪者。"

　　本书命名"伤暑"，实为温热证治专书，受吴鞠通《温病条辨》和王孟英《温热经纬》二书的影响较大。本书仿《温病条辨》上、中、下三篇之式，但凡先哲名言皆标明出处，未标明者属作者之意。全书共 7 卷：卷首设原病篇，引《内经》及吴鞠通、王孟英各温病名家之言；卷一辨论篇，后附药汇篇，分属祛风、散寒、温寒、清暑、凉血、暑湿、燥湿、润燥、润痰、涌吐、寒下、热下、润结、消导、通窍、消痰、杀虫、行气、破血、通经、收敛、安镇、补气、养血24门；卷二上焦中焦篇；卷三中焦下焦篇；卷四中焦下焦篇；卷五寒湿篇；卷六正误篇。全书阐述了"以伤暑为温热之总纲，处处论暑，即处处论温热"这一主要思想，主张四时温病热病皆以伤暑统之，设《辨温即热之证据》《辨热即暑之证据》《辨暑与火治法相同之证据》等篇，说明暑与温热同辙。

徐鹤对暑病的诊治分上、中、下三焦，然临证不能截然分开，认为暑热温邪之先犯上中焦肺胃者，乃吸受时令之暑热，是为新邪，病必由上而下，先伤肺胃气分，不解，渐侵及于中下，或入荣入血。因此，根据疾病发生发展规律、临床表现、治疗特点等情况，他分别从上焦、中焦，及中焦、下焦等角度进行关联病证分析与治疗。书中对病证及其演变论述甚详，不仅在症状描述、病机剖析方面有胜于古人处，在治疗用药方面更有很多发挥，在继承前人古方的基础上，随证加减变化，或创立新方。如清暑（热）白虎汤，治伤暑温热证，热在肺胃气分者。此方在《伤寒论》白虎汤二味主药知母、石膏的基础上，加入麦冬、青蒿、石斛、山栀、花粉、银花、连翘、绿豆衣、芦根、枇杷叶等药，并以此为基本，根据所加药物，演化出系列方，如人参清暑白虎汤、生脉清暑白虎汤、柴胡清暑白虎汤、芩连清暑白虎汤、知柏清暑白虎汤、杏贝清暑白虎汤、二陈清暑白虎汤、蒌薤清暑白虎汤，分别治疗伤暑夹有兼症者。此外，伤暑而外兼风邪，名曰暑风，则加牛蒡子、薄荷、桔梗，名祛风清暑白虎汤；伤暑夹湿，则加茯苓、泽泻、滑石，名化湿清暑白虎汤；伤暑兼伤食，则加神曲、山楂、麦芽，名通宫清暑白虎汤；伤暑夹湿，肺气壅实，则加葶苈子、滑石，名泻肺清暑白虎汤。由此可见其辨证论治之细致。又如，对伤暑，热灼肺胃，外风引动内风者，创立羚羊泻肝汤主之，方由羚羊片、铁皮鲜石斛、麦门冬、川贝母、知母、连翘心、白芍药、郁金、丹皮、生石决、天花粉、枇杷叶、鲜竹茹、钩藤等药物组成。诸如这些，对临床均有较大的参考和指导价值。

徐鹤认为本论与《伤寒论》为阴阳两大法门，《伤寒论》论六经，由表入里，是由浅及深；本论论三焦，由上及下，亦由浅入深。学者当先明伤寒，次详本论。若真能识得伤寒、中寒，虽当盛夏，桂、麻、姜、附，投之起死；若真能识得伤暑、中暑，虽当隆冬，白虎、救阴，用亦回生。可见徐氏主张临证当辨证论治，伤寒、温病各有所长，两者在临床应用上当互为贯通，互相融合。这与清代后期一些医家开始了将伤寒与温病两种学说融汇起来的尝试，是相吻合的。如杨栗山《伤寒瘟疫条辨》中指出："寒证有六经之传变，温病亦有六经之传变，其阴阳脏腑顺逆无二也。"吴鞠通的《温病条辨》及王孟英的《温热经纬》亦多融汇了仲景论说和方药。近代丁甘仁在治疗外感病方面，宗《伤寒论》而不拘泥于伤寒方，宗温病学说而不拘泥于四时温病。在辨证论治中采取伤寒六经与温病辨卫气营血及其主治方药的综合运用。因此，丁甘仁对本书的论点是赞同的，称其"见解有远胜于古人者"。

总之，《伤暑论》是一本论述外感温热病证的专书，虽名"伤暑"，意欲概温、热、火于内，似有牵强武断之嫌，但书中阐述病证，落实到具体辨证论治，则少有异议之处。其理论上有汲取《伤寒论》《温病条辨》《温热经纬》等著作的旨意，与临床紧密联系，理、法、方、药一脉相承，不仅有继承古人者，更有发挥创新处，不失为临证参考之佳作。因此，我们本着发扬光大是书之目的，对仅存的抄本作梳理、校正，字迹不清、紊乱或缺失之处，尽可能地恢复原貌，以发挥其应有的作用，亦为古籍整理、研究工作积累经验，打好基础。

方名索引

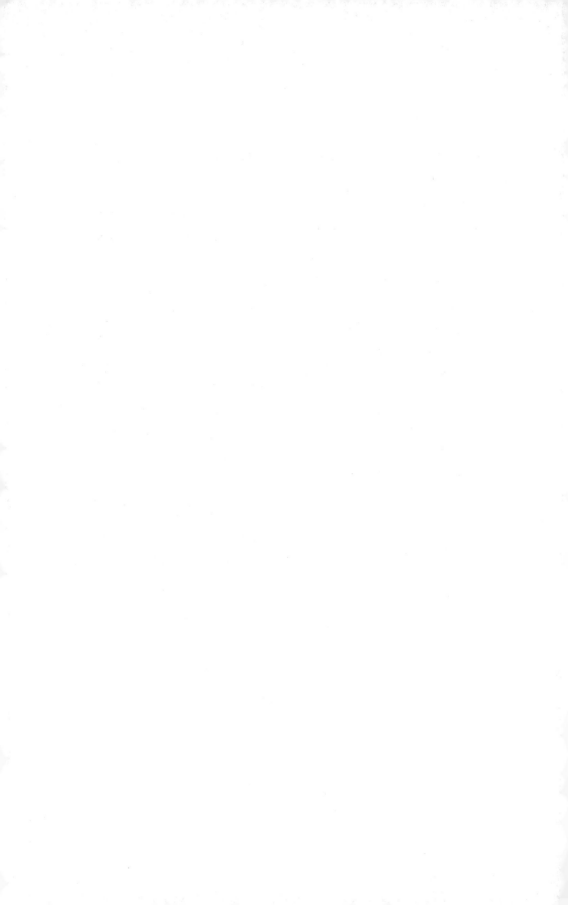

总 书 目

I

本　草

方　书

医便

卫生编

袖珍方

仁术便览

古方汇精

圣济总录

众妙仙方

李氏医鉴

医方丛话

医方约说

医方便览

乾坤生意

悬袖便方

救急易方

程氏释方

集古良方

摄生总论

摄生秘剖

辨症良方

活人心法（朱权）

卫生家宝方

见心斋药录

寿世简便集

医方大成论

医方考绳愆

鸡峰普济方

饲鹤亭集方

临症经验方

思济堂方书

济世碎金方

揣摩有得集

亟斋急应奇方

乾坤生意秘韫

简易普济良方

内外验方秘传

名方类证医书大全

新编南北经验医方大成

临证综合

医级

医悟

丹台玉案

玉机辨症

古今医诗

本草权度

弄丸心法

医林绳墨

医学碎金

医学粹精

医宗备要

医宗宝镜

医宗撮精

医经小学

医垒元戎

证治要义

松厓医径

扁鹊心书

素仙简要

IV

V

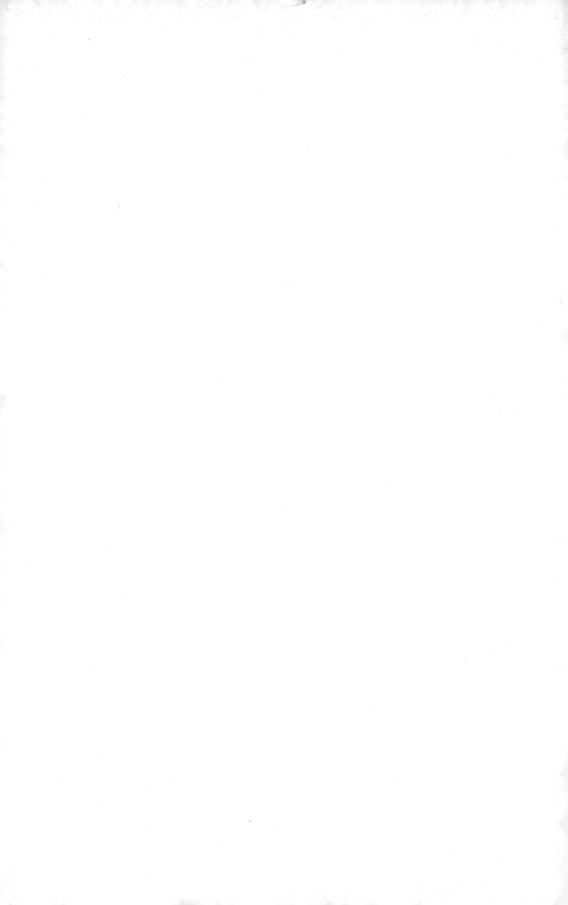